防老抗衰有一套

·跟着中医来养生·

主　审　宋爱莉

主　编　闫　珂　李　群

副主编　徐丽娟　康夫仁

青岛出版社

QINGDAO PUBLISHING HOUSE

前　言

随着现代人的生活水平越来越高,人们在安居乐业,衣食无忧之时,对身体的健康越来越重视,健康已经成为人们日常生活中最为关注的话题,而健康养生之道也因各民族、环境、习俗等的不同而有所区别。

中医养生是千百年来一代代先人们通过丰富的实践经验积累下来的宝贵财富,它不仅是中国医药文化的精粹,更是我国优秀传统文化的瑰宝。中医是一门治病的科学,更是一门防病和养生的科学。从《黄帝内经》开始,中医学就把养生防病作为主导思想,提倡"不治已病治未病"。"上工治未病"。治病始于防病,防病有赖养生。"养生"二字,最早见于《庄子·内篇》中的《养生主》一文。庄子在文中提出,养生之道重在顺应自然,忘却情感。不为外物所滞。所谓"生",即生命、生存、生长之意;所谓"养",即保养、调养、补养之意。"养生"的内涵,一为延长生命的时限,二为提升生活的质量。

"天人合一"是中医养生的最高哲学。《黄帝内经》中说,人体是一个最无为、最自足的系统,如果偏离了自然规律,必然会生病。只有遵循天的顺序和人的本性生活,与自然共融共生,同时保持"身心合一",使人体达到阴阳平衡的健康状态,才可拥有百病不侵之体魄。

中医运用古代哲学的智慧,探索自然、人生的规律,积极指引我们顺应自然规律生活,趋利避害。它是一种神奇的自然疗法,运用食物、通经络、调情志等安全、优效、无毒副作用的疗法开启人体大药,激活生命能量和防御体系,抵制疾病侵袭。它更是一种祛病强身的生活之道深入我们的衣食住行、吃饭睡觉、气候冷暖,是让我们吃得下、排得出、睡得香的生活智慧。可见,博大精深的中医养生文化处处体现了和谐养生的大智慧。

　　生病是痛苦的,每个人都不愿意生病。但人食五谷杂粮,难免生老病死。我们能做的只能是尽量调理好身体,避免疾病的发生。而预防并避免疾病就需要未雨绸缪,未病先防。为使读者全面了解博大精深的中医养生文化,真正掌握不生病的智慧,从此远离疾病,我们精心编著了本书。

　　本书以"不治已病治未病"为指导思想,从疏通经络、自我诊断、健康饮食、起居调摄、美容养颜、减肥瘦身、防治小病、科学用药、生理保健、时令养生等方面系统地介绍了一些中医养生观念及方法,这些养生之道与我们的生活息息相关,只有将中医养生之道落实在一日三餐上,落实在我们的日常起居上,才能真正体会到中医"不治已病治未病"的精妙。在编写上,本书尽量将中医养生的理论生活化,并给出了很多易学易用,便捷有效的操作方法和技巧。只要您在平时遵循这些方法和技巧,就能远离疾病,健健康康地享受生活的每一天。

目　录

第一章　健康就在你手中：中医教你手穴保健

人的手上有很多重要穴位，如劳宫穴、鱼际穴、少府穴、合谷穴等等。不同穴位对应着身体 的不同器官，常常按摩手指、手掌、手背等处的穴位，可以调节脏腑功能，起到保健作用。手穴按摩非常方便，自己平时可以随时随地做。

第二章　察言观色识百病：中医教你自我诊断

当我们生病了去看医生的时候，一般医生都会对我们"察言观色"一番，这种看诊方法俗称中医学"望、闻、问、切"中的"望"。根据中医整体观念，人体外部和五脏六腑关系密切，如果脏腑功能活动发生变化或有异常，必然反映于人体外部的神、色、形、态等各个方面。因此，时常注意观察自己的体形、面色、舌苔等，可以有效地帮助我们判断自己的健康状况。

第三章　膳食合理疾病少：中医教你健康饮食

中医自古便有"药食同源"之说，认为食物本身就是药物，既能养身治病，亦会伤身致病。因此，必须做到科学合理地饮食。求医不如求己，药疗不如食补。《黄帝内经》中明确指出："五谷为养，五果为助，五畜为益，五菜为充，气味合而服之，以补益精气。"通过合理而适度地补充营养，以及有针对性的饮食调配，可以补精益气，并纠正脏腑阴阳的偏颇，最终达到增进机体健康、抗衰延寿的目的。

第四章　人生无处不养生:中医教你起居调摄

自古以来,我国劳动人民就非常重视起居养生。中医的经典医著《黄帝内经》就指出:"起居有常,不妄作劳,故能形与神俱,而尽其天年。"反之"以酒为浆,以妄为常……逆于生乐,起居无节,故半百而衰也。"就是说,在我们的日常生活中,起居有常,生活规律,就能健康,颐养天年;如果起居无常,就会多病早衰,只能活到年寿的一半而早亡。这说明起居与养生是有着密切的关系,起居调摄是保证身体健康不可缺少的重要方面。

第五章　让美丽容颜长驻：中医教你美容养颜

爱美之心人皆有之。面色无华、肌肤粗糙、满脸痘痘、斑点多多……这些恼人的"面子"问题,往往是缘于"里子"的五脏功能失调。因此,想实现美容养颜、青春常驻的梦想,不能只做表面功夫,最根本的解决之道还是调理好身体的五脏六腑,调动各脏器的正常机能,以使身体阴阳平衡,重现美丽生机。

第六章　健康与苗条同行：中医教你减肥瘦身

随着人们生活水平的提高，肥胖的人日益增多了。血脂高、胆固醇高、脂肪肝、肥胖型高血压、心血管病、脑血管病等为临床所常见，发病率有上升趋势。其中一些人吃减肥药减肥又大伤元气，使减肥瘦身成为一种痛苦而无效的过程。运用中医中药辨证施治，能获得良好的减肥瘦身效果。

第七章　求医不如求自己：中医教你防治小病

人生在世，每个人都会生病，还没有谁是从来不生病的。不过，一般来说，我们平常得的多是一些头疼脑热的小病，如感冒、咳嗽、失眠等。对于这些小病，有时候我们没有必要去看医生，自己调理完全可以治愈。比如采用民间的许多小偏方和食疗方法，往往对这些小病都有独特的疗效。但是，这并不意味着对小病可以掉以轻心，一定要懂得科学、正确的防治方法才能进行自我调理，不能胡来。

第八章　自己开药不求人：中医教你科学用药

中药养生自古传,枸杞补身还童身。五味提神又保肝,健脾益气用淮山。当归补血又通脉,人参扶元把气转。白术利湿脾胃健,人们长寿熟地填……这首《中药养生歌》生动地道出了中药不同寻常的养生功效。在人体明显出现气、血、阴、阳方面的不足,依靠食补已不能纠正其亏损时,可以选择适当的补益药物,补养气血阴阳,改善衰弱状态,治疗各种虚证,使人体重新回归健康平衡。

第九章 从头到脚都要养：中医教你生理保健

人体就像一部机器，只有各个部件正常运行，才能正常工作。如果部件出了问题，就可能影响到全身，甚至使机器停止运转。因此，要想健康长寿，就要保护好身体的每一个器官，从头到脚、从里到外都要悉心呵护。养是为了全面提高自身的抗病能力，增强免疫力。《黄帝内经》上说："治未病，不治已病。"这就是说高明的医生注重的是疾病的预防。可见，中医最注重生理保健，自我调理。只有这样，才能让身体这部机器正常地运转下去。

第十章 自然道养自然身：中医教你时令养生

"以自然之道，养自然之身。"我们生活在一个不断变化的大自然环境中，生命运动与四时节气有着密切的联系。正如《黄帝内经》所说："智者之养生也，必顺四时而适寒暑……如是则辟邪不至，长生久视。"人类只有在衣、食、住、行、动、静中,顺应周而复始的四季、昼夜变化规律,才能长养生息,多福多寿。

天人合一,顺时养生,是每个人都应该遵循的,科学、健康的养生方法。

第一章
健康就在你手中：中医教你手穴保健

人的手上有很多重要穴位,如劳宫穴、鱼际穴、少府穴、合谷穴等等。不同穴位对应着身体 的不同器官,常常按摩手指、手掌、手背等处的穴位,可以调节脏腑功能,起到保健作用。手穴按摩非常方便,自己平时可以随时随地做。

◎ 劳宫穴——静心安神降血压

精彩的球赛让人兴奋不已,不过,对于一些血压较高、心脏功能不是很好的朋友而言,看球的时候可不要兴奋过了头。如果太激动了,可能就会与观赏下一场球赛无缘了。

对于这些比较特殊的人群来讲,看球时也不要忘记对宝贝心脏多加呵护。护心的一个好办法就是按摩掌心的劳营穴。它是很好的护心穴位,能很快地平复难以平静的激动之情。

对于劳宫穴,可能很多人已经知道了它的一部分用途,比如牙痛的时候它可以帮你止痛,睡不着的时候它可以帮你安神。

但作为我们手上的要穴,劳宫穴的作用远远不止这些,而且,它对我们身体的保护有时候是让你不知不觉的。

比如,我们生活中有很多习惯性的动作,别小看这些动作,它可能已经在帮你调病了。当有外来刺激发生时,很多人会习惯地用手掌捂住肚子,护住丹田,其实这就是劳宫穴在帮着做心肾相交的工作。

很多时候,我们实际上已经用到了劳宫穴,却浑然不知!

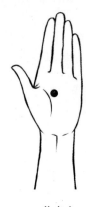

劳宫穴

【穴位主打功效】泻心火，安神志。

【穴位适应症】冠心病、高血压、糖尿病、手心出汗、手掌燥热、失眠、精神烦躁、眼睛疲劳、口角溃烂、口臭。

【穴位位置】位于人体的手掌心，在第2、3掌骨之间偏于第3掌骨处。

【轻松找穴】劳宫穴就在我们的手掌心上。取穴时，掌心向上，手握成拳，中指指尖按住的地方就是劳宫穴。

✿ 穴位使用方法

控制血压法

高血压患者在生气、暴怒或激动的时候，往往会导致血压急剧上升，易引发脑溢血。此时，可以按压劳宫穴，能有效控制血压并使血压逐渐恢复正常。左右拇指交替着按压对侧的劳宫穴，同时保持心平气和、呼吸均匀的状态。

糖尿病患者平时也应该经常做劳宫穴按摩。可以采用按压、揉擦等方法按摩，左右手交替进行，各操作10分钟左右，每天坚持2~3次。也可以借助小木棒、笔套等钝性的物体进行按摩。有空就可以操作，时间地点没有限制。

治疗手心出汗法

人在紧张焦虑的时候，手心会出汗，其实这是心神不安，心火妄动的表现。

当遇到这种情况时,刺激劳宫穴,能帮你安定心神。

按摩时,拇指按在劳宫穴上,其余四指贴在手背,然后拇指用力按压揉动,按摩 2 分钟左右即可。

治疗手掌燥热法

人体肾阴不足,有时候会导致阴虚内热,最常见的症状就是五心燥热:心烦不安,手心脚心发热,甚至有向外冒火的感觉。晚上睡觉的时候,即使天冷也喜欢把手脚放在被子外面。我们把两手心、两脚心和心脏称之为五心。缓解五心烦热,劳宫穴是必不可少的,应当时常按压,有助于减轻五心烦热的症状。

强健心脏法

经常按压劳宫穴,有强壮心脏的作用。

按摩时可以用两手拇指交替着按压对侧劳宫穴,也可以将两手心顶在桌角上按压劳宫穴,时间长短可以自由掌握。如果长期坚持按摩,可使心火下降,身强体健。

养眼法

用手心捂住眼睛,有明目润燥的功效。先将两只手心相对来回搓动,等到有温热感后就捂住眼睛 1~3 分钟,你会感觉眼睛湿润了不少,这是劳宫穴在起作用。

使用电脑或看书累了,用手心捂捂眼睛,双眼的疲劳很快会得到缓解。此外,晚上临睡前躺在床上用手心捂捂眼睛,也可以提高睡眠质量。

◎ 外劳宫——五脏保健是内行

我们前面刚刚谈到掌心的劳宫穴,而在我们掌背的中心,与劳宫穴相对,也有一个"劳宫"穴,叫"外劳宫"。

虽然称为"外劳宫",可它一点儿也不外行。如果连着几天晚上老是睡不着,或者好不容易睡着了，整个晚上却胡乱做梦，第二天醒来就像是刚刚下班回家一样疲劳，遇到这种情况，可以求助于外劳宫穴，它可以帮忙解决这些困扰。

如果女性朋友遇到闭经的情况，男性朋友出现遗精的症状，也可以求助于外劳宫穴。它还可以调节肝脏，保障肝脏功能正常运行，一些与肝脏有关的疾病，比如肝炎、肝硬化等自然会离我们远远的。

随着年龄的增长，很多中老年人不禁感叹，人老不中用了，牙齿松动、耳鸣、健忘、头发脱落等等都在时刻提醒着人们——你已经老了。对于中老年人，按摩外劳宫穴可谓是抗衰老的灵丹妙药。外劳宫穴就在手背，按摩起来非常方便。

外劳宫穴的益处多多，与我们的心、肝、脾、肺、肾都有密切的关系，也可以说，它对我们的五脏有很好的保护作用。保护周到了，无论什么病痛，都会化为乌有！

【穴位主打功效】补肾益气。

【穴位适应症】失眠、多梦、肝炎、耳鸣、健忘、手指麻木、落枕、颈椎综合征、小儿消化不良、腹泻、肠鸣、脱肛、遗尿。

【穴位位置】位于手背侧，当第2、3掌骨之间，掌指关节后约0.5寸处。

【轻松找穴】外劳宫在我们手背上，食指和中指的指骨之间。取穴时，可以从食指和中指中间朝手腕方向触摸，大约一指宽的距离处就是外劳宫穴。如果用力一压，有强烈压痛感。

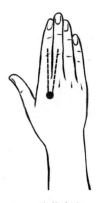

外劳宫穴

✿ 穴位使用方法

补肾法

肾亏是人体老化的重要因素。外劳宫穴对强化人体肾功能效果奇佳，而且方法简单易行，如果能长期坚持使用外劳宫穴补肾法，能获得强健身体、祛病延年的效果。特别是对于中老年人，补肾是刻不容缓的事情。

如果你还在为补肾搜寻药方、耗费钱财的话，那么现在你可以不用再耗钱耗力了，那些方法不仅效果缓慢，还可能会产生副作用，不如按摩外劳宫穴效果显著。

每晚睡觉之前，将双手背紧贴腰部仰卧，如果两手直接接触皮肤最好，5~10分钟之后，便有热感逐渐传遍全身。如果有肾亏的情况，15分钟以后，就会感到双手像是进入体内一样。如果是酗酒的人，脑门会渗出汗珠。有的人腰部会出汗，还有的人是双腿出汗。出汗是因为两手背的外劳宫穴紧贴着肾区，双掌的热量直接使肾温暖起来，并且，驱散了肾内的虚寒之气。

每天坚持把手背贴紧两肾区30分钟或更长时间。刚开始时双掌会因为腰部的压力而出现麻胀的感觉，坚持3~5天以后，这种麻胀感就会消失，你也会感觉两腿轻盈舒适了不少。

治疗寒症法

外劳宫穴也是治疗寒症的佳穴，按揉此穴位有升阳举陷、温中散寒的功效，适用于阳虚阴盛、四肢不温、完谷不化、腹泻、肠鸣、脱肛、遗尿等症状。

平时，外劳宫穴也常常用于小儿保健。家长可以先用一只手托住孩子的小手，另一只手按住外劳宫穴，然后轻轻圈揉，这样一来，可以调动孩子的阳气，驱散体内的寒气。

治疗落枕法

外劳宫穴也叫落枕穴，说明它对于落枕很有效果。如果早晨醒来发现自己落枕了，只需对外劳宫穴进行按摩，就能有效地缓解脖子的不适。

◎ 合谷穴——万能穴,不忽悠

合谷穴是人体一个很重要也是很好用的穴位。你知道它为什么叫"合谷"吗？看看你的大拇指与食指相交的虎口就知道了。你看,我们的拇指和食指像不像两座高高耸立的大山,而两山之间相合处有一山谷,由此,才有"合谷"这个名字。

如果你牙齿突然疼得厉害,或者鼻子过敏,直打喷嚏,可能有人会告诉你：按虎口。这里说的虎口就是合谷穴,所以它有时候也被人叫做虎口穴。

其实不只是牙痛和鼻子过敏,合谷穴能治疗的病症还有很多,面肿、口眼歪斜、目赤肿痛、鼻出血、牙关紧闭、耳鸣、疟腮、眼睛疲劳、青春痘……都是合谷穴治疗的拿手好戏,所以说合谷穴又被称为"可能穴"。

你可能会说,这么多哪能记得住啊！其实一点都不难记,你只要记住一点就可以了：合谷穴是对付面部疾病的专用穴。中医有一句话,叫做"面口合谷收",只要和脸有关的不适,合谷穴统统可以出手相助。

只要试一下就会知道,合谷穴的确是一个特别好的穴位,我们推荐大家使用它,一来,它操作起来很容易,几乎每个人都能掌握使用；二来,按摩这个穴位不受四季、时间、地点的限制,我们抬手就能做。所以,千万不要忽视它啊！

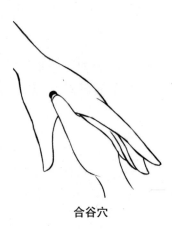

合谷穴

【穴位主打功效】清热，消肿，止痛。

【穴位适应症】牙痛、牙龈炎、舌炎、腮腺炎、鼻子过敏、黑眼圈、神经性头痛、咽喉肿病、感冒、面肿、面瘫。

【穴位位置】位于手背虎口处，在第一掌骨与第二掌骨间。

【轻松找穴】合谷穴在我们的手背上，取穴时，可以将拇指和食指张成45度角，此穴位就在两指骨延长线的交点处；或将一手拇指的指关节横纹压在另一手虎口上，弯曲拇指，拇指尖下即是合谷穴。

✿ 穴位使用方法

止牙痛法

合谷穴能保护我们的牙齿，并能预防口腔疾病的发生，如牙痛、牙龈炎、舌炎、腮腺炎等疾病，按摩合谷穴都能达到治疗效果。

牙齿疼痛，常遇冷、热、酸、甜时加重，可伴牙龈红肿、大便秘结等症。本病无论男女老少皆可发生，牙齿、牙周、牙龈的疾病都可引起，多因口腔不洁，或过食辛热，胃热炽盛，或肝火上冲，或肝肾阴虚，虚火上炎，或风热火毒上攻所致。合谷穴对上、下牙痛均有效，但以下牙痛、胃火牙痛效果更明显。

牙痛时，及时用力按压合谷穴5分钟，即可缓解疼痛。但是要注意用拇指或食指指肚按压，不要用指甲强压。按压的时候适度用力，感觉到酸胀感就好了。

如果患有牙龈炎，而且已经持续了一段时间，或者反反复复发作，对此如果能坚持按压合谷穴，一定会获得好的疗效。

治疗五官疾病法

如果有鼻子过敏的情况，不妨经常按揉合谷穴，坚持一段时间，会有意想不到的效果。

合谷穴还可以治疗黑眼圈。坐在沙发上看电视的时候，可以随手按揉合谷穴。

要注意,孕妇不要使用!

治疗神经性头痛法

神经性头痛在中老年人群中是一种常见病。发病的时候一天可以发作好几次,还伴有失眠、健忘、记忆力减退、做事精神不集中等表现。如果能坚持按摩合谷穴,能收到很好的效果。

需要提醒一下,患者在治疗期间要禁止饮酒和吸烟,应该多吃一些海产品和豆类制品,以及各种蔬菜和水果。并且坚持每天晚上睡觉前用热水泡脚20分钟左右,这样有助于全身的血液循环,促进早日康复。

治疗偏头痛法

偏头痛属血管功能性疾病,为颅内外血管调节功能障碍所引起,主要表现为多痛在一侧,发作前常有先兆症状,如患者先有倦怠、忧郁感,或眼前闪光、暗点,有时还可出现嘴唇和肢体麻木、失语等症。20~30分钟后,头痛发作,剧烈难忍,但多可自行缓解,常反复发作,有周期性,有家庭史,以女性发病率较高。发作前常有一定诱因,如月经不调或情绪波动等。治疗方法可参照"治疗神经性头痛法"。

治疗扁桃体炎法

急性扁桃体炎指腭扁桃体的非特异性炎症,且多伴有咽黏膜及咽部淋巴组织的急性炎症,主要表现为咽痛明显,甚至吞咽困难,扁桃体充血、肿胀甚至化脓,多有恶寒、发热等全身症状。中医学称为"急乳蛾"。

合谷穴治疗扁桃体炎还需要配合大蒜一起使用。找来一些紫皮大蒜,将它们捣碎,敷在两手的合谷穴上。一般每次要敷上1~3小时,如果感到皮肤发痒就要取下大蒜。

治疗感冒法

感冒为临床常见病,一年四季均可发生,主要为感受风邪所致,以恶寒、发热,头身疼痛,有汗或无汗,鼻塞,流鼻涕,声重,舌淡、苔薄白或薄黄,为临床表现,可分为风寒、风热、暑湿、体虚感冒4种。合谷穴主要用于风寒、风热感冒。

平常如果感到自己有轻微的感冒症状时，可以通过按摩合谷穴来缓解。左右两处合谷穴各按摩 10 分钟左右，按摩之后喝上一杯开水，助其出汗，如此感冒症状就得到缓解了。风寒感冒还可以用艾炷隔姜灸，配合大椎等穴，每日灸 2~3 次；也可用艾条温和灸，10~20 分钟，每日 1~2 次。

治疗汗症法

汗症是指全身或局部出汗过多。本病可分虚证、实证。实证汗出可因体内实热，或肝火旺盛，迫津液外溢，或外感致营卫不和所致；虚证汗出可分为自汗和盗汗，白天或夜间均出汗为自汗，睡则汗出，醒则汗止为盗汗。中医学认为，自汗为气虚，盗汗为阴虚。除常规的按压合谷穴外，也可温灸双侧合谷穴 15~20 分钟，每日 1 次，10 次 1 疗程。

止腹痛法

腹部疼痛，中医学认为其多因外感寒湿或湿热之邪，或饮食内伤脾胃，或情志抑郁，肝脾不和，致肠道失于传导，不通则痛，或脾胃虚弱，或脾阳不足，肠道失养所致。

用双手大拇指由轻至重，有节律地按压双侧合谷穴，使之产生强烈的酸麻胀痛感，直到腹痛缓解。

◎ 少商穴——止咳平喘效果好

不知道大家有没有留意，金庸著的《天龙八部》中段誉所使的六脉神剑，其中的第一剑就叫做少商剑。少商，其实并不是信手拈来的名字，它是我们人体手太明肺经上最后的一个穴位，就在我们拇指的指端。

肺为娇脏，主宣发肃降，当外邪犯肺，常导致肺气上逆而发咳喘。少商穴为肺经的要穴，肺系的疾病皆可取少商穴来治疗。

秋天天气干燥，即使没病没痛，到了秋天也免不了咳嗽几声，更不用说有病在身的朋友，所以要及时找个办法缓解一下。怎么办？很简单，按少商穴。

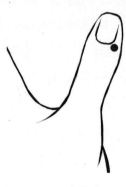

少商穴

【穴位主打功效】清热消肿,通利咽喉。

【穴位适应症】感冒、发热、咳喘、咽喉肿痛、鼻出血、呃逆(打嗝)、抽风。

【穴位位置】在手拇指末节桡侧,距指甲角 0.1 寸处。

【轻松找穴】少商穴就在我们大拇指指甲的旁边。准确来讲,就在自己的拇指靠外侧的一角,甲根旁边约 2 毫米的地方,就是少商穴了。或者以拇指指甲外侧及基底部各做一线,其交叉点即是穴位。

✿ 穴位使用方法

缓解秋燥咳嗽法

对付秋天燥咳的好办法,就是每天用一点时间按揉少商穴。按摩时,把拇指指肚按在对侧少商穴上,食指按于下面,拇指和食指同时均匀用力按揉。只要每天坚持,就能很好地缓解咳嗽症状。

治疗支气管哮喘法

支气管哮喘简称哮喘,是一种很常见的疾病,是因支气管痉挛、黏膜水肿、分泌物增多而引起支气管阻塞的变态反应性疾病,其特点有阵发性呼吸困难、哮喘、咳嗽和咳痰等症状。支气管哮喘典型发作前常有先兆症状,如咳嗽、胸闷或鼻痒、连续喷嚏等。如不及时治疗,可迅速出现喘息。急性发作时由于支气管腔有生理性缩小，所以呼吸困难十分明显，有"呼气性气急"之称，患者多被迫采取坐位，两手前撑，两肩耸起，张口抬肩，额部出冷汗，痛苦异常。本病有明显的可逆性，在发作期间或治疗后，上述症状可完全消失。

温灸少商穴可缓解气道平滑肌痉挛，改善肺功能，快速调节支气管哮喘。

缓解咽炎放血法

急性咽炎是指咽部的黏膜、黏膜下组织及咽部的淋巴组织出现急性发炎。有些人是一开始就出现咽部发炎，而许多人却是由于急性鼻炎、急性扁桃体炎、鼻窦炎等疾病牵连到咽部才引起了咽炎。病毒感染是引起急性咽炎最常见的原因，如鼻病毒、流感病毒感染等都是常见的原因，它可以通过飞沫和密切接触传染。除了病毒以外，链球菌、葡萄球菌、肺炎双球菌直接感染咽部也是急性咽炎较常见的原因。此外，经常在高温环境中工作或接触有刺激性的物质，如粉尘、烟雾、氯、溴、氨及化学毒气，也可引起咽部发炎。

如果你也有咽炎的症状，不妨试试按摩一下少商穴，也可以拿一根棉棒按压少商穴。

除了按摩之外，还有一种刺血疗法可以有效地刺激少商穴，减轻咽喉疼痛。中医认为，通过在少商穴上放血，可以将肺经过热的气血引出来，咽喉自然也清凉许多。

要注意，刺血前，先用酒精对针和少商穴周围的皮肤涂抹消毒。消毒后，用手捏紧少商穴周围的皮肤，然后将针快速在皮肤上刺两下，同时迅速把血挤出来，3~5滴即可。最后用棉棒按压止血。

防范风邪入侵法

立春之后，人体的毛孔经过一个冬季的收缩，逐渐舒张开来。这时候，风邪很容易进入我们体内，导致感冒、过敏等病症。如果能经常锻炼肺经，可以很好地提升皮肤抵御风寒的能力，就不会那么容易患上感冒及过敏性疾病。

锻炼肺经的好方法就是按揉少商穴，用它来提高身体的御寒能力是很有效果的。

可以在每天早上起床的时候,双手半握,用食指指肚按揉旁边拇指上的少商穴。每次按揉 100 下左右即可。

治疗流行性腮腺炎法

流行性腮腺炎是腮腺炎病毒引起的急性呼吸道传染病。临床主要表现为发热和腮腺肿痛。除侵犯腮腺外,也可侵犯其他器官,引起脑膜炎(约 8%),睾丸炎(约 6%)、卵巢炎(约 5%)、胰腺炎(约 10%)等。流行性腮腺炎全年均可发病,但以冬、春季为主。有时可发生流行,好发于人群聚集处,如幼儿园、学校、集体宿舍等。本病患者主要为儿童及青少年。1 岁以下婴儿因有母体获得的抗体存在,发病者少。大多数患者是 14 岁以下儿童,但成人中亦可发生。

治疗上可采用点刺放血法:三棱针快速点刺双侧少商穴,挤出血液 2~3 滴,干棉球按压片刻即可。

治疗癔症性失音法

癔症性失音是指在情绪波动或精神刺激后突然声音不出而声带无异常的疾病,也叫精神性发声障碍,属于心因性疾病。多见于性格内向,神经质的女性患者,严重者可伴自主神经功能紊乱,如手掌潮湿多汗、皮肤划痕征、恶心呕吐等,以及精神抑郁、烦躁不安、急躁易怒,在无意识情况下可笑出声而真正讲话时却又发不出声音。中医学认为是七情所伤,肝失疏泄,肝气不能条达而反侮肺金,阻碍肺的宣发肃降所致。肺为声音之主,肺气不能宣肃则被壅遏,故声音不出。

可采用点刺法:三棱针点刺双侧少商穴,施强刺激手法,约半分钟后一般即能说话;不能说话者则再施同样的手法 1 次。

治疗小儿泄泻法

小儿泄泻是以大便次数增多,粪便稀薄如水样,或伴不消化食物,或夹有黏液为主症,是小儿最常见的疾病之一,尤以 2 岁以下的婴幼儿更为多见,年龄愈小,发病率愈高。本病虽四时均可发生,但以夏秋季节较多,南方冬季亦可发生,且往往引起流行。轻则预后良好,若久泻不愈,则易导致厌食、慢惊风等，妨碍小儿正常生长发育，甚至智力发育。

可采用点刺放血法：轻者每次只选一侧少商穴，两侧交替使用；病情较重者则选双侧少商穴。常规消毒，用 0.5 寸不锈钢针或三棱针，点刺少商穴，令其出血，视血色变化而定其量，要求血色由暗红变鲜红为止，每日 1 次。

平复呃逆法

平时不注意节制饮食，暴饮暴食，或是情志失调，或是脾胃虚寒，都可能导致胃气上逆，引发呃逆（打嗝）。

呃逆发作的时候，一边按压少商穴，一边尽量用意念把上逆的气往下平复，不断吞咽口水。这样反复操作，很快就可以平复呃逆的症状。按压少商穴的时候，用力要适中，以酸痛感为度，一般 1 分钟左右就可见效。

◎ 商阳穴——通便利咽治咳嗽

不知道大家是否了解中国古代的音律知识。我国古代音律流行五个音阶，分别是宫、商、角、微、羽。商阳穴的由来和我们古代的五弦琴大有渊源。

根据《易经》和中医阴阳五行学说的原理，肺与大肠相表里，同属金，商阳穴位于手阳明大肠经的起始之处，又承受手太阴肺经的经脉之气，行于阳分，而"商"这个音亦属金，因此被称"商阳"。

说到商阳穴最重要的一个作用，就是治疗便秘。发生便秘时，按压一下商阳穴，手指会痛，这是因为大肠的某处地方已经出现异常了，需要马上治疗调整。

现在商阳穴还经常用来治疗咽炎、急性扁桃体炎、支气管哮喘、腮腺炎、口腔炎、急性胃肠炎、中风昏迷等。

由于大肠与肺相表里，通过表里相互作用，所以本穴也是治疗呼吸系统疾病的常用穴。

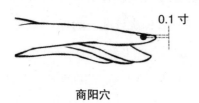

商阳穴

【穴位主打功效】利窍通便,清热消肿。

【穴位适应症】便秘、慢性咽炎、急性扁桃体炎、腮腺炎、支气管哮喘、风热咳嗽、耳鸣、耳聋、听力减退、消化功能减退、呃逆(打嗝)、急性胃肠炎、中风。

【穴位位置】位于食指末节桡侧端,距离指甲角 0.1 寸处。

【轻松找穴】商阳穴在我们食指指甲根附近,靠近拇指的一侧。我们指甲下角是圆润的弧线,要确定商阳穴的位置就要把这个弧度变成直角。取穴时,就将食指指甲下角这个弧线的横向边缘和竖向边缘延长,横竖相交呈一个直角,角的顶点就是商阳穴。

✿ 穴位使用方法

治疗慢性咽炎法

喜欢吸烟的人很容易患上慢性咽炎。中医认为,慢性咽炎大多数是由于肺肾阴虚、痰火上逆引起的。商阳穴有解毒利咽、疏通经络的作用,是用来解决喉咙问题的主穴。如果你患有慢性咽炎的症状,不妨经常按揉食指上的商阳穴,有一定的缓解作用。

按摩时,先用右手的拇指和食指夹住左手的商阳穴,用力按揉 1 分钟左右,再换右手按摩,每次坚持按摩 5~10 分钟即可。

治急性扁桃体炎法

急性扁桃体炎是腭扁桃体的非特异性炎症,且多伴有咽黏膜及咽部淋巴组织的急性炎症,主要表现为咽痛明显,甚至吞咽困难,扁桃体充血、肿胀甚至化脓,多有恶寒、发热等全身症状。中医学称为"急乳蛾"。商阳穴治疗本病可采用针灸、按摩，也可采用放血疗法，但以放血疗法疗效佳。

刺血法：先揉按食指商阳穴处，使局部充血，再做穴位常规消毒，用细三棱针快速点刺该穴，挤出血5~10滴，再用消毒干棉球按压止血。每日一次，中病即止。

治疗风热咳嗽法

风热咳嗽、主要表现为咳嗽，有黄痰，伴发热，口渴，舌红、苔薄黄等症。

除了常规的穴位按摩法外，可采用针刺加放血法效果更好：穴位常规消毒以后，用细三棱针快速点刺该穴，挤出血5~8滴，再用消毒干棉球按压止血。同时，配合针灸或按摩双侧尺泽穴，加强疗效。

治疗外感发热法

外感发热多因外受温热或时疫之邪而发病，多为高热，体温多在39℃以上。少商穴用于外感发热，疗效较好。常用放血法。

点刺放血：先揉按食指商阳穴处，使局部充血后，穴位常规消毒，用细三棱针快速点刺该穴，挤出血3~5滴，再用消毒干棉球擦净止血即可。每日1次，病愈即止。若配合少商穴、少泽穴则疗效更佳。

治疗支气管哮喘法

本病多为临床常见病、多发病，无论成人或小孩，一年四季均可发生，尤以冬季发病率高，主要以突然发作，呼吸急促，胸闷气粗，喉中哮鸣有声，甚则喘息不能平卧为主症。临床可分急性发作期与慢性缓解期，急性发作期病位在肺，慢性缓解期病位在肺、脾、肾三脏。

采取温灸法效果好：用艾条温和灸患者双侧商阳穴，每次20~30分钟。每日或隔日1次，10次1疗程。对急性发作期患者可减轻症状。

治疗耳中蝉鸣法

古代的很多医家就用商阳穴来治疗耳鸣。发生耳鸣的人，总是听到耳边好像有知了不停地鸣叫，这样不但影响听力，而且会使人心生烦躁。

解决的办法很简单，只要每天按摩食指上的商阳穴100次左右，耳中蝉鸣的现象很快就会消失的。

另外,商阳穴对治疗听力减退也是很有效果的。

消化功能保健法

商阳穴就在手阳明大肠经上,经常掐按能使大肠经的气血旺盛起来,从而调节消化功能,加快人体的新陈代谢,有很好的强壮补益的作用。

按摩的方法简单易行,随时随地都能用。比如,乘坐公共汽车或者地铁时,可以用食指钩住车内的扶手或者吊环,这样也能起到刺激商阳穴的效果。

◎ 少冲穴——急救穴,要牢记

你可能也曾遇到过这样的情况吧:晚上去参加单位的聚会,就在大家情绪渐入高潮的时候,不料人群中突然一声惊呼,热闹的气氛瞬间冷却下来,大家围上去一看,原来是有人晕倒在地。这时,大家首先想到的就是掐按他位于鼻子底下的人中穴。其实,还有一个需要掐按的穴位,那就是少冲穴。

少冲穴在小指的甲根附近,是突发性昏厥的急救穴位。除了急救用途之外,它还是夏天高温时节我们经常用到的穴位。

随着温室效应愈演愈烈,原来就酷热高温的夏天温度也屡创新高,特别是一些大城市,人口密集,空气流通缓慢。在人流拥挤或空间相对封闭的地方待久了,人就容易出现头晕、发热、口渴、恶心等症状,如果情况严重的话,还会昏倒在地上。

要预防这种"夏季高温病",按揉少冲穴是非常必要的。

【穴位主打功效】清热除烦,醒神开窍。

【穴位适应症】夏季高温病、头痛、心悸、胸闷、心烦、昏厥、中风。

【穴位位置】位于手小指末节桡侧,距指甲角 0.1 寸处。

【轻松找穴】少冲穴在我们小指指甲的下缘,靠近无名指一侧。取穴的方法可参照商阳穴。

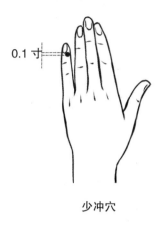

0.1 寸

少冲穴

✿ 穴位使用方法

预防"夏季高温病"法

夏天，因为天气炎热而晕倒的人不在少数，有的人甚至一倒下就没有再醒过来。为了避免受"夏季高温病"的折磨，就需要采取措施，按揉少冲穴是很简便的做法。

当你或者周围的朋友出现头晕、口渴、恶心、心里难受等症状的时候，可以马上用大拇指用力按压少冲穴，最好用指甲尖掐按，力度一定要够大，如果能感到明显的酸、酥、麻、胀、痛的感觉就最好了，坚持10分钟再换对侧穴位进行按压，反复操作2~3次。

减轻疲劳引起的头痛法

如果你今天工作上遇到了大问题，忙了一整天，身心俱疲，好不容易坐下来休息一下，头却突然疼痛起来，这时候，可以用拇指缓缓揉捏另一只手的少冲穴，不用多久，头痛的感觉就会减轻不少，并且整个人也轻松起来，这是少冲穴的功劳。

另外，揉捏少冲穴对心悸、胸闷等症状也有效果，不妨试一试。

小指监控法

手指不仅是我们重要的活动工具,而且五指各有健康的玄机。

比如,小指少冲穴处如果颜色发紫、变硬,那就意味着心脏已经发出警告信号了。这个时候就需要马上采取措施,进行相应的检查。平时要多多按揉少冲穴,对心脏的健康有益。

有些人因为存在小肠消化吸收障碍,所以平时就容易发生腹泻。这种情况在小指上的表现是最为明显的。不妨看一看小指的第一节是不是呈现出瘀血状的浊紫色。如果有瘀血状,就是小肠机能衰弱的征兆。

出现这样的情况,不能视而不见,应该经常按揉少冲穴,直到瘀血状消失为止。

◎ 中冲穴——养生先养心

我们的五根手指中,中指是中心。如果说我们的五指是五岳名山的话,中指好比是五岳之首泰山,而中冲穴就位于中指尖的中央。由此可见,中冲穴是中心的中心。说到这里,你会不会把中冲穴和我们的心脏联系到一起呢?

中冲穴的确和我们的心脏有关系,它是心包经的要穴,而心包经是用来保护和辅佐心脏的。因此,中冲穴对我们心脏的保护就是它的职责所在了。

中医经常说,心是君主之官,主血脉。也就是说,心脏就是我们五脏的最高领导者。

但这并不意味着心脏就是个独裁者,五脏是相辅相成的,心脏只是起到一个统帅的作用。其实,我们的手掌就像是一个人体五脏缩略图,中冲穴就代表我们的心脏,其他穴位各司其职,配合中冲穴的调度,以此达到治疗五脏疾病和保健的目的。

比如,我们要治疗心肌炎、心律失常等心脏疾病的时候,分工是这样的:中冲穴是主导穴位,劳宫穴、少冲穴等心经穴位从旁协助,共同保护好我们的心脏。

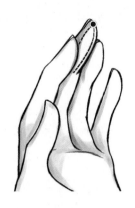

中冲穴

【穴位主打功效】清热，开窍，醒神。

【穴位适应症】心痛、心烦、舌肿痛、中暑、中风昏迷、小儿夜啼、便秘。

【穴位位置】位于手中指末节尖端中央。

【轻松找穴】中冲穴就在我们中指的末端，把手心正对着双眼，五指弯曲成 90 度角，此时你看到的中指指甲下方的中央处就是中冲穴，距离指甲约半大米粒宽（横量）。

✿ 穴位使用方法

预防老年人便秘法

中冲穴有缓解紧张、促进排便的作用。便秘时，只要用拇指掐按中指上的中冲穴，用不了多久，症状就会有所缓解。按摩中冲穴的方法对于老年人便秘特别有效，遭受便秘痛苦的老年朋友们不妨试一试。

消除疲劳法

大家可能都有这样的经历，长时间地开会往往让人筋疲力尽，昏昏欲睡，这时可以用刺激中冲穴的办法来消除疲劳，提神醒脑。

方法很简单。先用左手揉捏右手的中冲穴 1 分钟左右，再换右手揉捏左手的中冲穴 1 分钟左右。揉捏之后，自己感觉一下，如果左手疼痛的感觉比较明显,说明你左侧的肢体比较疲劳,那就再用力揉捏左手。同样的,如果右手疼痛明显一点,就多多揉捏右手。不停地刺激中冲穴,直到感觉两边的疼痛感一样,就可以停止了。

治疗热中风法

夏季酷热多雨,空气湿度大,如果不能顺应气候的变化,体内阴阳失调,就很容易导致疾病的发生,热中风就是其中的一种。

中风不仅会发生在气温低的冬季,夏季也是中风的高发季节。特别是患有"高血压""高血糖""高血脂"的"三高"老年人,一定要警惕夏季的热中风。

这个时节,除了多喝一些清热解暑的汤汁外,按摩中冲穴也能有效防止夏季的热中风。可以用左手的拇指指甲掐按左手的中冲穴,右手的拇指指甲掐按右手的中冲穴,同时进行 5 分钟左右,然后放松休息一下再掐按,可以起到疏通经络,调节阴阳的作用。

调节心律法

心脏病发作的时候会出现心率加快的现象,或者是由于其他原因引起的心律失常,可以通过按摩中冲穴来调节,缓解不适。

中冲穴也是一个保健穴位。心脏疾病患者,平时多加按摩中冲穴,特别是每天早晚按摩一次,每次 3~5 分钟,坚持下去会有意想不到的效果。

◎ 阳池穴——阳光撒满身

阳池穴,它就好像在告诉你:"我是聚集阳光的池塘,快来我这边做个天然SPA 吧。"阳池穴就像是太阳能储藏器,时刻能量饱满,等着你来取用。

俗话说:"十个女人九个冷。"这句话一点也不错,好多女性朋友都有怕冷的表现,特别是东方女性,本来体质就偏柔弱,冷风一吹,便瑟瑟发抖。另外,很多女性朋友都有痛经的烦恼,这时候就更加怕冷,手脚常常是冰冰凉的。归根到底,这是我们体内的供热系统出了故障,源源不断的热能无法向外输送。

身体内部失去了热源，外面的寒冷之气加身，自然就承受不住了。

怕冷也不是没有办法解决的，按摩阳池穴，它可以解决这个问题。

阳池穴是调节我们全身血液循环的重要穴位。你只要用手指施以合理的刺激，全身的血液就会迅速通畅起来，身体一下子便暖和了。

有些人不禁要发问，困扰了这么多年的问题，难道一个小小的穴位就能解决了？这样你就小看阳池穴了。阳池穴是手少阳三焦经上重要的穴位，而三焦经专门管理上焦、中焦、下焦这三组发热系统，你说阳池穴能是一个游手好闲的无用穴位吗?!

你还等什么，赶快启动开关，让阳光撒满身吧！

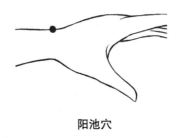

阳池穴

【穴位主打功效】温经通络。

【穴位适应症】女性怕冷、腕肘关节疼痛、颈肩部疼痛、脱发。

【穴位位置】位于腕背横纹上，在指伸肌腱的尺侧缘凹陷处。

【轻松找穴】阳池穴基本上就在我们腕背横纹的正中间。取穴时，掌心向下，把食指放在另一只手的中指和无名指的中间，然后指尖向着手腕方向移去，直到手腕的横纹处停止，可摸到一处凹窝，用力按压此处，如果感觉酸痛，这里就是阳池穴。或者，也可以先将手背往上翘，这时候在手腕上就会出现几道皱褶，在靠近手背那一侧的皱褶中央处找到一个凹窝，这就是阳池穴。

✿ 穴位使用方法

治疗女性怕冷法

在现实生活中,女性怕冷的现象非常多见。如果不想让"冷症"一直困扰下去的话,按按阳池穴是个不错的选择,它可以调畅气血,对治疗女性怕冷很有效果。

刺激阳池穴的时候,动作不要太快,要缓缓按摩,用力轻柔。具体可以这样操作:先用右手的中指缓缓按揉左手的阳池穴,拇指托住手腕,按摩1分钟左右再换另一侧。这种姿势自然流畅,能很好地刺激阳池穴,操作起来很方便。

平时多揉动阳池穴,别看它只是一个小小的穴位,却能帮你增添能量,给你暖身。

消除腕关节疼痛法

关节是我们平时活动最多的身体部位,因为经常活动,也很容易磨损,特别是腕关节。可以说生活上大大小小的事情都离不开我们的手腕,学生要握笔写字,上班族免不了使用电脑,经常在键盘上敲敲打打,所以腕关节的防护非常重要。

很多人都有腕关节疼痛的经历,阳池穴就在我们手腕处,对于消除腕关节疼痛很有效果。

当你感觉手腕活动不灵活的时候,可以马上按压阳池穴。如你的右手手腕酸痛,就先放下手头的工作,用左手拇指按压在右手的阳池穴上,其他四指托住手腕,然后五指同时用力按压,并揉动阳池穴。不用多久,你的手腕就会轻松很多。

不仅是手腕疼痛,前臂和肘部疼痛、颈肩部疼痛,都可以使用阳池穴来配合治疗。

◎ 鱼际穴——天然的清咽润喉糖

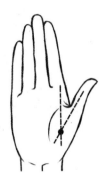

鱼际穴

大诗人杜甫有一首很著名的诗,叫做《茅庐为秋风所破歌》,大体是说晚年的杜甫穷困潦倒,一天狂风大作,把杜甫屋上的茅草掀翻了几层,茅草飞得很远。老年的杜甫一路追着茅草跑,没想到连几个乡里的小孩也欺负他年老,把茅草抢走了。诗里面有两句:"公然抱茅入林去,唇焦口燥呼不得。"

杜甫怕是喊了很多遍,叫孩子把茅草还给他,没想到最后喊到口干舌燥,再也喊不出声了。如果杜甫那时候懂得按摩鱼际穴,说不定还能再喊上几句,把孩子喊回来。

因为位于我们掌根的鱼际穴,对于因大声呼喊或者讲多了话而口干舌燥的人是很管用的。古籍中有"鱼际主治谌歌失音"的记载,说明鱼际穴在调理声带疾患及失音方面有很好的功效。

鱼际穴,"鱼"指我们拇指下方掌根处隆起的肌肉,状若鱼形;"际",谓边缘之意,所以鱼际穴就在"鱼"之边缘。鱼际穴,乍听起来好像和解决口干舌燥的问题没什么关系,其实不然。鱼是水中之物,离开水到陆地上就活不下去,就像我们讲多了话口干舌燥是一样的道理。

如果你的声音嘶哑,说话很吃力,就让鱼际穴做你的"清咽润喉糖"吧!

【穴位主打功效】宣肺清热,利咽止痛。

【穴位适应症】咳嗽、哮喘、口干舌燥、声带疾病、失声、咽喉肿痛、感冒、大便干燥。

【穴位位置】位于第1掌骨中点桡侧,赤白肉际处。

【轻松找穴】取穴时,掌心向上,把拇指伸直,微握拳,腕关节稍向下屈曲,鱼际穴就在我们拇指指根下面肌肉隆起处开始微微泛白的皮肤这里(赤白肉际,即手掌面与背面交界处),拇指根部和手腕连线的中点。

✿ 穴位使用方法

缓解口干舌燥法

鱼际穴对于调理声带疾患、失音等很有功效。如果你今天刚刚K歌回来,感觉喉咙很不舒服,往鱼际穴上按一按便能缓解喉咙的不适。

你可以用拇指指肚按压在对侧穴位上,缓缓揉动,力道要适中,按摩1分钟左右再换另一只手。如果你坐在椅子上看电视,可以找一找椅子的扶手,或者利用桌子边缘,用拇指根用力摩擦扶手或桌沿,这样也能达到按摩的效果,不妨试一试。

治疗咽喉肿痛法

如果是因为上火而导致咽喉发炎,可以利用蒜头敷贴鱼际穴来治疗。这种方法对治疗咽喉肿痛有较好的疗效。

先将蒜头切成直径约2厘米、厚度约0.5厘米的薄片,然后贴于鱼际穴处,用胶布固定,2~3小时之后取下即可。

提醒一下,如果喉咙痛,同时还伴有皮疹、高热、肢体麻木或气促等情况,应该及时就医。

缓解打喷嚏法

冬天的时候,比较容易感冒,打喷嚏、咳嗽也随之而来,让人烦恼不已。感冒时,坚持搓动鱼际穴,能有效遏止病情的发展。

鱼际穴是手太阴肺经的重要穴位，有宣肺清热、利咽止痛的作用。如果每天坚持搓按鱼际穴，能增强肺主皮毛的功能，从而改善体质状况，提高身体抵御外邪的能力，对打喷嚏、咳嗽等感冒早期症状，也有明显治疗效果。

方法很简单。两手鱼际对搓，一只手固定不动，另一只手搓动，搓到10次左右时就会感到鱼际开始发热。再持续搓动2分钟左右，整个手掌便会发热，这时就可以换另一只手重复操作。

这种方法随时随地都可以进行，尤其适合比较容易感冒的中老年人使用。

治疗大便干燥法

大便干燥一般都是由于大肠积热所致，但中医学认为，肺和大肠互为表里，有时肺热过盛也会引起大便干燥，甚至导致几天不解便的情况。如果要解决这种状况，就需要清肺热。

重点是按摩鱼际穴。用拇指指肚顺时针方向按揉鱼际穴10分钟即可，坚持一段时间，会收到明显的效果。

◎ 少府穴——祝你天天好心情

少府穴是我们手少阴心经上的重要穴位。少府之名从何而来？府，就是府邸，少府就像是一座大宅门。心经这条通路上的气血长途跋涉，到了少府的宅邸就进来歇一歇脚。源源不断的气血跑进少府穴，所以说少府穴是心经上气血的聚集点，这样一来，心烦、心悸、心痛等与心脏有关的疾病就要仰仗少府穴的照顾了。

人都有喜怒哀乐，开心的时候会笑，不开心的时候会哭，这很正常。不过，俗话说，笑一笑十年少，人还是开心一点的好。心主情志，我们的心情好不好，都要看我们这颗"心"的心情。

现在你要记住了，少府穴清心泻火的功能可是很强大。如果你还在为什么事感到烦恼，不妨按一按少府穴，让它帮你忘记烦恼，清除蒙蔽在心灵上的污浊。

【穴位主打功效】清心泻火,宽胸止痛。

【穴位适应症】心烦、胸闷、心绞痛、心肌炎、心律失常、神经衰弱、精神病、青春痘、小儿夜啼。

【穴位位置】位于人体的手掌面,第4、5掌骨之间。

【轻松找穴】取穴时,手握成拳,小指尖按到的地方就是少府穴。

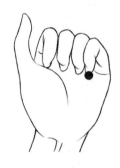

少府穴

✿ 穴位使用方法

缓解烦恼法

少府穴有清心泻火的效果。心中藏着千头万绪的心事,总是理不出个所以然,这会让人烦恼不已。这时,我们就要用到手心边缘的少府穴,它可以帮我们排除烦恼,改善心情。

可能你不信,不过按一按你就会发现,如果少府穴有压痛的感觉,这是因为当你情绪波动时,少府穴附近的气血不通,从而产生痛感。这时候,你就要用力按揉它,久而久之,你的心情和情绪就会有所改善的。

可以用推擦的方式按摩:拇指指肚按在少府穴上,其余四指并拢贴在手背上,五指同时用力,拇指指肚用力推擦少府穴。

无论有什么不良的情绪,少府穴都能帮助缓解。比如学生考前紧张,通过按摩少府穴能使心情放松。

平时要是遇到心悸、心动过速、心律不齐、神经衰弱等情况,也要多多按摩少府穴。

治疗焦虑症法

焦虑症属于中医学的"惊悸""不寐""脏躁""胸痹""奔豚气"等病症范畴，其病因病机主要是由于情志及禀赋因素等原因损伤心肝肾三脏，造成情感活动失调。现代医学认为，焦虑、失眠等症状与中枢去甲肾上腺素分泌增多有关。少府穴具有宁心安神的作用，针刺少府穴具有抑制交感神经兴奋、调节大脑皮质兴奋和抑制过程的作用，从而改善焦虑及其伴随症状。相对于针刺治疗，按摩穴位更能让患者接受。家人应对其心理活动多加关注，积极疏导，有利于病情的恢复。

治疗失眠法

失眠在中医学中称为"不寐"，指入睡困难或入睡后早醒，醒后而不能再睡，或卧睡不宁，时睡时醒。多因思虑劳倦，内伤心脾，生血之源不足，心神失养而心神不宁所致。少府穴为手少阴心经之要穴，具有宁心安神、开郁散结之效。

穴位按摩对睡眠质量有很好的改善作用。按揉双侧少府穴各 20~40 次，每日 1 回。同时本法也适用于治疗婴幼儿夜啼症。

治疗冠心病法

冠心病属中医学"胸痹""真心痛"范畴，病机多为脏腑亏损，气血失调或心气不足，鼓动无力而气滞血瘀。现代研究发现，针刺少府穴可有效地改善患者临床症状，改善冠脉供血，减轻心肌缺血；使血小板活性明显受到抑制，防止冠心病患者出现血液系统的高凝状态及易栓倾向。因此平时多多按摩少府穴，对冠心病的康复大有好处。

治疗心动过速法

心动过速是心律失常的一种表现。在临床上多运用针刺少府穴进行治疗，心率可逐渐恢复正常，多用于治疗室上性阵发性心动过速及窦性心动过速。当然，平常生活中坚持随时随地按摩少府穴，也是简单又有效的保健方法，而且少府穴使用起来非常方便。

第二章

察言观色识百病：中医教你自我诊断

当我们生病了去看医生的时候，一般医生都会对我们"察言观色"一番，这种看诊方法俗称中医学"望、闻、问、切"中的"望"。根据中医整体观念，人体外部和五脏六腑关系密切，如果脏腑功能活动发生变化或有异常，必然反映于人体外部的神、色、形、态等各个方面。因此，时常注意观察自己的体形、面色、舌苔等，可以有效地帮助我们判断自己的健康状况。

◎ 健康先看"面"色行事

通常我们探望病人的时候，总会发现其脸色比较难看。而当病人逐渐痊愈的时候，面色也逐渐润泽起来。可见，面部是人体内部器官是否健康的一个窗口，通过对面色的观察可以了解人体疾病情况。我国著名的医学典籍《黄帝内经》中就记载了"十二经脉，三百六十五络，其起色皆上注于面"的医学观点。可见，从古至今，祖国医学一直将面色作为发现疾病的重要途径之一。

一般来说，正常人的面部表情自若，色泽自然，表示气血充盈旺盛；而当人体内脏某器官发生疾病时，往往也能反映在面部上，细心观察便会了解病情。

"有诸内，必形于外。"这是中医学的辨病箴言。面色就是发生病变后最明显的外部反映。中国人属于黄色人种，因此面色微黄而略带红润，稍有光泽，中医学称之为"常色"；在发病的时候，面色发生改变，则将其称为"病色"。中医很早就发现了面色与五脏、疾病的关系，并提出"色青多为肝病，色赤多为心病，色黄多为脾病，色白多为肺病，色黑多为肾病"等医学论断。但不论什么颜色，一般来说，鲜明、荣润的，就表示病情轻浅，气血未衰；晦暗、枯槁的，则表示病情深重，精气大伤。

1. 面色萎黄

从中医的角度讲，面色萎黄是脾虚的表现。脾的运化功能下降，使得清气不能上升，浊气不能下沉，郁积其中，体内的水分营养也得不到运化，出现血虚症状，因此面色萎黄。

面色萎黄又有阳黄和阴黄两种。阳黄如同橘子皮那样的颜色，因湿热而起。阴黄如同烟熏过的颜色，是寒湿郁积所致。从西医角度来看，面色发黄常见于黄疸型肝炎、急性胆囊炎、胆结石、肝癌等。

2. 面色潮红

面色潮红有暂时性的和经常性的，这两者很好区分。前者是生理上的反应，例如日晒、饮酒、发怒、害羞都会使气血集中于面部，导致面色潮红，持续时间短暂。而病理上的面色潮红，多是热症引起。一般局限在颧骨部位，多在午后发生，通常伴有手足发热、失眠、盗汗等症。这类人要提防高血压、心脏病和结核病的发生。

3. 面色苍白

主要是由于气血不足引起。这样的人一般体质较差，多为虚症和寒症。另外，贫血和甲状腺机能减退、慢性肾炎、铅中毒也会引起脸色苍白。如果面部有白斑和白点，尤其是小孩子，也要注意是否患有肠道寄生虫病。饮食上如果营养不良，营养素不均衡，缺乏叶酸、铁质及维生素 B_{12}，也会表现为面色苍白。

4. 面色青紫

缺氧导致经脉阻滞，气血不通是面色发青的主要原因。所以一些缺氧性疾患如先天性心脏病、肺病、心功能不全等多有此色出现，活动后更为明显。还有一些疾病，如疼痛，包括平滑肌痉挛、胆绞痛等也会引起，但此时病人已有严重症状，颜色的变化只是一个伴随现象而已。

5.面色发黑

中医认为,脸色发黑是肾精虚衰的表现,多见于肾虚、寒症及瘀血。此外,肝硬化、肾上腺素功能减退症、慢性肾功能不全、慢性心肺功能不全、肝癌等患者,也会出现脸色变黑。

以上简要介绍了一些面部所出现的病色与某些疾病的关系。而有时因外界环境、饮食、情绪等造成的一时性面色改变则不属于此列,它们会随着环境的改变、情绪的平稳而趋于正常。另外,常见于老年人面部的褐色斑块——老年斑及怀孕妇女面部的棕色对称斑片——妊娠斑,则为正常的生理现象,不必大惊小怪。

✿ 健康提醒

除了从面部色泽,还可从面部色斑看出人体的健康情况。

（1）女性发际边斑点,和妇科疾病有关,如女性激素不平衡等。

（2）眼皮部斑点,多见于妊娠与人流次数过多的人。

（3）太阳穴、眼尾部斑点,和甲状腺功能减弱、妊娠、更年期及心理受到强烈打击等原因有关。

（4）鼻下斑点,多见于卵巢疾患。

（5）面颊的斑点,多见于肝脏疾病、日晒、更年期及副肾上腺机能减退症。

（6）下颚斑点,多见于白带过多等妇科病。

◎ 解读眼睛的颜色

眼睛是心灵的窗口,也是健康的窗口。通过对眼睛的观察而诊断疾病,在我国有很长的历史。《黄帝内经》就有精辟的论述,如"目者,心之使也","五脏六腑之精气,皆上注于目而为之精"。

中医认为，五脏六腑的精气，全部都汇注于眼睛。因此眼睛与全身的脉络相通。眼白和瞳孔的颜色变化都能透露出身体内的秘密。医生可以从对眼睛的外部观察中确诊大部分的眼部疾病。下面，我们就从眼部颜色入手，解读眼睛的健康信号。

1. 眼白

眼白就是眼球壁上最外层的巩膜，占眼球表膜的5/6，起到保护眼睛的作用。正常人的眼白洁白，无异色，无斑点。如果出现颜色异常和斑点，就说明身体出现了状况，应该及时就医。

（1）眼白发蓝：医学上称之为蓝色巩膜。这种症状多是慢性缺铁造成的。铁是巩膜表层胶原组织中一种十分重要的物质，缺铁后可使巩膜变薄，掩盖不了巩膜下黑蓝色的脉络膜时，眼白就呈现出蓝色来了。而慢性缺铁又必然导致缺铁性贫血。凡中、重度贫血患者，其眼白都呈蓝白色。

补血补铁是关键。主要应从饮食上调养，多吃一些含铁多的食物。含铁丰富的食物有动物肝脏与全血、肉鱼禽类，还有绿色蔬菜（如菠菜）和豆类。黑木耳、海带、芝麻酱含铁较丰富。

（2）眼白发红：通常是由细菌、病毒感染引起的充血现象。倘若同时还伴有分泌物、异物感、发痒及眼痛等症状，应去医院眼科诊治一下。另外，血压高的人发生脑溢血之前、癫痫病发作之前和严重失眠者及心功能不全者，都会出现眼白充血的症状。倘如单侧眼白发红，应注意是否受到性病感染。

（3）眼白斑点：白眼球上出现灰色或黑色斑点，多伴有肠蛔虫症；白眼球上出现绿色斑点，可能患有肠梗阻；白眼球常有血片，这是动脉硬化，特别是脑动脉硬化的信号；白眼球常有小红点出现，这是毛细血管末端扩张的结果，常见于糖尿病患者；白眼球上有黄色小点，质硬，多少不一，一般为结膜结石。

时时关注眼睛是否有异常，若无明显疼痛或出血，可自行观察几天，但若病情恶化，应立即就医，做进一步的检查，依据病情进行有针对性的治疗。

2. 瞳孔

瞳孔是眼睛最传神的地方,幽暗澄澈、流光闪动的眸子让人着迷。瞳孔颜色的异常影响的不仅是美观,它往往暗示着某些疾病的发生。

（1）瞳孔发白：多为老年白内障的信号。患白内障时,可以透过角膜发现瞳孔里出现白色,这是由于晶状体发生混浊的缘故。此外高度近视、青光眼、虹膜睫状体炎等也都可导致瞳孔发白。还有一些全身性疾病,如糖尿病、手足抽搐等并发症,也会表现为瞳孔发白。

（2）瞳孔发红：多是由于受到外伤后造成,也可能提示眼内出血性疾病。根据眼内出血的多少可有不同的形态,视力可有不同程度的损害。

（3）瞳孔变黄：多为眼内肿瘤的表征,有时也可能是眼内化脓所致。医学上有一种叫作"黑蒙猫眼"的眼部疾患,是视网膜母细胞瘤的特殊表现。以手电光或灯光照射瞳孔,眼底深处发出夜间猫眼一般的黄光反射,给人一种不寒而栗的感觉。这种病在 7~8 岁以下的儿童中最为常见,有一定的家族遗传性,恶性程度极高,需尽早进行眼球摘除手术,若不及时处理,当细胞扩散到颅内、眼球外或远处脏器时就可致命。除了这种病外,其他一些眼内化脓性疾病偶尔也可引起瞳孔发黄。

❀ 健康提醒

正常瞳孔圆形,双侧等大。瞳孔缩小见于虹膜炎症、中毒、药物反应等;瞳孔扩大见于外伤、颈交感神经受到刺激、青光眼绝对期、视神经萎缩等。瞳孔大小不等常提示有颅内病变,如脑外伤、脑肿瘤、脑疝等。双侧瞳孔不等大,且变化不定,可能是中枢神经和虹膜的神经支配障碍。如瞳孔不等大且伴有对光反射减弱或消失以及神志不清,往往是脑功能损害的表现。

◎ 鼻子发红，问题不小

鼻子又叫"面王"，中医里有"上诊于鼻，下验于腹"的说法，可见在面部望诊中鼻的价值颇大。鼻子位于面部正中，根部主心肺，周围候六腑，下部应生殖。所以，鼻子及四周的皮肤色泽能够反映五脏六腑的疾病。

比如，当人出现恶心、呕吐或者腹泻之前，鼻子上会冒汗或者鼻尖颜色有所改变。这样的例子在生活中也比较多见。

当然这只是鼻子预测的一个小征兆，从鼻子的表现我们还可以看到许多的健康问题。如果鼻子的色泽十分鲜明，这是有"留饮"的征兆，说明脾胃阳虚，失于运化，津液凝滞。通俗一点说就是，这个人的脾胃消化功能不好，水湿滞留在胸膈，导致四肢关节疼痛。

如果鼻头发青，是"肝木乘脾土"的表现，而且一般会伴有腹痛。这时候就要用一些泻肝胆和补脾胃的药。

如果鼻子发黄，说明腹内有寒气，脾之主色出现在了脸上。这样的人体内中阳不足，脾胃失于运化，吃下去的食物积滞在脾胃。如果鼻子发黄，但光泽明润，那就可以放宽心了，这说明"脾气来复"，是即将康复的好兆头。

那么鼻子发红是怎么回事呢？很多人遭受鼻子发红的困扰，其实这是由于毛囊虫在作怪。毛囊虫是一种针尖大小的节肢动物，成虫长为0.1~0.4毫米，在显微镜下窥其全貌，可看得一清二楚。由于虫体长，外形呈纺锤状，很像蠕虫，故名蠕形螨。毛囊虫主要是接触传染的。在新生儿身上一般查不到毛囊虫，以后通过喂乳、亲吻等，可传染给婴幼儿。据调查，感染者最小年龄为48天婴儿。儿童中感染率随年龄增长而增高，15岁以上感染率可达95%。大多数为健康带虫，对皮肤无损害，也无任何感觉。

毛囊虫寄生在皮肤的毛囊和皮脂腺内。用其针状的口器官刺入人体组织细胞内吸取营养，并不断地排泄其代谢产物，其对人体的危害与否取决于感染虫数的多少及机体免疫及代偿能力的高低，造成细胞组织的损伤和破坏程度。

一旦发病,主要表现是皮肤潮红、粗糙,出现红斑丘疹或脓疱丘疹等。大多数发生在面部皮脂腺丰富的部位,如鼻尖、鼻唇沟、额部及颈部。由于鼻部皮脂腺特别丰富,故容易形成红鼻子。也可发生在口周围,称口周围炎;发生在眼睑部即是眼睑炎;有时可累及两颊,甚至整个面部的皮肤。

鼻子发红,还有一种情况是酒糟鼻。

中医认为,酒糟鼻是因饮食不节,脾胃积热上蒸,外感风邪,血瘀凝结所致。饮食上应避免进食促使面部皮肤发红的食物,如辣椒、芥末、生葱、生蒜、酒、咖啡等刺激性食物;少吃油腻食物,如动物油、肥肉、油炸食品、糕点等,以减少皮脂的分泌;多吃些富含维生素 B_6、维生素 B_2 及维生素 A 类的食物,如新鲜水果、蔬菜。还要注意不要用手搔抓患处,以防感染,同时不要用碱性肥皂洗涮。

鼻子对人体健康起着重要的保护作用。它外与自然界相通,内与很多重要器官相连,既是人体新陈代谢的重要器官之一,又能防止致病微生物、灰尘等侵入。因此,平时就要做好鼻子的保健工作。

1. 鼻子也要"洗澡"

人们在外界环境中,不可避免地要与被各种废气污染的空气打交道,这些污染物会在鼻腔内留下大量污垢,逐渐侵害鼻腔黏膜的健康。因此,我们要经常给鼻子"洗澡"。在此特别推荐冷水洗鼻,尤其是在早晨洗脸时,用冷水多洗几次鼻子,可改善鼻黏膜的血液循环,增强鼻子对天气变化的适应能力,预防感冒及各种呼吸道疾病。

2. 鼻外按摩

用左手或右手的拇指与食指夹住鼻根两侧并用力由上至下连拉 12 次。这样拉动鼻部,可促进鼻黏膜的血液循环,有利于鼻黏液的正常分泌。

或者,两手拇指外侧相互摩擦,有热感后,用拇指外侧沿鼻梁、鼻翼两侧,上下按摩 30 次左右。接着,按摩迎香穴(位于鼻翼外缘旁的鼻唇沟处,图示见本书第 156 页)15~20 次。每天照此方法按摩鼻部 3~4 次,可大大加强鼻腔的耐寒力,对伤风感冒、鼻塞不通均有一定的辅助治疗作用。

3. 按摩印堂穴

用中指的指腹点按印堂穴(在两眉中间)。此法可增强鼻黏膜上皮细胞的增生能力,并能刺激嗅觉细胞,使嗅觉灵敏,还能预防感冒和呼吸道疾病。

4. 按揉素穴

用右手掌心(劳宫穴)按鼻尖(素穴),逆时针揉50下,再用左手掌心按鼻尖,顺时针揉50下。

5. 鼻内按摩

将拇指和食指分别伸入左右鼻腔内,夹住鼻中隔软骨轻轻向下拉若干次。此法既可增强鼻黏膜的抗病能力,预防感冒和鼻炎,又能使鼻腔湿润,保持黏膜正常。在冬春季,还能有效减轻冷空气的刺激,减少鼻炎、咳嗽之类疾病的发生,增强耐寒能力。拉动鼻中隔软骨,亦有利于防治萎缩性鼻炎。此健鼻功记载于古代医学典籍《诸病源候论》,书中说,向东坐定,屏气连做三次,再用手捻鼻两孔,可治鼻中疾患,也可通治脚上痢疮,还可祛除涕唾,使鼻道通畅,能分辨香臭。长做此功,能提升嗅觉。典籍中还提示,蹲坐,合拢两膝,张开两脚,吸气后屏气,连做五次,可治疗鼻疮。

✿ 健康提醒

当鼻腔里的分泌物黏稠,吸进去的气体将其中的水分蒸发、风干,剩下的分泌物就会堆积在鼻腔的角落,结痂后就变成鼻屎。鼻屎太多,说明鼻腔分泌物黏稠,同时纤毛功能有问题,没有及时将脏物"自净"。鼻屎多,有可能患有慢性鼻炎或慢性鼻窦炎。还有一种情况,可能得了萎缩性鼻炎,此类患者的鼻黏膜萎缩,黏膜功能受损,鼻屎很多,而且有点臭。

◎ 由"唇情"望诊健康

人的嘴唇既不是皮肤,也不是黏膜,既无毛发,也不具备分泌的功能。由于它表皮稀薄,表层下的血管很多,并且分布密集,所以人们透过表层就可以看到清晰的血液色泽。我国自古就有通过嘴唇来辨病的记载。中医认为,嘴唇与人体的经脉都有着密切的联系,所以通过嘴唇的色泽、形态等状况,就可以推敲出脏腑的盛衰、气血的盈亏等全身性健康问题。如《黄帝内经》中就记载道:"脾之合肉也,其荣唇也。"也就是说,通过对唇的观察可以了解脾胃是否正常。因此,嘴唇无疑是一面反映人体健康的镜子。

1. 唇色黯红

唇情:是不是便秘了?造成便秘的原因很多,大体上有气血不能正常运行于机体,而导致气血不畅等因素。有便秘情况的人,唇色也因气血不畅而变得色黯。

健康调理:晚餐吃素。让气血运行是关键,平时加强运动,并且配合选择素食作为调养方案,至少做到晚餐尽量不吃肉,避免过于油腻和肥厚的肉类食物给肠胃造成过重的负担,让清晨顺利排泄。

2. 唇色发白

唇情:有可能是贫血?一般来讲,贫血的人由于血液内红细胞与血红蛋白含量低于正常值,不仅唇色白,而且眼睑发白、面色苍白、指甲发白,并且都白得没有光泽。

健康调理:告别偏食。贫血的人,有很大一部分是由于偏食造成的。建议可以吃胡萝卜、菠菜、西红柿、猕猴桃这样的蔬果和鸡肝、猪肝、黑芝麻等食物。

3. 唇有皲裂

唇情:是不是缺乏维生素?很多人都有过嘴唇干裂的经历,越干裂就越想舔,有时甚至出血。由于嘴唇没有汗腺和唾液腺,故保持湿润只靠毛细血管和少量发育不全的皮脂腺。

健康调理：内外兼修。如果想拥有水润红唇，宜内外兼顾。外用油脂含量多、性质柔和的唇膏，以"防护"治标为主。饮食应多样化，营养均衡，多吃一些水分含量多的食物，如汤、粥、水果。

4.唇色赤红

唇情：是不是消化不良？嘴唇看上去非常赤红饱满，这样的表象在中医中是热症的表现，多数情况是因为过食厚味，机体循环不畅，有时兼有口臭。

健康调理：加入慢餐行列。一些肥胖的人多有唇红的表象，这也与他们的食欲旺盛有关，除了采取服用助消化的食物与药物外，养成细嚼慢咽的习惯也是调养的方法之一。这样做会让我们更有饱足感，在不知不觉中减少对食物的摄入。

5.唇边水疱

唇情：是不是唇疱疹来袭？唇疱疹由单纯性疱疹病毒引起，在唇及周围形成小水疱。这些小水疱是成组的，有点疼痛，充满液体，让人很不舒服。

健康调理：可以自行痊愈，不用担心，唇疱疹一般经过两周的时间，就可以自行破溃结痂，所以很多人都在不知不觉中痊愈。因为这种疾病有经常复发的特点，虽然不碍事，但却严重影响美观，所以要避免日晒、感染等诱发因素。

6.唇边黄痂

唇情：是不是烂嘴角的口角炎？被俗称为烂嘴角的口角炎，最初表现为口角发红、发痒，接着上皮脱落，形成糜烂，然后结痂。这时候你就会张不开嘴了，张大了嘴时会因为拉裂而出血，吃饭说话等都受到影响。

健康调理：补充核黄素。很多人都爱把这样的情况归咎为"上火"。但缺乏核黄素，即维生素B_2，是常见病因之一。核黄素是人体新陈代谢酶系统的一个组成部分，它的缺乏还会引起舌炎、结膜炎、角膜炎、阴囊炎和脂溢性皮炎等疾病。动物肝脏中的核黄素最为丰富，蛋类、牛肉、菠菜、油菜、茴香、花生、黄豆、木耳等食品中也含有相当数量的核黄素。

7. 唇色青紫

唇情：是不是机体缺氧？如果观察到患者唇色发紫，首先要想到可能是机体缺氧或食物中毒，这时病情危重紧急，要立即送医院采取急救措施。

健康调理：最危险的信号。唇青紫，医学上称之为"紫绀"，只有少数的紫绀是暂时性的，如因为寒冷引起，可通过及时的环境调节而缓解。若唇青紫还伴有面色发青，胸闷有刺痛感，心慌气短等，通常情况下是疾病较严重的征兆，要迅速找出病因，及时给予救治。

❀ 健康提醒

常舔嘴唇小心变成红嘴巴

嘴唇和皮肤的性质不同，属于皮肤黏膜交界部位。和皮肤相比，嘴唇的角质层相对较薄，皮脂腺也不如皮肤丰富，分泌皮脂相对较少，缺乏汗腺，嘴唇比皮肤更加"娇气"。尤其是冬天，由于多风，空气湿度低，天气干燥而寒冷，孩子的嘴唇更容易因为失水而变得干燥，如果护理不当的话，比如不停地舔嘴巴，干燥的情况就会加重，使嘴唇脱皮、裂口，更严重的则会导致舌舔皮炎，出现红肿、疼痛。

孩子嘴唇干燥主要是由于失水造成的。只要他们多喝水，加上合理地使用润唇膏是有效的。为安全起见，2岁以上的儿童应该选用专为孩子准备的婴幼儿专用润唇膏，其中的天然营养成分更适合儿童的需要。2岁以下的宝宝，可用少许麻油或维生素C胶丸中的油脂涂于嘴唇上，同样可起到滋润的作用。千万不要用甘油来涂，因为甘油有脱水作用，会越抹越干。

维生素缺乏也是嘴唇干燥的重要原因。特别是冬季新鲜蔬菜摄入少容易造成维生素缺乏，而嘴唇黏膜细胞的健康与维生素密切相关。可直接补充维生素，为孩子多准备一些蛋类、干果、豆类及新鲜蔬菜和水果，它们富含维生素C和维生素B_2，能有效缓解孩子嘴唇干燥。

如果是婴儿唇内壁长了一些膜状的白色斑点或斑片，像脱皮，但感觉不痛，这是鹅口疮，属于真菌感染，也是婴儿常见的症状。此外舌舔皮炎也会出现嘴唇干燥的情况。这类问题需要去医院诊治。

黄瓜猕猴桃汁可以有效缓解孩子嘴唇干燥：

用黄瓜200g、猕猴桃30g、凉开水200ml、蜂蜜两小匙，制成饮品，于餐前一小时饮用。黄瓜性味甘凉，能入脾胃经，能清热、解毒、利水，可治疗身热、烦渴、咽喉肿痛。而猕猴桃性味甘酸寒，能入肾和胃经，能解热止渴，两种合用有滋润生津的作用。

◎ 舌头，吐露你的健康密码

作为人体的一个窗口，舌头与人体脏腑的关系十分密切，它会随着身体的健康状况发生一些颜色和形态的变化，反映身体的寒、热、虚、实。自古以来，观察舌头就是中医诊断的重要方法之一。现代医学研究也发现，舌头的变化与疾病有密切的关系，是人体健康的一面镜子。

正常人的舌体柔软灵活，颜色淡红，富有生气，舌体表面还铺有一层薄薄的舌苔，呈白色，干湿适度，舌底血管脉络粗细度适中且平滑。中医将舌划分为舌尖、舌中、舌根和舌侧。中医认为，舌尖属心肺，舌中属脾胃，舌根属肾，舌两侧属肝胆。观察舌头应该从舌质、舌苔、舌蕾以及舌底的血管脉络等几方面进行。其中，舌质包括了舌头的大小、形状、颜色、厚薄度、软硬度以及表面裂纹情况；舌苔包括了颜色、润泽度、厚薄度以及是否有苔斑；舌底血管脉络主要从长短粗细进行观察；舌蕾则主要看大小以及颜色。

舌诊是中医"望诊"中的重要环节。掌握一些"看舌头"的基本功可以帮助你及早发现身体的疾病。

✹ 常见病证 1:"气虚湿毒"

人体由于元气不足引起的一系列病理变化,称为气虚,它与现代人承受的激烈的社会竞争、压力过大及不良生活方式有关。再加上一些地区由于气候高温高湿,尤其是到了夏季,天气比较炎热,体热过度,十分容易产生湿毒。

舌象表现:舌头肿大,软弱无力,舌边有牙齿压出来的齿印,整个舌头的舌质淡白,欠缺红润,舌苔腻白,严重一些的还会变黄,苔质厚实,附着在整个舌面。

健康调理:

(1)薏仁粉泡牛奶:薏苡仁可防癌、滋润皮肤,可将它略炒后磨成粉,泡牛奶喝。

(2)山药薏仁茶:以淮山药、薏苡仁各15克熟水喝。这样有助于健脾去湿,改善气色。

✹ 常见病证 2:"阴虚火旺"

阴虚,是指机体的精血、津液等不足。因精血和津液都属阴,所以称"阴虚",多见于劳损久病或者热病之后而致阴液内耗的患者。

舌象表现:舌色较红,舌质嫩,舌面光滑,缺少津液,没有舌苔或者少苔,看上去比较干燥。不论何种疾病,凡见到这种舌象,都表明机体内有阴液消亡的征象,津液严重损耗。舌光而色红绛为热盛伤阴,舌光而色淡为气阴两伤。

健康调理:

(1)百合麦冬汤:百合润肺降气,麦冬滋阴养胃,两药均可滋润敛火。

(2)甲鱼石斛汤:石斛和甲鱼都是补阴虚的,两者煲汤能去虚火,补阴虚。

✹ 常见病证 3:"气滞血瘀"

有瘀血的人,体内血液流动较缓慢,多见于上了年纪的人。而在青年女性中,这种体质也非常常见,她们大多有月经不调、经血色深、常有血块、痛经等瘀血阻滞的表现。除此之外,心情忧郁也有可能导致血瘀。

舌象表现:舌体较瘦,舌边较红,舌苔发黄,舌蕾较粗且舌头发干,舌体发暗,舌头上会出现紫黑色的瘀斑或者瘀点,而且通常舌底的血管增粗增长,发生迂曲变形。

健康调理:

(1)多喝花茶:如玫瑰花茶、薄荷茶、茉莉花茶等,可以调经活血。

(2)加强运动:促进血液循环,减轻压力,放松心情。

✿ 常见病证4:"血虚失养"

血虚体质是以人体血液亏虚为主要特点的体质状态。血在脉中循行,内至脏腑,外达皮肉筋骨,不断地对全身各脏腑组织器官起着充分的营养和滋润作用,以维持正常的生理活动。如果血液亏虚,则血的营养和滋润作用就会减弱,造成神气不足,倦怠,面色惨白无光。

由于女性月经失血的缘故,血虚体质多在女性身上出现。

舌象表现:最大的特点是舌头颜色淡白。

健康调理:

(1)当归生姜羊肉汤:此汤有补益气血、驱寒保暖、祛除疲劳的功用。

(2)多吃红枣、枸杞子:可以补血,红润脸色。

✿ 健康提醒

观察舌体时一定要静心定气,最好选择在充足的自然光线下进行。首先要面对光线,使得光线可以直射口中,以免影响了对舌质和舌苔颜色的辨认。伸出舌头的时候也要注意,应该缓慢伸出,不宜太快太紧张,尽量放松。

◎ 牙齿是健康的晴雨表

窥一"斑",知全"豹"。这在中医理论中多有体现,比如看指甲、面色、唇色等都能帮助辨病,而除了这些比较常见的方法,观察牙齿及牙龈情况,也有类似的作用。

牙齿是人体具有一定形态的高度钙化组织,它有咀嚼、帮助发音和保持面部外形的功能。中医认为,肾主骨,生髓,齿乃骨之余。齿与龈和肾、胃及大肠都密切相关,因此观察齿和龈可以初步测知肾和肠胃的病变。

1. 牙齿稀疏或齿根外露:肾气亏

牙齿与肾的关系最为密切,因此如果一个人牙齿发育不好,通常肾也不好。如成人牙齿稀疏、齿根外露或伴有牙龈淡白出血、齿黄枯落、龈肉萎缩等问题,多为肾气亏乏,同时要警惕有无肾脏方面的疾病。如小孩牙齿久落不长,也可能是肾气亏所致,可在医生的指导下应用六味地黄丸等。

2. 牙龈红肿:胃炎或疲劳

中医认为,牙龈与胃肠相关。如出现单纯的牙龈红肿,多是胃热上火所致,也可能与胃炎有关;如果红肿的同时,还伴有牙齿松动、口臭等症状,多为牙周病。患此病的原因,除了钙质摄取不足或刷牙刷得不干净外,也与过度疲劳造成免疫力降低有关。

3. 牙龈出血:肠胃功能不好

牙龈容易出血的情形不仅会发生在牙龈炎或牙周病患者身上,肠胃不好的人也有这种倾向,应少吃辛辣等刺激性食物;如牙缝变宽伴随牙龈出血,常见于糖尿病、甲亢等疾病;如在生病过程中,出现牙齿变黑或有寒冷感、牙齿变长而有污垢,多预示着疾病变得严重,应提高警惕。

4. 牙齿松动:骨质疏松的标志之一

牙齿松动脱落的主要原因是由于牙槽骨不坚固,而牙槽骨的不坚固多由骨质疏松导致。这种情况,我们可以提早预防,如提早服用钙片,进行有规律的体育锻炼，并经常叩齿。另外，牙齿松动脱落和牙齿不洁可能意味着潜在的心血管疾病风险。有调查显示，掉牙多的老年人中风的风险很高。因此，多做咀嚼，可帮助预防心脑血管疾病。而反过来说，心脏本来就不太好的人，也更要养成饭后漱口的习惯。

古人云"齿健人长寿"，希望拥有健康，就要提高护齿意识，并付之于行动。洁牙固齿是牙齿保健的关键。除了每天早晚刷牙，饭后漱口等众所周知的方法外，还有其他一些行之有效的自我保健措施。

（1）剔牙：在咀嚼食物过程中，牙齿间隙里经常有食物的纤维，对牙齿和牙周组织都损害，应及时剔出，最简便的方法是使用牙线。

（2）经常叩齿：自古以来，善养生者都强调"齿宜常叩"。清晨，饮食未进，牙和牙龈经脉未充，轻轻叩齿，能促使其血脉通畅，用以保护牙齿。

（3）正确咀嚼：咀嚼的正确方法是两侧嚼，如经常使作单侧牙齿咀嚼，则不用的一侧缺少生理性刺激，易发生组织的废用性萎缩，而常咀嚼的一侧负荷过重，易引起牙髓炎，且导致面容不端正，影响美观。

（4）纠正不良习惯：有些婴幼儿由于有吮拇指、舔牙、咬牙、张口呼吸、咬嘴唇等习惯，造成牙齿的畸形。自觉纠正不良习惯有利于牙齿保健。牙齿排列不齐应尽早矫正。

（5）常饮茶水：常饮茶水或以茶漱口可收到护齿和清洁口腔的作用。

（6）慎服某些药物：四环素、金霉素、强力霉素等药物可使牙齿发黄或牙釉质发育不良，日后易发生龋齿。因此，怀孕、哺乳期和婴儿不要大量或长期服用这些药。

（7）食谱广营养好：牙齿的发育离不开各种营养食物。因此，不论是成人还是少年儿童，饮食要多样化，不要偏食。

（8）防止外伤：不用牙齿启瓶盖等坚硬物品，防止牙齿损坏。

❋ 健康提醒

发生磨牙现象，过去通常多见于肠道有寄生虫，寄生虫的毒素会刺激神经，致使神经兴奋而导致磨牙。但是现在生活清洁卫生，患肠道寄生虫的可能性非常低。因此，磨牙现在多是情绪紧张的一种表现。医学认为，磨牙与梦游、遗尿、噩梦一样，是一种不由自主的下意识动作。出现了这种情况，需要警惕精神状态，适时放松一下。

◎ 观耳形色，测其疾病

运用耳廓（外耳部分）诊断疾病，在我国已有悠久的历史。历代医学专著多有关于"察耳""望耳""观耳""诊耳"的记载。《黄帝内经》云："高耳者肾高，耳后陷者肾下，耳坚者肾坚，耳薄不坚者肾脆。"耳廓皮肤是全身体表的一部分，现代医学把耳廓比喻为缩小了的人体身形，人体各组织器官在耳廓上都有相应的穴位，当体内器官组织发生病变时，在耳廓特定部位就会产生相应的变化和反应。观察的方法有：

◆ 观耳色泽辨病

一般来说，正常健康的耳部，色泽红润，说明肾气充足。但如果耳部出现其他的颜色，就有可能是疾病的征兆了。

（1）耳轮发红，是体内发热的表象，常见于发烧的患者。

（2）如果耳朵红肿，并伴有疼痛的可能。属于胆热，这种情况多由于肝胆湿热、火毒上蒸引起，或是由体内炎症引起。

（3）耳朵颜色暗红，并在耳上出现淤血，通常是血液循环不畅的表现。

（4）耳朵的背面如果出现明显的细小血管，同时经常有耳朵发亮的感觉，通常为麻疹的先兆。

（5）耳朵发白，通常是身染风寒的表象。如果耳色淡白，没有血色，说明气血亏虚，应适当进补；如果耳朵薄而白，则是严重肾气衰败的表现，同时伴有毛发枯萎、齿落腰痛、身体乏力等症状,通常属于重疾的信号,应当提高警惕。

（6）耳朵发青,表明内有虚寒,如果整个耳朵发青,并感觉寒冷或是疼痛,通常是惊厥（抽风）所引起。

（7）耳朵发黑,属于肾气亏损,也就是我们常说的"肾虚",因为是肾虚,所以经常还会伴有听力下降、耳鸣、头晕等症状。而耳朵变黑的人多数还会有怕冷的表现,并出现遗精、早泄的问题。

（8）耳廓发黄,同时面部、眼睛都出现黄色,则有可能是黄疸的征兆；而如果耳廓呈赤黄色,则有可能是由于内热引起。此外,受风或体内湿热也都会产生这样的信号。

（9）如果耳廓出现白灰色、暗灰色或出现一片红晕,通常是慢性胃炎、胃及十二指肠溃疡、急性气管炎、肝胆病、慢性支气管炎以及各种关节炎甚至妇科疾病、心脏病的征兆。

◆ **观耳形态辨病**

一般来说,健康人的耳朵应该是耳廓润泽,耳轮光滑平整,耳垂丰满,表明身体健壮,肾气充足。而如果耳朵又薄又小,则是体质欠佳的表现,属于肾气不足。而耳朵一旦出现异常征象,则可能预示身体某处发生了某种疾病。有些疾病甚至事关生命,所以不可不防。

（1）耳朵发肿,中医认为是内有实邪,多属于胆经有火所致。而如果是小儿的耳朵肿大,并伴有疼痛感,应谨防腮腺炎的发生。

（2）耳朵消瘦,在中医看来是正气微虚的表现,也是肾精亏或肾阴不足的表现。

（3）耳轮皮肤粗糙,摸上去好像摸在鱼背上一样,这种情况通常为长久生病的人体内淤血不散,或是慢性阑尾炎的征兆。

（4）耳廓摸上去干燥异常,毫无柔润的感觉,通常是阴精亏虚的反映。如果同时伴有尿频等情况,则应该警惕糖尿病的发生。

（5）耳根前后缝隙间皮肤脱落露出红肉,或者是裂口,甚至糜烂流黄水,这种情况在医学上被称为"旋耳疮"。通常是由于胆、脾湿热所导致。如果患者为小儿，也应将小儿蛔虫病的可能考虑进去。

（6）耳背部凹凸不平，并有皱褶，看上去好似用指甲划过的痕迹。这种情况通常预示着精神发育不良。如果患者出现神志不清等症状，应警惕精神分裂的可能。

（7）如果发现在耳垂上的凹沟部分向下延伸出一条折线，这很有可能是冠心病的一种征象，应该加以防范。

当然，望耳只是中医"望诊"的一部分，判断机体健康状况、诊断疾病，应当结合全身的其他表现。

❀ 健康提醒

年轻人如果偶尔出现短暂的耳鸣，但很快就会恢复正常，这很可能是耳朵突然遭受噪音的刺激，或工作紧张、压力大、失眠等多种原因造成的，注意日常的生活和用耳习惯就会缓解；倘若持续1~2天出现耳鸣的情况，就一定要到医院检查。不要以为只是耳鸣并不影响听力就不当回事，因为有些高频耳聋最初只是单纯耳鸣，听力都不受影响，但时间长了会突然出现耳聋。

◎ 头发异常，脏腑出病

"肾其华在发，发又为血之所余，血盛则发润，血亏则发枯"，中医的这句话说明了头发与肾和血有着密切的联系。肾气足，血气旺则发色油光黑亮；肾气虚，血气亏则发色枯黄干燥。因此，发是气血充足的指示标。头发的生长、脱落、润泽、枯槁，都与人的肾及气血有关系。要想拥有一头美丽秀发，肾精和气血是两大不可或缺的要素。常见的异常发色有"黄毛儿"和"少年白"。

1. 黄毛儿

中医认为枯黄发大多属于肾气不足，精血亏损。这种情况要注意检查是否患有肝胆系统疾病。除此之外，还有另外一些因素导致头发枯黄；主要有以下几类，如果我们能对症下药，就可以把失掉的黑发找回来。

（1）功能性黄发：这类主要是由于体内黑色素细胞生成障碍所致。疲劳，内分泌失调和化学物品的刺激都可阻碍黑色素的形成。

健康调理：这种情况可以通过饮食进行调节，苜蓿菜对此类黄发有很好的疗效。苜蓿中的特殊成分能复制黑色素细胞，可再生黑色素。此外，黑芝麻能生成黑色素原，多食有助于去黄变黑。

（2）营养不良性黄发：主要是因为饮食结构不合理，饮食中缺乏必要的营养素。蛋白质和热量摄入不足会使头发变得干枯。缺乏脂肪，毛发毛囊分泌的油脂过少，将使头发枯黄没有光泽。铜的缺乏会导致头发颜色的改变或变淡。铁在保证运送到头发的血液的含氧量上起重要作用。

健康调理：这类情况就应该注意均衡饮食，保证营养素的全面。鸡蛋、花生、大豆、黑芝麻、核桃中含有构成头发主要成分的胱氨酸及半胱氨酸，是养发护发的最佳食品。

（3）辐射性黄发：长期受射线辐射是这类黄发的成因。

健康调理：那些经常从事电脑、雷达以及X光等工作的人应注意补充富含维生素A的食物，如猪肝、蛋黄、奶类、胡萝卜等，还可以多吃能抗辐射的食品，如紫菜、高蛋白食品。

2. 少年白

少年白不仅给孩子带来了苦恼，这也是一种病理现象。毛发的颜色取决于毛皮质中色素颗粒的数目、大小和分布，以及色素性质和各种光学效应。老年时头发变灰或变白是一种生理现象，与毛球中酪氨酸酶活性逐渐丧失有关。青壮年甚至少年长白发俗称"少年白"，除遗传因素外，多忧虑、精神紧张也可使黑素细胞形成黑色素的功能减弱，黑色素形成减少，酪氨酸酶的活动减低，头发由黑变白。中医认为白发与肾虚和脾弱有关。

健康调理：饮食中多补充铜、铁等微量元素，多吃一些有助于黑色素形成的食物,如鸡肉、瘦牛肉、瘦猪肉、兔肉、鱼及硬果类食物中含有丰富的酪氨酸,它是黑色素形成的基础。还要注意 B 族维生素的摄入。研究发现,缺乏维生素 B_1、维生素 B_2、维生素 B_6 也是造成少白头的一个重要原因。除饮食调节外,减轻压力和心理负担也是很有必要的。

❋ 健康提醒

中医学认为,"察其毛色枯润,可以现脏腑之病"。通过头发的变化的确可以了解机体的生理状况,探视体内存在的疾病及其发展变化。但这主要适用于青少年和中年人,因为这两类人本来就气血旺盛,更容易从头发表现出异常。

◎ 肤色变异常,身体在生病

皮肤是人体最大的器官,是内部脏腑的第一重保护,起着抵御细菌、调节体温的作用。同时,皮肤是反映机体健康状况的镜子。肌肤的颜色和光泽能反映肌肤的营养情况,也能反映内在脏腑的健康状况,可以说是我们身体的"警报器"。

1. 暗黄色警报——脾胃不和积毒素

皮肤暗黄是由于多种原因引起的。生活习惯、外界环境以及器质性问题都可以引起皮肤暗黄。

空气中的污染物附着到面部,不及时清洁,会阻碍皮肤的代谢,长期以往,皮肤表面的秽物与代谢产物就会慢慢渗透到皮肤内部,使皮肤变得粗糙暗黄,失去光泽与弹性。一些低劣的化妆品也是损害皮肤的刽子手。劣质的化妆品中含有过量的铅、汞等有害化学物质,长期使用,也可令皮肤变暗。

长期缺乏运动,身体及肌肤的循环代谢减慢,导致体内囤积过多的废物废气,肌肤自然会变得暗黄,缺乏生气。如果经常承受很大的工作及生活压力,每天都感觉劳累、疲倦可又休息不好,特别是内分泌失衡、情绪多变、爱发脾气,均可使体内毒素淤积,面色暗沉。

从中医角度来说,肌肤出现暗黄、发灰的颜色,也反映了体内脾胃不和。脾胃起运化作用,一旦运化不调,血液循环受阻,代谢减缓,体内的毒素淤积不得外泄,就会造成面色暗黄无光。

健康调理:先从调节脾胃开始。每天要尽可能地多喝水,清洁肠胃。在饮食上一定要减少吃油腻和甜食的次数和量,可以适当地吃一些瘦肉、坚果和豆类食品。把当归、大枣放在汤里,调节脾胃的效果不错。减少使用化妆品,不得已必须化妆的时候,回到家一定要彻底卸妆,切不可带妆睡觉。当然,还要记得多做有氧运动,如跳操、快步走、慢跑等,既可以缓解压力,调节情绪,还能帮助消化,改变肌肤暗黄的颜色。

2. 灰黑色警报——肾虚老化易长斑

除了紫外线照射导致黑色素增多,皮肤变黑外,皮肤变黑的一个很重要的原因是肾功能不足。为什么肾虚会导致面色发黑呢? 中医认为肾主黑,肾气不足,气化功能下降,会直接影响脾胃的运化。

健康调理:改善"包公脸"要从肾上入手。强化肾功能,提升肾气是关键。肾虚有与生俱来的肾能力不足,也有后天饮食和生活习惯造成的肾亏。肾不足就要补,补足肾亏,饮食上要多吃黑色或触感滑溜的食物。养成良好的生活习惯,节制房事。注意防寒,冷是肾的大敌,天气变凉后要注意保暖。

3. 红色警报——热盛体质易过敏

面色红润当然是好事,可如果红得不正常,还伴有灼热和肿胀症状,那就是皮肤向我们拉响红色预警了。

皮肤发红,除了饮酒、运动等生理情况外,病理情况下主要是由于先天性的热性体质和外界环境诱发所致。热性体质的人俗称"火体子",通常有口干、面赤、唇红、舌红、经常出汗、容易紧张、经常性便秘等症状。这样的人应注意炎症和热症疾病。

除了天生是热性体质外,肌肤发红最普遍的原因是肌肤在营养不足、抵抗力下降的情况下,由外界环境诱发引起过敏反应。经常熬夜、睡眠质量差、饮食不当等都可破坏肠胃的消化功能,损害肌肤健康。生活压力过大,情绪不稳定也是导致皮肤发红的因素。一些过敏体质的人,遇到花粉、柳絮、灰尘等都会造成敏感性肌肤发红、脱皮、发痒。

健康调理:热性体质的人要多进食凉性食物,尽量多吃新鲜水果,保持饮食清淡,忌辛辣和油腻。多喝水,稀释血液的浓度,保证血液循环畅通。生活规律化,合理作息。保持积极乐观的心情,心情亮起来,肤色才能好起来!

✿ 健康提醒

众所周知,皮肤是人体的第一道防线,鲜为人知的是:皮肤也受情绪影响。由于在胚胎发育上,皮肤与神经系统"同宗",所以心理因素可波及皮肤。人在高兴时可以"喜形于色";恐惧时可以"面如土色";焦虑时可以"愁眉苦脸";羞愧时可以"面红耳赤";盛怒时可以"怒发冲冠",这些都是心理状态在皮肤上的表现。紧张、焦虑等情绪可引起机体应激反应,甚至发生内分泌功能失调,促进血管壁或组织细胞释放缓激肽、组胺等介质,后者作用于靶组织会引起一系列反应。如皮肤血管收缩、扩张,汗腺、皮脂腺分泌,立毛肌收缩,甚至刺激角质形成和细胞增殖等,诱发或加重原有皮肤病。因此,保养皮肤最重要的一条就是保持健康积极的心态。

◎ 健康掌握在你的"手"中

在现实生活中,双手不仅能够创造财富,创造价值,还能将体内的疾病完全显现出来。

祖国医学在古代就认识到人体经络的存在,并创立了经络学说。手也是经络汇集的地方,与人体其他部位一样,贮藏着整个人体的大部分信息。除了我国,在古罗马、印度等国家的古代医学都有着观手察病的历史。直至今日,对手部颜色、形态以及纹理的观察，仍然是中医学了解患者身体状况的重要依据。

1. 观手掌色泽

黄种人健康掌色以红黄为主色调，以下为异常：青色，提示瘀血性疾病；双掌红色，多有热证，大小鱼际红色加深，是高血压或肝硬化的征象，若短期内红色加重，常是脑出血的危险信号；白色，常表示气血不足；红白点布满整个掌面，提示消化功能障碍或内分泌失调；有黑褐色者，可能是恶性病的征兆；手掌的皮下组织瘀血发绀，呈青紫色，常见于严重的感染性休克等疾病。

2. 观五指长度

拇指应至食指第三节的一半，不及，提示其人易动肝火；食指以达中指第一指节一半为度，短小者往往脾胃不佳；中指低于无名指和食指之人易患心脏疾患，而过长则常见于腰痛；无名指短于食指可能心脑功能不佳；小指长度以达到无名指第二指节横纹为标准，不及，提示生殖功能较差，倘小指的起始位置较低，而总长标准，仍属正常。

3. 观手形变化

正常人的手指转动灵活，伸屈自如，五指搭配协调。一旦手指变形或笨拙，健康状况多存在隐患：指尖比指节更粗大，如同敲鼓槌子，多见于先天性心脏病、慢性肺脓肿、肺结核、肺癌、肺心病等；手指关节肿胀，两头小中间粗，且疼痛，活动时疼痛加重，常见于类风湿性关节炎；闭目直立，双手平伸，手指张开后出现颤抖，多是甲状腺机能亢进；手指端掌面皮肤皱褶、干瘪，好似手在水中长期浸泡过，常见于急性胃肠道疾病，剧烈、频繁的腹泻、呕吐等症；手掌部皮肤起水泡、脱皮，伴奇痒，多为手部真菌感染，即手癣，俗称鹅掌风；手背皮肤干皱，各指关节发僵不灵活，一年四季都感冰冷，这是手足冰冷症。

4. 观指甲形色

色青，代表心脏功能差，缺氧、淤血；色过红，提示热证；黄甲多预示消化系统疾病；甲色白常提示营养不良，若甲面生白斑，提示肠道寄生虫病；黑甲表示较严重的心血瘀阻，若拇指甲面上出现一条不凸纵行黑纹，常有血脂升高，是动脉硬化的先兆；灰甲多见于营养不良、类风湿性关节炎、偏瘫或黏液水肿等；指甲呈棕褐色或黑色多见于肾上腺皮质功能减退症、黑色素斑、胃肠息肉综合征，或服用环磷酰胺等抗肿瘤药物所致。

既然身体的健康在手上反映，手的健康也就不容忽视了。其实，对于手的保健，是比较简单的，关键就是看能不能坚持。下面给大家提供一些简单的小练习，对增加手指灵活度、指关节柔韧性都很有好处，大家可以根据自己的具体情况自由选择：

（1）甩手：在胸前激烈地甩动手腕约 10 秒钟。可以促进手部血液循环。

（2）抛球：将双手握拳在胸前，设想手中有一小球。用力紧握，默数 5 声，张开十指尽力抛开。可以强健手掌和手腕，使手指灵活。

（3）弹指：双手十指模拟弹钢琴，从大拇指开始一个个弹向掌心。重复 20 次。可以锻炼手部的控制能力和活动能力。

（4）压指：将十根手指分开，指腹相对，用力对压，直到指关节酸胀痛为止，重复 10 次。可以锻炼指关节的韧性和灵活性。

（5）推掌：双手在胸前合掌，左手腕用力推向右边，保持手掌对合，然后转向左边。可以强健手腕，增强手腕或手掌的灵活度。

（6）揉指：用拇指与食指夹揉按摩手指，从指根到指尖。可以促进手指血液循环。

（7）拉指：右手握住左手拇指转一转，再用力向外拉直，依次拉每一根手指，换另一只手重复同样的动作。可以帮助手指血液循环畅通，强健韧带。

（8）对指：依次将双手的手指进行左右对指运动。可以锻炼手指的灵活度和大脑反应、协调能力。

（9）放松：悬垂手臂，随意晃动，再用力摇摆，直到手部彻底轻松为止。

❋ 健康提醒

最简单方便的莫过于击掌保健。击掌可以全方位刺激手上穴位，对慢性病的辅助治疗效果不错。击掌也有讲究：肩、肘、腕、指四个关节放松后，多方位拍打手掌，并辅以向前走或向后走。每天击掌最好半小时以上。

第三章

膳食合理疾病少：中医教你健康饮食

中医自古便有"药食同源"之说，认为食物本身就是药物，既能养身治病，亦会伤身致病。因此，必须做到科学合理地饮食。求医不如求己，药疗不如食补。《黄帝内经》中明确指出："五谷为养，五果为助，五畜为益，五菜为充，气味合而服之，以补益精气。"通过合理而适度地补充营养，以及有针对性的饮食调配，可以补精益气，并纠正脏腑阴阳的偏颇，最终达到增进机体健康、抗衰延寿的目的。

◎ "性""味"助免疫，吃好不得病

中药有四性五味之说，中医认为食物同中药一样，不同的食物具有不同的性味。食物的性味指的就是食物的"寒、热、温、凉"四性和"酸、苦、甘、辛、咸"五味。"四性五味"，对免疫系统起着不可估量的价值。

1. "四性"食物养阴敛阳

（1）寒凉性的食物：大多具有清热、泻火、消炎、解毒等作用，适用于夏季发热、汗多口渴或平时体质偏热的人，以及急性热病、发炎、热毒疮疡等。例如，西瓜能清热祛暑，除烦解渴；绿豆能清热解毒，患疮疡热毒者宜多选用之；其他如梨、甘蔗、莲藕等，都有清热、生津、解渴的作用。

（2）温热性的食物：大多具有温振阳气、驱散寒邪、止痛活血等作用，适用于秋冬寒凉季节肢凉、怕冷，或体质偏寒的人，以及脘腹冷痛等病症。例如，生姜、葱白二味煎汤服之，能发散风寒，可治疗风寒感冒；大蒜有强烈的杀菌作

用,对肺结核、肠结核、急慢性肠炎、痢疾等都有很好的补养作用;韭菜炒猪肾能治肾虚腰疼;当归生姜羊肉汤能补血调经。

(3)平性的食物:大多能健脾和胃,有调补作用,常用于脾胃不和、体力衰弱者。例如,黄豆、花生仁均饱含油脂,煮食能润肠通便,为慢性便秘者的最佳食补方法。

上述平性的食物,无偏盛之弊,应用很少禁忌。但寒凉与温热两种性质的食物,因其作用恰好相反,正常人亦不宜过多偏食。如舌红、口干的阴虚内热之人,忌温热性的食物;舌淡苔白、肢凉怕冷的阳气虚而偏寒的人,就应忌寒凉性的食物。讲究饮食必须这样考虑,如有违反,益增其偏,反而加重病情,危害匪浅。

食物的温热寒凉属性也要因人、因时、因地而异,灵活运用,才能维持人体内部的阴阳平衡,维持生命的健康运转。因人而异来食补尤为重要,不同工作性质的人群的食补方式也不一样。如,建筑工人等户外工作者因为经常晒太阳,体内容易有热气,需要多进食寒凉食物以滋阴降火;而办公室一族因为有空调等设备调节室内温度,温度适宜,极少出汗,食用寒凉食物就可能伤身。

2.五味有五效,吃好很重要

(1)酸味的食物:具有收敛、固涩、安蛔等作用。例如,碧桃干(桃或山桃未成熟的果实)能收敛止汗,可以治疗自汗、盗汗;石榴皮能涩肠止泻,可以治疗慢性泄泻;酸醋、乌梅有安蛔之功,可治疗胆管蛔虫症等。

(2)苦味的食物:具有清热、泻火等作用。例如,莲子心能清心泻火、安神,可治心火旺的失眠、烦躁之症;茶叶味苦,能清心提神、消食止泻、解渴、利尿、轻身明目,为饮料中之佳品。

(3)甘味的食物:具有调养滋补、缓解痉挛等作用。例如,大枣能补血、养心神,配合甘草、小麦为甘麦大枣汤,可治疗悲伤欲哭之脏躁症;蜂蜜、红糖均为滋补之品,前者尤擅润肺、润肠,后者尤健脾胃、解痉挛,宜分别选用。

(4)辛味的食物:具有发散风寒、行气止痛等作用。例如,葱姜善散风寒、治感冒;芫荽能透发麻疹;胡椒能祛寒止痛;茴香能理气,治疝痛;橘皮能化痰、和胃等。

（5）咸味的食物：具有软坚散结、滋阴潜降等作用。例如，海蜇能软坚化痰；海带、海藻能消瘿散结，对治疗甲状腺肿大有良好功效。早晨喝一碗淡盐汤，对治疗习惯性便秘有润降之功。

其实，辛酸味也好，苦甘咸味也罢，只有适度食用才能滋养身体。五味过甚，会滋生火气，"火"起来了自然要"水"来灭，也就是用人体内的津液去火，津液少了阴必亏，疾病便上门了。因此，吃任何东西都要有节制，不要因为个人喜好而多吃或不吃，要每种食物都吃一点，这样才能保证生命活动所需。

✿ 健康提醒

每种食物都有不同的"性味"，应把"性"和"味"结合起来，才能准确分析食物的功效。如有些食物，同为甘味，有甘寒、甘凉、甘温之分。因此不能将食物的性与味孤立起来，否则食之不当。

中医学认为，辛入肺，甘入脾，酸入肝，苦入心，咸入肾。肝病忌辛味，肺病忌苦味，心病忌咸味，脾病忌酸味，肾病忌甘味，因此我们只有对"五味"有了全面的认识，才能使煲出的美味汤粥，配比更合理，更科学，才能取得药食兼用的功效。

◎ 食物无好坏，关键看搭配

古人早就说过："五谷为养，五畜为益，五菜为充，五果为助。"各类食品在膳食当中都有一席之地。营养学家也告诫我们，世界上没有一无是处的食物，也没有十全十美的食物。饮食的妙处，全在于合理搭配，取长补短。

1. 荤素要平衡

俗话说：荤素搭配，长命百岁；偏食偏爱，不病才怪。在现代生活中有许多人对食素颇有好感，认为食素能使人健康长寿。但是，科学的膳食养生取决于荤素平衡。

荤食主要指动物性食品如畜肉、水产品等,素食主要是指植物性食品如粗粮、蔬菜等。多吃肥厚油腻的荤食,可引起胆固醇含量过高,从而导致血管壁弹性下降、管腔狭窄、动脉硬化和心肌梗死等心脑血管病症,还易导致肠癌的发生。多吃荤食固然不好,但也不能不吃荤而全部吃素,因为荤食中富含人体必不可少的蛋白质和脂肪。而果蔬等素食含有较多的维生素和纤维素,属于低热量的食物,生物活性极高,是延年益寿的良好食物。

在日常进餐中,荤素搭配,且素食的分量最好是荤食的1~2倍,这样可使人体均衡地获得丰富的蛋白质、脂肪、维生素和无机盐等各种营养物质,是最符合营养需求的。

2. 干稀搭配

不同的气候决定不同的饮食习惯,我国南北饮食就有很大的不同:南方多水,喜欢清汤或稀粥;北方多旱,喜欢馍馍和面食。传统饮食中不少人都没注意这个干稀搭配的问题。其实在我们日常生活中都有过这样的经历:单吃过干的食物如米、馍,总觉得干巴巴的,不易下咽,而单喝稀汤或稀粥,肚子又很容易饥饿,这都不符合营养的要求。干稀搭配既能增加饱腹感,又可使蛋白质等营养素得到互补。尤其是在中老年人的饮食中,干稀搭配尤为关键。

食物的种类多种多样,所含的营养成分各不相同,只有将各种食物合理搭配,才能使人体得到各种不同的营养,才能广摄精微,满足生命活动的需要。

◎ 新潮"四吃"益健康

民以食为天。在科学发展的今天,饮食作为一种科学越来越受到重视。人们的饮食观念正不断发生改变,吃野、吃杂、吃素、吃粗正成为一种饮食新时尚。

1. 吃"野"祛病健身

目前，一些营养学家提出饮食回归自然之说，就是提倡人们选择新鲜、无污染的野菜、野果、野味食用，由于可食野菜生长在空气清新的森林、草地、山坡等自然环境中，大都没有受到农药、化肥、污水、废气等有害物质污染。因此，品质纯正、味道鲜美，不仅对人体无毒副作用，而且营养丰富为一般蔬菜所不及，如荠菜、马头兰等野菜格外鲜香清雅，可在丰盛的宴席上与山珍海味媲美。野果中的沙棘、野蔷薇的维生素 C 的含量，分别是苹果的 700 倍和 60 倍，金樱子、桑椹、酸枣、银杏等野果，均有很好的食疗作用。

2. 吃"杂"营养平衡

在饮食上，不管自己是否喜欢，各种各类食物都适当吃一些。只有如此，才不致于偏食，才能真正做到科学合理的多品种配餐，使各种营养物质达到平衡协调。根据中医学理论，五味（酸、甜、甘、咸、辛）的偏嗜，会破坏人体的协调统一，导致疾病。什么都吃，也就是吃杂，对身体健康是有益的。

3. 吃"素"延年益寿

植物性食品如蔬菜、水果、谷物、豆类等，根据最新科学研究证明，含有丰富的维生素、矿物质、微量元素、膳食纤维和氨基酸、不饱和脂肪酸等，经常吃这些植物性食品，可以减少心血管疾病发病率，防止大肠癌及其病变等作用。科学家认为，目前人类食物日趋精细，使心脑血管疾病、恶性肿瘤的发病率大幅度提高，究其原因，主要与人们经常过量食用动物肉类，特别是那些"三高食品"有关，因此，经常适当食素有益于健康长寿。

4. 吃"粗"长寿少病

吃粗就是经常吃一些未经过精细加工制成的各种天然食品，如粗米、粗盐、红薯、蜂蜜和各种蔬菜、水果等。因为这些粗食物尚未经过精细加工，其所含的各种营养物质比经过精细加工的食物高很多，对身体有利。而吃得过细、过精，反而会使人体摄入的营养成分失调，可导致疾病。可见，人吃食物一定要粗细搭配，不能因细粮好吃而忘了吃粗粮。

❀ 健康提醒

春天里吃野菜

【败火】炝拌面条菜

面条菜叶片细长，因形似面条而得名。微苦，具有润肺、止咳、清热等功效。将其裹面清蒸或油炸，炝拌也可，还有做馅包饺子的。

原料：面条菜、木耳、薄豆腐皮、虾仁、葱、蒜、小米椒、糖、料酒、盐、生抽、花椒、油。制作方法：将泡发好的木耳和薄豆腐皮切丝，用开水汆烫后备用。无须换水，加适量盐，烫面条菜。加盐的目的是为了保持面条菜鲜绿的颜色。烫完面条菜后过凉水，可去苦味儿，增加脆感。虾仁提前用料酒和盐入味，开水汆熟。将上述主料码放入深盘，加葱、蒜、小米椒、盐、糖、生抽，浇花椒热油拌匀即可。口感爽脆，营养丰富。

【醒脑】薄荷炒牛肉

薄荷以嫩茎叶供食用，其香味浓郁提神。可鲜食，也可晒干或阴干备用。用于做菜更是别有一番风味。市场上薄荷多为盆栽，极易繁殖，可水培，可土栽。春天里的薄荷长势最好，一周就会长好多。这道薄荷炒牛肉口味独特，为去春燥、补营养之佳品。

原料：薄荷叶、牛肉、米椒、蒜、盐、糖、料酒、生抽、老抽、淀粉、油、花椒。制作方法：选用鲜嫩易熟的牛肉，切薄片，加盐、糖、料酒、生抽、老抽适量拌匀，再放少量干淀粉拌匀。腌制时间半小时到 1 小时为宜。锅内入油，加花椒，小火烧热，将腌好的牛肉片进锅滑油。滑油后放入蒜、米椒碎，翻炒，至牛肉变色，再加入沥干水的薄荷叶，快速翻炒即可出锅。此菜，牛肉嫩、薄荷爽，十分下饭。

【养生】蚂蚱菜蛋羹

蚂蚱菜学名马齿苋，全草可供药用，有清热利湿、解毒消肿、止渴利尿作用。蚂蚱菜既可以鲜食也可腌制、炒食、做汤、做馅或凉拌。

原料：蚂蚱菜适量、秋葵 1 个、鸡蛋两个。制作方法：秋葵洗净切薄片，蚂蚂蚱菜洗净备用。将鸡蛋打入碗中加温水，朝一个方向打散，打久一点，越均匀越细腻，之后用筛网过滤其中的气泡。蒸锅内加水烧开，将装有蛋液的碗包上保鲜膜，上锅用中小火蒸3分钟。再加入蚂蚱菜、秋葵，蒸3分钟即可出锅。这道菜品，口感滑嫩，可根据自己喜好加调料调味，老少咸宜，是一道养生保健的菜品。

【减肥】榆钱木耳粥

榆钱的吃法多种多样，可生吃，味道鲜嫩脆甜。可裹面蒸熟，蘸调料。亦可做馅，包水饺、蒸包子、卷煎饼，味道清鲜爽口。榆钱润肺，助消化，和木耳功效旗鼓相当。

原料：榆钱60克、木耳50克、大米100克、鸭蛋黄1个、花生油1勺、胡椒粉、香油。制作方法：将榆钱放在清水中浸泡20分钟，洗净备用。将咸鸭蛋黄取出放在保鲜袋里压碎备用。锅热后加入1勺花生油，油热后倒入压碎的咸鸭蛋黄，用中火将蛋黄炒散。加入3碗热水，放入淘好的大米，待米粥开锅后放入发好的木耳，转小火熬制。粥稠后加入榆钱再熬两分钟即可出锅。可根据自己的喜好加入胡椒粉、香油等调味。

◎ 饭前喝肉汤，胜过良药方

中医认为，脏腑养生以脾胃为本，要想提高人的抗病能力就要提升胃气。而提升胃气的最好方法是喝肉汤。但是什么时候喝汤比较好呢？很多人习惯饭后喝一碗鲜汤，其实这样容易冲淡胃液，影响食物的吸收和消化。所以喝汤最好在饭前进行。

有人说"饭前先喝汤，胜过良药方"，这话是有科学道理的。这是因为，从口腔、咽喉、食道到胃，犹如一条通道，是食物必经之路。吃饭前，先喝几口汤，等于给这段消化道加点"润滑剂"，使食物能顺利下咽，防止干硬食物刺激消化道黏膜，胃肠的消化负担也减轻很多。当然，肉中的营养没有完全溶进汤里，这需要我们在喝汤时也连肉一块吃进去。总之,汤是要喝的,肉也是要吃的。

肉汤可以是鸡汤、牛肉汤、牛筋汤、排骨汤、猪蹄汤、羊蹄汤、鱼汤、肉皮汤等。不同的汤可以起到不同的抗病防疾效果。

鸡汤抗感冒:鸡汤,特别是母鸡汤中的特殊养分,可加快咽喉部及支气管膜的血液循环,增强黏液分泌,及时清除呼吸道病毒,缓解咳嗽、咽干、喉痛等症状。煲制鸡汤时,可以放一些海带、香菇等。

排骨汤抗衰老:排骨汤中的特殊养分以及胶原蛋白可促进微循环,50~59岁这10年是人体循环由盛到衰的转折期,骨骼老化速度快,多喝骨头汤对人体非常有益。

鱼汤防哮喘:鱼汤中含有一种特殊的脂肪酸,它具有抗炎作用,可以治疗呼吸道炎症,预防哮喘发作,对儿童哮喘病的防治有益。

要先喝汤后吃饭。但需要注意的一点是,饭前喝汤并不是说喝得多就好。一般中晚餐前以半碗汤为宜,而早餐前可适当多些,因经过一夜睡眠后,人体水分损失较多。进汤时间以饭前20分钟左右为好,吃饭时也可缓慢少量进汤。总之,进汤以胃部舒适为度,饭前饭后切忌"狂饮"。

最后,我们还要知道怎么熬肉汤最科学合理。

1. 熬汤用陈年瓦罐效果最佳

熬汤时,瓦罐能均衡而持久地把外界热能传递给里面的原料,而相对平衡的环境温度,又有利于水分子与食物的相互渗透,这种相互渗透的时间维持得越长,鲜香成分溢出得越多,熬出的汤的滋味就越鲜醇,原料的质地就越酥烂。

2. 火候要适当

熬汤的要诀是:凉水下锅,旺火烧沸,小火慢煨。这样才能把原料内的蛋白质浸出物等鲜香物质尽可能地溶解出来,使熬出的汤更加鲜醇味美。只有文火才能使营养物质溶出得更多,而且汤色清澈,味道浓醇。

3. 配水要合理

水温的变化,用量的多少,对汤的营养和风味有着直接的影响。用水量一般是熬汤的主要食品重量的 3 倍,而且要使食品与冷水共同受热。熬汤不宜用热水,如果一开始就往锅里倒热水或者开水,肉的表面突然受到高温,外层蛋白质就会马上凝固,使里层蛋白质不能充分溶解到汤里。此外,如果熬汤的中途往锅里加凉水,蛋白质也不能充分溶解到汤里,汤的味道就不够鲜美,而且汤色也不够清澈。

4. 熬汤时不宜先放盐

因为盐具有渗透作用,会使原料中的水分排出,蛋白质过早凝固,使营养成分损失,而且鲜味也不足。

5. 熬制时间不要过长

长时间加热会破坏煲类菜肴中的维生素。加热 1~1.5 小时,即可获得比较理想的营养峰值。

高血脂、痛风患者少喝肉汤为宜肉汤中嘌呤的含量却远大于肉类里的嘌呤含量。肉中含有大量脂肪,在炖制肉汤的过程中脂肪会溶解于汤中,多喝汤容易增加血脂,对心脑血管健康不利。

✱ 健康提醒

炖一碗鸡汤　美味又防寒

鸡肉具有温中益气、补精填髓、益五脏、补虚损的功效。鸡汤怎么做才好吃?

炖鸡汤最好整鸡下锅,先飞水煮一下,能够去掉鸡的生腥味道。这也是一次彻底清洁的过程,还能使成汤清亮不混浊,鲜香无异味。当然,飞水也是有学问的。若冷水放肉,肉由水冷到开,经历了一个煮熟的过程,营养流失严重。最宜温水下锅,敞开盖煮 7~8 分钟即可。炖鸡汤时则宜冷水下锅,让原料由水温的慢慢升高而充分释放营养与香味。炖鸡汤应先用大火约 10 分钟烧开再转文火,开的程度应掌握在似开非开。因为砂锅有很好的保温功能,若等沸腾时再调小火,它的后继沸腾过程对汤品的"鲜"是一个损失。而且这 10 分钟里千万不要揭盖，"跑气"了的汤就没了原汁原味。

对于炖汤来说，放盐的时间在某种意义上能主宰汤的口味。那么盐该何时放好呢？盐和别的调味品一定要在汤已炖好时放。放盐后转大火2分钟再停火，中途不揭盖，不光味道全进去了，而且汤味更浓。气血虚，平时手足冰冷的人可以加绍兴黄酒、党参、当归，有很好的补益作用。

◎ 多食一点醋，不用上药铺

据说，醋是杜康发明的，连"醋"字也是杜康杜撰的。杜康发明酒后，最初把酒糟全部扔掉了。后来，他觉得这样太可惜，于是他把酒糟积攒起来，掺水泡在缸里，过了21天，变成了香味浓郁的醋。望着这一缸浆水，杜康突发奇想，它是在21日的酉时发明的，把"酉"和"二十一日"合起来，即"醋"字。

食醋古代又称为醯、酢、苦酒等，因其在烹调中位居"五味之首"，酷爱食醋的古人给它起了一个拟人的称号——"食总管"。食用醋对健康有意想不到的作用，《本草纲目》中就提到，"醋可消肿痛，散水气，理诸药"，而"多食一点醋，不用上药铺"这个谚语也告诉了我们这一点。

那么醋都有哪些功效呢？

1.醋的抗菌、杀菌功效

食醋具有很强的杀菌能力，可以杀伤肠道中的葡萄球菌、大肠杆菌，防止痢疾病的发生。生活中，食醋对芽胞杆菌属菌、微球菌属菌（是最为常见，分布也十分广泛的食物腐败菌）、荧光假单胞菌和亨氏片球菌（乳品、鱼贝等多种食品的低温腐败菌）、金黄色葡萄球菌（细菌性食物中毒最主要的病菌之一）、鼠伤寒沙门菌和病原性大肠菌（重要的肠道传染病菌）等都有抑制其繁殖的作用。俗话说"病从口入"，很多传染病菌都是通过口腔进入人体的，而食醋却不愧是把好这第一道关口的忠诚卫士。

2. 醋可以消除疲劳

乳酸是造成人体疲劳的物质之一，人体内乳酸含量一增加，就会带来各种危害，其显著的特征就是造成人体疲惫不堪。而醋作为有机酸，可以阻止乳酸的生成，并能有效分解已生成的乳酸，这也就是说，醋不仅可以使人减轻疲劳，还可以加速疲劳的消除。

3. 醋可以帮助消化

醋自古以来就被认为具有增强食欲、促进消化的作用。这在我国历代医学文献中多有记载，如唐代陈藏器著《本草拾遗》，清代王士雄著《随息居饮食谱》等，都称醋能"开胃、消食"，而我国民间亦有用"醋茶"治消化不良的经验。所以，当你感到胃口不太好，没有食欲的时候，可以采用的一种有效方法，就是多吃一些用醋来调味的膳食。

4. 醋可以降血压

根据世界卫生组织预测，到2025年，全球将有15亿人口有血压高的问题，但是血压偏高光吃药也不是办法，或许您可以试试古老的"红衣醋花生"。取红衣的花生仁浸在陈醋中，密封一周以上（密封是为了不让花生仁发霉）即成。每天晚上睡前食用3~5颗花生，连续服食7天为一个疗程，对血压有很好的调节作用。

5. 醋可以防治便秘

醋也是治疗便秘的一种有效的食疗方法，一般而言，治疗便秘以陈醋为佳。现代医学研究表明，陈醋含有多种氨基酸和多种对消化功能有帮助的酶类及不饱和脂肪酸，它能促进肠道蠕动，调节血脂，中和毒素，维持肠道内环境的菌群平衡，治疗习惯性便秘，且没有毒副作用。除了早晨空腹服醋以外，便秘者也可在每餐汤菜中放少许陈醋，不仅能使汤菜味道更鲜美，而且能治疗便秘。

✿ 健康提醒

醋腌腊八蒜制作技巧

1. 腌腊八蒜一定要用紫皮蒜,白皮的蒜是不容易变绿的。

2. 容器一定要无油无水,不要用塑料的容器腌。

3. 剥蒜的时候要注意,一定不要把蒜瓣的表面剥坏了,那样很容易变质。

4. 腌腊八蒜宜用米醋,味道会比较好。

5. 加入一点点冰糖,腊八蒜的颜色就会更加绿,吃起来更加脆,酸甜的口感更好。

◎ 宁可食无肉,不可食无豆

我国民间养生是很注重吃豆的,还有人把豆类与豆制品称为"人类的健康之友",这是有道理的。现代营养学也证明,每天坚持食用豆类食品,有助于减少体脂,增加免疫力,降低患病的几率。

1. 绿豆:清热解毒

绿豆性味甘凉,有清热解毒之功。夏天高温,人出汗多,水分损失很大,体内的电解质平衡遭到破坏,用绿豆煮汤来补充是非常理想的方法,能够清暑益气、止渴利尿,不仅能补充水分,而且还能及时补充无机盐,对维持水液电解质平衡有着重要意义。绿豆还有解毒作用,经常在空气不佳环境下工作或接触有毒物质的人,应经常食用绿豆来解毒保健。

2. 豇豆:健脾和胃

豇豆也就是我们所说的长豆角。它除了有健脾和胃的作用外,最重要的是能够补肾。李时珍曾称赞它能够"理中益气,补肾健胃,和五脏,调营卫,生精髓"。所谓"营卫",就是中医所说的营卫二气,调整好了,可充分保证人的睡眠质量。此外,多吃豇豆还能治疗呕吐、打嗝等不适。小孩食积、气胀的时候,用生豇豆适量,细嚼后咽下,可以起到一定的缓解作用。

3. 毛豆：降血脂

毛豆是未成熟的黄豆，而且是老少皆宜的"零嘴"。毛豆含有的植物性蛋白质量多质高，足以与动物蛋白质媲美。毛豆中的皂素能排除血管壁上的脂肪，并能减少血液里胆固醇的含量。所以，常吃毛豆可使血脂降低，有利于健康。

4. 黑豆：补肾强身

中医认为，黑豆为肾之谷，入肾，具有健脾利水，消肿下气；滋肾阴，润肺燥，制风热而活血解毒；止盗汗，乌发养发以及延年益寿的功能。现代药理研究证实，黑豆除含有丰富的蛋白质、卵磷脂及维生素外，还含有黑色素及烟酸。正因为如此，黑豆一直被人们视为药食两用的佳品。

5. 蚕豆：健脾利湿

蚕豆，又叫胡豆，蚕豆性味甘平，特别适合脾虚腹泻者食用。蚕豆还可以作为低热量食物，对需要减肥以及患高血脂、高血压和心血管系统疾病的人，是一种良好的食品。但蚕豆不可生吃，也不可多吃，以防腹胀。

6. 芸豆：利减肥

芸豆又叫菜豆，味甘平、性温，有温中下气、利肠胃、止呃逆、益肾补元气等功效。

芸豆是一种难得的高钾、高镁、低钠食品，尤其适合心脏病、动脉硬化症、高脂血症、低血钾症和忌盐患者食用。吃芸豆对皮肤、头发大有好处，可以提高肌肤的新陈代谢，促进机体排毒，具有美容养颜的作用。想减肥者多吃芸豆一定会达到轻身的目的。但必须煮熟、煮透，否则会引起中毒。

7. 豌豆：下乳

中医认为，豌豆性味甘平，有补中益气、利小便的功效，是脱肛、慢性腹泻、子宫脱垂等中气不足表现的食疗佳品。中医典籍《日用本草》中有豌豆"煮食下乳汁"的记载，因此，哺乳期女性多吃点豌豆可增加奶量。此外，豌豆含有丰富的维生素A原，食用后可在体内转化为维生素A，有润肤的作用，皮肤干燥者应该多吃。但豌豆吃多了容易腹胀，消化不良者不宜大量食用。

日常生活中,每餐吃些豆类食物,食足两周,人体便可增加膳食纤维的吸收,减少体内脂肪,增强身体免疫力,降低患病(特别是癌症)的几率。

8. 豆浆:饮用讲方法

豆浆中几乎含有大豆中的全部营养成分,是一种不比牛奶逊色的饮料。但是,豆浆不宜一次饮用过多,多则可引起腹胀和胃部不适,严重者还会出现腹泻。老人和小儿的消化能力相对较差,尤其要注意这一点。饮用豆浆最好不要加红糖,红糖容易使豆浆中的蛋白质变性沉淀,从而不易被消化吸收。此外,饮用豆浆一定要煮透。当豆浆被加热至80℃时,其中的皂素便会受热膨胀而上浮成泡沫,给人一种豆浆已经煮沸的假象。豆浆真正煮沸后至少5分钟以上才能使皂素、胰蛋白酶抑制物等有害物质完全被分解破坏掉。

9. 豆芽:食用要注意

说到豆子,还要提提大家喜欢吃的豆芽。近年发现豆芽能增强人体抗病毒、抗癌肿的能力。不过,据报道,有制售毒豆芽团伙,在生产的豆芽中添加AB粉,A粉含6-苄基腺嘌呤、B粉含赤霉素等有害物质。据称这样做可以使豆芽不生根,且变得白嫩粗壮,产量能增三成。那么,平常咱在市场上挑选豆芽时,应该注意些什么呢?

有须根的豆芽质量好一些。没有须根的豆芽有可能是用化肥或除草剂、植物激素等催发的,属于"化肥豆芽"。化肥豆芽生长快、长得好,而且须根不发。它不但没有清香脆嫩的口味,而且残存的化肥等成分在微生物的作用下,可生成亚硝酸氨,有诱发食道癌和胃癌的危险,尤其是有些除草剂含有致癌、致畸变物质。自然培育的豆芽,芽身挺直、细长,有光泽,比较白嫩,没有烂根、烂尖等现象。而用化肥或植物激素催发的豆芽,色泽灰白,芽身粗短,或无根,有的还带有刺鼻的氨水味。在选购豆芽时,先要抓一把闻闻有没有氨味,再看看有没有须根,如果发现有氨味和无须根的,就不要购买和食用。

常见的豆芽有黄豆芽、绿豆芽等,其中以黄豆芽营养价值最高。黄豆中含有不易被人体吸收又易引起腹胀的棉子糖等物质,在发芽过程中急剧下降乃至全部消失，这就避免了吃黄豆会腹胀的现象发生。黄豆在发芽过程中，由于酶的作用，更多的钙、磷、铁、锌等矿物质元素被释放出来，这又增加了黄豆中矿物质的人体利用率。

绿豆芽性凉、味甘，能清暑热、调五脏、解诸毒、利尿除湿，可用于饮酒过度、湿热郁滞、食少体倦的情况。烹食绿豆芽时最好加点醋，这样可使蛋白质尽快凝固，能保存营养，使维生素 C 不受过多破坏。

✽ 健康提醒

五豆健康粥解暑热

炎热的天气大量出汗时会导致身体水分大量流失，加速蛋白质分解，因此，夏天要适当摄入肉、蛋、奶等富含蛋白质的食物。建议可以在早餐时，喝五豆健康粥，这道美食含有很多植物纤维、蛋白质、氨基酸等营养成分。

中医认为，赤小豆具有利水除湿的作用；炒扁豆善解暑湿，能健脾化湿；绿豆解暑热，可清热解毒；黑豆祛风热，具有除热祛瘀、利水下气等作用；黄豆能滋养身体，具有祛湿、除风热等好处。

五豆健康粥做法：准备赤小豆 1 两、炒扁豆 1 两、绿豆 1 两、黑豆 1 两、黄豆 1 两、陈皮 1 片、白米适量。先把所有食材洗净，放入锅中，加适量清水，先蒸一次后，再加入适量的水蒸第二次，在蒸熟后起锅前，可以洒点盐或糖调味，然后加入白米粥即可食用。

◎ 常吃"黑五类"，肾旺人也旺

"肾气"，是指肾精所化之气，对人体的生命活动尤为重要。若肾气不足，不仅易早衰损寿，而且还会发生各种病症，对健康极为不利，主要表现为尿频、尿不尽、尿失禁、尿少、尿闭，男性易发生遗精、早泄、滑精，老年女性则会出现带下清稀量多；喘息气短、气不连续、呼多吸少，惟以呼气为快，动则喘甚，四肢发冷，甚而危及生命；耳鸣，甚至耳聋。肾气不足，五脏六腑功能减退，会出现诸如性功能减退、精神萎靡、腰膝酸痛、须发早白、齿摇脱落等衰老现象。

检测你的肾是否健康，可以通过每天自身的排尿量来判断，一般正常人每天的排尿量应该在 1500~2000 毫升，正常饮水的情况下多于 2500 毫升或少于 400 毫升则有可能是肾出现问题，应及时到医院就诊。

中医认为，吃的食物越黑越健康，对于补肾尤其重要。黑色食物一般含有丰富的微量元素和维生素，如我们平时说的"黑五类"，包括黑米、黑豆、黑芝麻、黑枣、黑荞麦，就是最典型的代表。

"黑五类"个个都是养肾的"好手"。这五种食物一起熬粥，更是难得的养肾佳品。

1. 黑米

黑米也被称为"黑珍珠"，含 18 种氨基酸及硒、铁、锌等微量元素及维生素 B_1、维生素 B_2，营养价值极高，具有滋阴补肾、健脾暖肝、明目活血的功效。长期食用黑米，可以促进睡眠，还可治疗头昏、目眩、贫血、白发、眼疾及腰腿酸软等症。现代医学认为，黑米对补血、止痛、治疗内外伤均有一定功效。产妇多吃黑米食品，身体可早日恢复；跌打、骨折者多吃黑米食品或将黑米捣烂外敷，可加快治愈，且辅助治疗风湿关节炎。

2. 黑豆

黑豆被古人誉为"肾之谷"，又名乌豆，味甘性平，入脾经、肾经。中医认为，黑豆有助于抗衰老，具有医食同疗的特殊功能。黑豆含较丰富的蛋白质、脂肪、碳水化合物以及胡萝卜素、维生素 B_1、维生素 B_2、烟酸等营养物质，所含雌激素，有益于延缓衰老，养颜美容。黑豆还能有益于治疗水肿，且活血解毒。药理研究结果显示，黑豆能养阴补气，是强壮滋补的食品。

3. 黑芝麻

黑芝麻性平味甘，有补肝肾、润五脏的作用，对因肝肾精血不足引起的眩晕、白发、脱发、腰膝酸软、肠燥便秘等有较好的食疗保健作用。它富含对人体有益的不饱和脂肪酸，其维生素 E 含量为植物食品之冠，可清除体内自由基，抗氧化效果显著，对延缓衰老、治疗消化不良和治疗白发都有一定作用。

4. 黑枣

有"营养仓库"之称的黑枣性温味甘，有补中益气、养胃补血的功能，含有蛋白质、糖类、有机酸、维生素和磷、钙、铁等营养成分。

5. 黑荞麦

可药用，具有消食、化积、止汗之功效。除富含油酸、亚油酸外，还含叶绿素、卢丁以及烟酸，有降低体内胆固醇、降血脂和血压、保护血管功能的作用。它在人体内形成血糖的峰值比较延后，适宜糖尿病人、代谢综合征病人食用。

此外，李子、乌鸡、乌梅、紫菜、板栗、海参、香菇、海带、黑葡萄等，都是营养十分丰富的食物。肾不好的人，可以每周吃一次葱烧海参，将黑木耳和香菇配合在一起炒，或炖肉时放点板栗，都是补肾的好方法。

✿ **健康提醒**

黑米的米粒外部有一坚韧的种皮包裹，不易煮烂，故黑米应先浸泡一夜再煮。黑米粥若不煮烂，不仅大多数营养成分未溶出，而且多食后易引起肠胃炎，对消化功能较弱的孩子和老弱病者更是如此。因此，消化不良的人不要吃未煮烂的黑米。病后消化能力弱的人不宜急于吃黑米，可吃些紫米来调解。

◎ 一天三枣,终不显老

民间有"天天吃大枣，青春永不老""一天三枣，终不显老""五谷加大枣，胜过灵芝草""若要皮肤好，粥里加大枣"等说法，虽然有些夸张，但也说明大枣对于维护人体健康的重要性。

大枣，又名红枣，为鼠李科落叶小乔木或灌木植物枣的成熟果实，属于药食两用之品，有鲜枣与干枣（大枣）之分，两者的成分有所不同。鲜枣内含有丰富的维生素类物质，特别是维生素C的含量为百果之冠，故称其为"天然的维生素丸"，所以吃鲜枣补充人体的维生素更为有利。然而，鲜枣易于变质腐烂，故需烘晒为干枣以便长期保存，通常我们所称的"大枣"即指干枣。

我国第一部中药学专著《神农本草经》中将大枣列为上品，称其有"安中养脾，助十二经。平胃气，通九窍，补少气，少津，身中不足……和百药"等功效。《长沙药解》称："大枣，补太阴之精，化阳明之气，生津润肺而除燥，养血滋肝而息风，疗脾胃衰弱。"可见古人对大枣功效的推崇。

现代中药学认为，大枣味甘性温，归脾、胃经，有补中益气、养血安神、缓和药性的功效，适用于中气不足、血虚症、脏躁症等。大枣善治脾胃虚弱所致的体倦乏力、食少便溏等症，用大枣与大米、小米或糯米同煮为粥，有较好的治疗作用。大枣还能养血安神，既可治疗因血虚所致的面色萎黄、头晕目眩、疲倦无力等症，又可治疗因心虚肝郁引起的精神恍惚、睡眠不佳、神志失常等症。

现代医学研究证实，大枣除含有以上营养成分外，还含有三萜皂苷类、生物碱类、黄酮类、有机酸类等多种有效成分，具有延缓衰老、抗氧化、提高免疫功能、抗肿瘤等作用。大枣中所含的环磷酸腺苷参与机体核酸与蛋白质的代谢，促进蛋白质及抗体的合成，从而增强人体抵御疾病的能力。大枣还有保护肝脏，增强体力和抗过敏的作用。

大枣除了药用外，还是物美价廉的民间补品。平素善用大枣，即可达到养生保健的功效。

1. 美容祛斑生发

大枣中大量的B族维生素可促进皮下血液循环，使皮肤和毛发光润，面部皱纹平整，皮肤更加健美。而大枣中富含的维生素C是一种活性很强的还原性抗氧化物质，能防止黑色素在体内慢性沉淀，可有效地减少色斑的产生。取大枣50克，粳米100克，同煮成粥，早晚温热食服。

2. 预防心血管疾病

大枣富含的环磷酸腺苷，是人体能量代谢的必需物质，能改善心肌营养，扩张血管，增加心肌收缩力，对心血管疾病有良好的防治作用。用新鲜大枣和鲜芹菜根同煮，食枣喝汤，有降血脂的功效。

3. 防癌抗突变

大枣含有大量的糖类物质，并含有大量的维生素 C、核黄素、硫胺素、胡萝卜素、尼克酸等多种维生素，能提高人体免疫功能，对于防癌抗癌和维持人体脏腑功能都有一定效果。

4. 养肝护肝

大枣中所含的糖类、脂肪、蛋白质是保护肝脏的营养剂。它能促进肝脏合成蛋白，增加血清红蛋白与白蛋白含量，调整白蛋白与球蛋白比例，提高体内单核——吞噬细胞系统的吞噬功能，有预防输血反应、降低血清谷丙转氨酶水平等作用。推荐行剖腹产的妇女，产前可喝大枣养肝汤（大枣七颗，用刀划破，用沸水 250 毫升冲泡加盖，浸泡 8 小时后，隔水蒸 1 小时即成），它不仅可以排解麻药的毒性，保护肝脏，而且可以减轻手术后的疼痛。用大枣、花生、冰糖各 30~50 克，先煮花生，再加大枣与冰糖煮汤，每晚临睡前服用，30 天为一疗程，对急慢性肝炎和肝硬化有一定辅助疗效。

5. 选购有学问

在大枣市场上，新疆枣一直很热销。具体如何选购呢？

市场上主流的新疆枣品种是骏枣，较为出名的是和田玉枣。相比同类，和田玉枣果形更大、皮更薄、肉更厚、口感更加甘甜醇厚。阿克苏枣主要也是骏枣，由于阿克苏地区土壤偏碱性，日照时间长达 16 个小时，所产的骏枣果肉厚，甜度高，口感好，被称为"白金玉枣"。

外观上两者没有太大不同，只不过阿克苏枣每年 11 月份新枣上市，和田玉枣每年 10 月份上市。从健康角度来讲，和田玉枣属于绿色食品，生产加工过程中允许有限制地使用农药、化肥，阿克苏枣属于有机食品，在生产加工过程中绝对禁止使用农药化肥，更为健康。

常常买枣的人对"灰枣"这个名词也比较熟悉。灰枣属于个头较小的品种，以若羌灰枣最为出名。虽然个头不大，但皮面艳丽，皮薄核小，枣肉瓷实，肉厚质脆，细嫩爽口。

新疆枣中还有一种个头圆滚滚的品种，叫赞皇枣，以哈密大枣最为出名。圆咕隆咚的身材，枣皮厚硬，吃起来比较"费牙"，后味较甜，微有药香，属于药补枣。主要在农贸市场销售，多为农户自家带着尘土的散摊货，很少有品牌产品。因为肉质较硬，建议牙口不好的人最好泡着吃或者煮粥煲汤吃。

不少农贸市场散摊卖的"新疆枣"，很多都掺了山西骏枣，它跟和田玉枣以及阿克苏枣是一个品种，但甜度不如新疆枣，价格自然也就便宜。不是嘴巴特别刁的人，很难吃出不同来。

超市的品牌新疆枣包装上，常常能看到写着"三星""五星"等字样，这代表骏枣的等级。按照个头从小到大，骏枣可以分为四种：三星级枣又叫"三级枣"，长约3.5~3.9厘米，宽为2~2.6厘米；四星级枣称为"二级枣"，长为3.9~4.1厘米，宽为2.6~3厘米；五星级枣又叫"一级枣"，长为4.1~4.5厘米，宽为3~3.5厘米；六星级枣也叫"特级枣"，长为4.5~6.0厘米，宽为3~3.5厘米。

因为新疆枣果核细小，所以枣的等级越高，果肉越厚实，口感也越好，当然价格也更贵。

买到陈枣，这是很多老百姓担心的问题。因为新疆枣大多是放在冷风库里保存，从外观不太好区别陈枣与新枣，但仔细看还是能找出不同来。当年的新枣颜色不会很亮，放在手里握一握，手感好有弹性，掰开以后果肉发黄，能拉出丝来，有一定水分。如果枣吃起来有点酸，湿湿黏黏的感觉不是很干，颜色发黑、皱纹多、弹性差，甚至有酒味、烟味或者其他异味的，这样的枣大多是陈枣。因为陈枣糖化发酵会产生酒味，熏过冒充新枣的话，则会有烟味。

每年初秋会有很多枣的品牌做团购或特卖活动，价格非常低廉，消费者觉得很实惠，其实有不少都是去年的陈枣，当然包装上的日期是分装的时间，不是枣子采摘的时间,这也从一定程度上给消费者造成"当年新枣"的错觉。新枣要11月才能成熟,晒干运到各地基本要12月了。

✿ 健康提醒

大枣虽然营养丰富,但在食用时还应注意一些问题：

（1）服用大枣时,如用煎煮的方法,一定要将大枣破开,分为3~5块,这样有利于有效成分的煎出,可增加药效2~3倍；

（2）大枣味甘性温,食用过多会助湿、生痰、蕴热,有湿热痰热者不宜食用；

（3）鲜枣进食过多可引起腹泻；

（4）食枣后应及时漱口,否则易引起齿黄或龋齿。

◎ 若要身体壮,饭菜嚼成浆

人们都知道细嚼慢咽对身体有好处,可是有些人吃饭时总是匆匆忙忙,好像有事催着似的,填到嘴里的饭菜根本不仔细咀嚼,就囫囵吞枣地咽下去了。殊不知："吃得慌,咽得忙,伤了胃口害了肠。"

不经过咀嚼的食物,一方面还没浸透唾液,另一方面,胃还没来得及分泌出足够的胃液来消化食物。可是食物既然来了,只有硬着头皮接受了。为了消化还没嚼过或嚼透的食物,可怜的胃不得不分泌出比一般的情况下多得多的含有盐酸和酶的消化液来完成这一艰巨任务。如果日复一日这样工作,胃就会因胃酸过多而得胃炎,之后还有可能得胃溃疡。

所以,如果你不想得胃炎和胃溃疡等疾病,就要勤动上下颌,把食物在嘴里多嚼几下,吞咽不能太快。如果一口饭能嚼50下,嚼到没东西可吞咽的地步,胃肠道疾病就不会光顾你。

健康谚语说："若要身体壮,饭菜嚼成浆。"这一句民间谚语是讲吃饭时要细嚼慢咽。我国历代医学家和养生家都非常看重吃饭时的细嚼慢咽。唐代名医孙思邈在《每日自咏歌》云:"美食须熟嚼,生食不粗吞。"明朝郑瑄的《昨非庵日纂》云:"吃饭须细嚼慢咽,以津液送之,然后精味散于脾,华色充于肌。粗快则只为糟粕填塞肠胃耳。"清代医学家沈子复在其书《养病庸言》中说:"不论粥、繁、点心、肴品,皆嚼得极细咽下,饭汤勿作牛饮,亦徐呷徐咽。"这些说的都是进食时应细嚼慢咽,狼吞虎咽不可取。

现代社会患口腔疾病的人越来越多,这与所吃的食品太精细以及"狼吞虎咽"不无关系。而细嚼慢咽则对人体的健康有着许多好处。

1. 预防口腔疾病

反复咀嚼可让口腔有足够的时间分泌唾液,而唾液中含有多种消化酶及免疫球蛋白,不但有助于食物的消化,还有杀菌作用,可预防牙周病。

2. 增进营养吸收

充分咀嚼让食物变得细小,使之与消化酶完全混合,被分解成分子更小的物质,便于人体吸收。

3. 增强食欲

细嚼慢咽可让人的牙齿和舌头感受到食物的美好滋味,从而对中枢神经产生良好的刺激,产生食欲。

4. 减少胃肠道疾病

通过细嚼慢咽的食物,因在口腔中已对食物作了精细的加工,所以可减少胃肠道加工的负担,有利于胃肠道的健康。

5. 健脑益智

研究表明,咀嚼能牵动面部肌肉,促进头部血液循环。用多普勒颅脑超声波观察发现,大脑血流量在咀嚼时可增加20.7%。因此,三餐中多点豆类、动物骨头等耐嚼食品,不但健脑,还增长智力。

6. 有助于减肥

狼吞虎咽者因血糖值上升较慢,只有在胃中充满食物时才有饱腹感,由于进食太多,必然促使肥胖。

7. 有利于防癌

唾液中含有过氧化酶,可去除食物中某些致癌物的致癌毒性。经过实验发现,唾液腺的分泌物与食物中的黄曲霉毒素、亚硝胺、苯并芘等多种致癌物接触32秒钟以上就有分解其致癌毒性的作用。细嚼慢咽使口腔分泌更多的唾液,并与食物中的致癌物充分接触,可以减少致癌物对人体的危害。

那么,如何才能达到慢食的要求呢?

你可以饭前喝水或淡汤以增加饱感,或者多吃耐咀嚼的食品,如红薯条、鱼干、带骨鱼、带刺鱼、螃蟹、牛肉干、甘蔗、五香豆、玉米等。

另外,吃饭的时候要专心,不要一边吃饭,一边看电视或看书,或者边吃边说,这样就会忽略对食物的咀嚼,也会阻碍食物营养的摄入,甚至会营养不良。

❋ 健康提醒

用餐细嚼慢咽并不是越慢越好,因为消化食物的消化酶有分泌高峰,一般在十几分钟内,消化酶的浓度达到最佳的食物消化点,有利于营养元素的分解吸收。如果吃了油性较大的食物,受到脂肪的刺激,胆汁会一下子从胆囊排到肠内,集中消化脂肪。但用餐时间过长,胆汁会"分期分批"地进入肠内,如果胆汁数量不够,可能不会充分消化脂肪,容易堆积脂肪,导致肥胖。所以说,过快或过慢进餐都可能导致肥胖。科学的做法是,每餐细嚼慢咽的时间最好在二三十分钟左右,这是指实实在在咀嚼、吞咽的时间,并不包括吃饭中推杯换盏、聊天的时间。

◎ 食物"趁热吃",损肠又伤胃

有些人喜欢热食,吃什么都是越烫越好。"趁热吃"一向是我们待客时候的一句客套话,不过,这种礼节似乎应该改改了。殊不知生物在进化中都有自身最适合的温度,进化程度越高,要求最适宜的温度越严格。所以,食物要在合适的温度内被摄入，才能确保身体健康。

中医从不主张饮食过热，这是因为人的食道壁是由黏膜组成的，非常娇嫩，只能耐受50~60℃的食物，超过这个温度，食道的黏膜就会被烫伤。像刚沏好的茶水，温度可达80~90℃，很容易烫伤食道壁。如果经常吃烫的食物，黏膜损伤尚未修复又受到烫伤，可能形成浅表溃疡。反复地烫伤、修复，就会引起黏膜质的变化，进一步发展变成肿瘤。

流行病学调查发现，一些地区的食管癌、贲门癌、口腔癌可能和热饮热食有关，就是说有可能某些黏膜上皮的肿瘤是"烫"出来的。中国新疆哈萨克族居住的地区人们喜欢饮用热奶茶，一日数次；东南沿海潮汕地区人们喝"工夫茶"，也是趁热饮用；移居到新加坡的中国福建人后裔仍有喝热饮的习惯；太行山区的大碗热粥也是趁热才吃。这些地区都是食管癌的高发区。当然，肿瘤的发生原因复杂，均非单一因素所致。流行病学调查，太行山区的食管癌高发区除热食外，饮食还有粗、快、硬等特点。日本奈良等食管癌高发区的居民还有吃热茶煮米粥的习惯，并且爱吃蕨菜，这也是相关因素之一。

研究发现，人体在37℃左右的情况下，口腔和食管的温度多在36.5~37.2℃，最适宜的进食温度在10~40℃，一般耐受的温度最高为50~60℃。当感到很热时，温度多在70℃左右。经常热食的人，尽管在温度很高的情况下也不觉得烫，但是实际上在接触75℃左右的热食、热饮时，娇嫩的口腔、食管黏膜会有轻度灼伤。

热饮、热食对食物的消化吸收也不利。因此，最合适的食物温度是"不凉也不热"。怎么衡量这个温度呢？很简单，我们经常会看到许多家长在给小宝宝喂饭时，都会吹至微温后再喂，其实，这个温度对成人来说同样是最合适的。用嘴唇感觉有一点点温，也不烫，就是最适宜的。

同样，人们在饮水时也应该讲究温度。日常最好饮用温水，水温在18~45℃。过烫的水不仅会损伤牙齿的珐琅质，还会强烈刺激咽喉、消化道和胃黏膜。即使在冬天也不宜喝超过50℃的水。如果实在怕冷，可以多吃些姜、胡椒、肉桂、辣椒等有"产热"作用的食物，既不会损伤食道，还有额外的保健功效。

一般来说，30℃左右是人们对食物味觉敏感度最高的温度线。甜食的完美温度在37℃左右，这个温度内，甜味将会发挥到极致，而高于或低于这个温度，甜味会变淡。酸度则在10~14℃能将其味觉的刺激性发挥到极致。而对于咸和苦两种味道来说，则是温度越高，味道越淡。因此，菜品在过热摄入时要特别注意，不要因为丧失了对咸度的敏感而造成过分摄取盐分，危害健康。

✿ 健康提醒

人们常在吃了热辣食物后又猛灌冰水，或是吃了冰品后立刻喝热饮。一般来说，冷热食物交替食用对胃肠绝对无益，但是在比较之下，先吃冷食再吃热食要比先吃热食再吃冷食好得多。因为，光吃热食后，胃肠处于温暖的状态，如果立刻吃冷食（尤其是吃冰品），胃肠容易在骤冷下产生痉挛现象，造成胃肠不适。反之，如果先吃冷食再吃热食，因为口腔的薄膜比较不耐热，所以吃热食时速度会比较缓慢，等到热食经由口腔、食道进入胃中时，温度已经降低，对胃刺激比较少。

◎ 人老脾胃弱，会吃很重要

古代名医朱丹溪在著作《养老论》中，叙述了年老时出现的症状与保养方法。朱丹溪根据他的"阳常有余、阴常不足"与重视脾胃的学术思想，提出老人具有脾胃虚弱与阴虚火旺的特点，因此，老年人一定要注意管好自己的嘴巴。

1. 节制饮食，但不偏食

在《养老论》中，朱丹溪指出，老年人内脏不足，脾弱明显，更有阴津不足、性情较为急躁者。由于脾弱，故饮食物消化较为困难，吃完饭后常有饱胀的感觉；阴虚易生虚火，又往往气郁生痰，引发各种老年疾病，出现气、血、痰、郁的"四伤"的症候。所以他提出诸多不可食的告诫。现代医学也认为，饮食失节失宜,是糖尿病、高脂血症、肥胖症、心脑血管疾病等疾病的潜在诱因。

因此,老年人每餐应以七八分饱为宜,尤其是晚餐更要少吃。另外,为平衡吸收营养,保持身体健康,各种食物都要吃一点,如有可能,每天的主副食品应保持10种左右。

2.饮食宜清淡、宜慢

朱丹溪在《茹淡论》中说:"胃为水谷之海,清和则能受;脾为消化之器,清和则能运。"又说,五味之过,损伤阴气,饕餮厚味,化火生痰,是"致疾伐命之毒"。所以,老年人的饮食应该以清淡为主,要细嚼慢咽,这是老年人养阴摄生的措施之一。

有些老年人口重,殊不知,盐吃多了会给心脏、肾脏增加负担,易导致血压增高。有些老年人习惯于吃快食,不完全咀嚼便吞咽下去,久而久之对健康不利,应细嚼慢咽,以减轻胃肠负担,促进消化。另外,吃得慢些也容易产生饱腹感,可防止进食过多,影响身体健康。

3.饭菜要烂、要热

朱丹溪指出老年人的生理特点是脏器功能衰退,消化液和消化酶分泌量减少,胃肠消化功能降低,故补益不宜太多,多则影响消化、吸收的功能。另外,老年人牙齿常有松动和脱落,咀嚼肌变弱,因此,要特别注意照顾脾胃,饭菜要做得软一些、烂一些。

老年人对寒冷的抵抗力差,如吃冷食可引起胃壁血管收缩,供血减少,并反射性引起其他内脏血循环量减少,不利健康。因此,老年人的饮食应稍热一些,以适口进食为宜。

4.蔬菜要多,水果要吃

在《茹淡论》中,朱丹溪指出"谷菽菜果,自然冲和之味,有饲人补阴之功"。他倡导老年人应多吃蔬菜水果。新鲜蔬菜是老年人健康的朋友,它不仅含有丰富的维生素C和矿物质,还有较多的纤维素,对保护心血管和防癌、防便秘有重要作用,每天的蔬菜摄入量应不少于250克。

　　各种水果含有丰富的水溶性维生素和金属微量元素，这些营养成分对于维持人体的各项机能有很大的作用。为保持健康，老年人在每餐饭后应吃些水果。

✹ 健康提醒

　　老年人随着年龄的增长，食物量减少，消化功能减退，肠蠕动减慢，不能及时将粪便排出体外，容易发生便秘。再加上牙齿不好，喜欢吃一些易消化的少渣食物，这样就造成膳食纤维的含量不足，更加重了便秘的发生。近年发现，食物纤维不但能防治老年便秘，更有意义的是有降低血清胆固醇，预防动脉粥样硬化，预防结肠癌的作用。因此，老年人要多吃含有膳食纤维的食品，如蔬菜和水果等，并应适当吃些粗粮。这些食品不但纤维素含量丰富，而且保留了胚芽，维生素 B_1 丰富，有助于分泌消化液，保持良好食欲。每日应进食300~500 克的新鲜绿叶蔬菜和水果，以使大便通畅。当然也不宜摄入过多，以免过度刺激肠黏膜引起腹胀和腹泻。

第四章

人生无处不养生：中医教你起居调摄

自古以来，我国劳动人民就非常重视起居养生。中医的经典医著《黄帝内经》就指出："起居有常，不妄作劳，故能形与神俱，而尽其天年。"反之"以酒为浆，以妄为常……逆于生乐，起居无节，故半百而衰也。"就是说，在我们的日常生活中，起居有常，生活规律，就能健康，颐养天年；如果起居无常，就会多病早衰，只能活到年寿的一半而早亡。这说明起居与养生是有着密切的关系，起居调摄是保证身体健康不可缺少的重要方面。

◎ 健康养生"五多五少"

清代学者褚人获在他的著作《坚瓠三集》一书中对老年人养生中提出的"五多五少"，涉及老年人的饮食、起居等方面的重要内容，虽然都只是一些切身经验之谈，但却蕴含着不少深刻的科学道理，今日读来，对现代老年人的养生保健仍然很有启迪。

1. 少肉多菜

少食肉：少量食肉，可摄足机体需要的优质蛋白，但大量食用反而会引起体内脂肪积聚，造成动脉硬化，诱发心脑血管疾病的发生。所以，老年人不可贪食肉类，食物以素淡为佳。

多蔬菜：蔬菜中含有大量的维生素，是重要的副食。老年人肠道功能减退，时常发生便秘，由于排泄不畅，新陈代谢较差，从而引发其他疾病。蔬菜中含有大量的纤维素，可以防止便秘，因此，老年人不可一餐无菜。

2.少酒多粥

少饮酒：少量饮酒,可活血化瘀,促进血液循环,于人体特别是心脏有一定的好处。若大量饮酒,则伤人脾胃肝脏,有损健康。故老年人不可贪杯。

多食粥：粥属于流食,老年人消化能力减退,食粥易于消化,易于吸收,既能解渴,又可充饥。故营养学家认为,食粥具有养胃润肠之功效。特别是用多种米和豆熬制的粥,营养丰富,味道可口,应是老年人食谱中的首选。

3.少开口多闭目

少开口：古人认为,言多伤气。话语过多,必然费气劳神,耗损元气。所以,养生学家主张"寡言静心,积养元气"。再者,言多必失,易招惹是非,给自己带来不必要的麻烦。所以,少开口对于保养元气以及维护人际关系的和谐都是大有好处的。

多闭目：古人非常注意"闭目养神",以静养心,使心神不受或少受外界干扰,以保元气不致外泄。古代许多名士都有抽暇静坐、闭目养神的习惯。故老年人应当在操劳之余,抽出一定时间,静坐闭目,对健康大有益处。

4.少沐浴多梳头

少洗浴：这一条是由于古人受洗浴条件的限制而提出来的,对现代人来说未必正确。古代洗浴设备简陋,浴室也难以保持恒温。特别是在冬天,常因洗浴导致风寒,所以,那时主张少洗浴无疑是正确的。故古籍《千金要方》中认为"不欲数数沐浴"为好。但现在条件变了,浴室设备完善,可以多洗浴。以保持肌肤清洁健康。但要提醒大家,在洗浴时不要过度摩擦皮肤,防止破坏人体皮肤保护层,降低皮肤对外界刺激与污染的抵抗力。

多梳头：经常梳理(摩擦)头皮,不仅有利于头发的生理养护,还可以起到调节脑神经,醒脑提神,增强思维能力的作用。医学研究表明,经常梳理(摩擦)头皮,还能促进脑部血液循环,有助于防治心脑血管疾病的发生。

5.少群居多独宿

少群居：群居生活人多事杂,百人百性,很容易引起摩擦,使人精神不愉

快。此种嘈杂的环境不利于老年人居住。大多数老年人喜欢选择清静之地栖身,以保持心境清静安闲,益于颐养天年。

多独宿:指夫妻不要经常同被而眠。夫妻同被而眠,易导致性生活频繁,乃伤元气。老年人更应注意独宿节欲。近年来不少人已认识到独宿的好处,流行这样一句话:"夫妻分床,地久天长。"意思就是节制性欲,有利健康。

✿ 健康提醒

预防癌症,需在饮食中遵循"三少一多"原则,即少吃糖、淀粉等精制碳水化合物;少吃高温油、转基因油等坏脂肪;少吃腌制食品等;注意补充抗氧化剂,多吃大豆、大蒜、西兰花、西红柿、芝麻等富含维生素 A、维生素 C、维生素 E 以及硒、锌的食品。

◎ 穿衣戴帽,健康为要

衣服和饮食一样是维护人体得以生存不可缺少的条件。《论衡》说:"衣以温肤,食以充腹。肤温腹饱,精神名盛。"自古以来,人们将衣着列为衣食住行、生活起居之首。唐代名医孙思邈强调"食寝皆适,能顺时气者,始尽养生之道"。清代养生家曹庭栋则将"衣食二端,乃养生切要事"列为人生须知。

《延寿书》等按照《黄帝内经》"春夏养阳,秋冬养阴"的养生原则,认为春冰未释,衣服要下厚上薄,养阳敛阴,春天不可薄衣致患伤寒。随时令变化而增减衣物是养生的重要方法之一。可见,穿衣服与养生也有很大关系。

1.服饰细节影响健康

衣着服饰对人体健康的影响,主要是与衣服的宽紧、厚薄、质地、颜色等密切相关。服装宜宽不宜紧,"春穿纱,夏着绸,秋天穿呢绒,冬装是棉毛"。内衣应是质地柔软、吸水性好的棉织品,可根据不同年龄、性别和节气变化认真选择。同时,要特别强调"春不忙减衣,秋不忙增衣"的春捂秋冻的养生措施。

2. 夏天不宜赤膊

俗话说："一日赤膊,三日头缩。"为了贪图凉快,很多人夏天喜欢打赤膊。尽管人裸体时散热能力要比着衣时强很多,但还是不宜贪凉打赤膊。人体脏器尽在胸腔之内,无论心、肝、肺,或者脾、胃、肾都非常娇嫩,喜暖怕凉。人体督、任两脉的穴位,都分布人体躯干的中心线上,所以要特别注意保护,使外邪不能直接侵袭它们。

3. 裤带不宜过紧

腰部是人体躯干的枢纽,裤带系得太紧,会使腰部长期处于紧张状态,对腰部血液循环产生不利影响,会使腰肌形成慢性劳损,还会影响腰肌、腹肌和骨骼的正常发育,使人常觉腰冷、腰痛、无力,不耐久坐久立等。

另外,腹腔是肠胃等器官的安身之所,如果将裤带系得太紧,会妨碍肠的正常蠕动,影响食物消化,甚至还会把肠子挤压到上腹部,压迫肝、胆、脾、胃等器官,妨碍血液循环,及至影响到整个腹腔脏器的正常运行,出现嗳气、上腹部饱满、下腹部胀痛、肛门坠胀等症状。

4. 饭后不宜松裤带

人体内脏器官除需要靠韧带拉扯固定外,还需要一定的腹腔内压来支持。进食后,胃肠重量大大增加,这时候如果将裤带放松,就会使腹腔内压下降,减弱对胃肠脏器的支持,加重韧带的负荷。长此以往,韧带会因负荷过重变松弛,导致胃下垂,出现慢性腹痛、腹胀等消化道症状。因此,平日裤带的松紧应该适度,饭后不要放松裤带。

5. "汗多亡阳,衣多伤身"

衣服穿得过多过暖,必然导致自热出汗,汗水出得太多,不能保持体内必要的水分比例,会出现虚弱、头晕、疲乏、气喘、恶心、心慌等症状,严重时会出现脱水,发生生命危险。相反,如果衣服穿少一点,只要不超过人体调节体温功能的范围,反而有益,衣服穿得稍少一点,还能锻炼人承受寒冷的能力,增强体质。一味求暖,不肯稍稍锻炼承受寒冷的能力,久之便无法适应冷暖变化,使体质变得柔弱不堪。

6.佩玉防疾病

我国素有"玉石之国"之美称,中医学称"玉乃石之美者,味甘性平无毒",认为玉是蓄养人体元气最充沛的物质,所以玉石不仅被作为摆设、装饰之用,还被人们用来养生健体。

玉质地细润而坚硬,有光泽,略透明。具有特殊的光电、星光、变彩等效应,是备受人们喜爱的装饰品。人们佩戴玉饰品,不仅美观,还有益于身体健康。

玉在加工过程中,形成电磁场与人体发生谐振,使人头脑清晰、反应敏捷。所以中医学上说老年人佩戴玉器能防中风。玉器戴在人的身上手上,与人的皮肤密切接触,玉所含有益微量元素被人体吸收,对人体健康非常有益。

❀ 健康提醒

长年累月不分昼夜地将戒指戴在手上,手指会变得麻木、酸肿、疼痛,甚至手指皮肤、肌肉、骨头凹陷成环状畸形,容易引起手指变形,若不及时摘下,还会影响血液循环。出汗较多时,造成戒指周围局部潮湿,导致霉菌和细菌大量生长繁殖,引起皮肤病。此外,戒指和皮肤接触部位往往会残留一些肥皂、洗衣粉、化妆品和其他污物,如果不及时清除,日久天长也容易引起皮肤感染。所以,戒指一定要常戴常摘,并且经常清洗。

◎ 创造健康环境,远离不良影响

古代养生家一向非常重视居住地点的选择,认为居住应选择空气新鲜,风景优美,阳光充足,气候宜人,水源清洁,整洁安宁的自然环境,如山林、海滨、农村、市郊等。孙思邈在《千金翼方·退居·择地》中指出,"山林深远,固是佳境……背山临水,气候高爽,土地良沃,泉水清美……地势好,亦居者安"。

当然由于具体条件的限制，并非所有的人都能自由地选择适宜的居住环境，在这种情况下，改造居处，创造良好的生活环境就显得十分重要。

1. 经常给室内通风换气

如今城市居民的住所大多为钢筋水泥，铝合金门窗，装修得密不通风，特别是身居闹市区的高层建筑里，开窗怕车辆噪音，加上灰尘太大，往往是终年门窗紧闭，活像一个水泥罐头。这样势必造成居室通风不良。而通风不良，势必造成居室中氧气含量不足，二氧化碳等混浊空气增多，有人为了改善室内气味，燃放香料，这不仅不能根本改善室内空气，还会导致空气更加污浊。人生活在这种环境中，不用多久就会出现头昏、头胀、胸闷、乏力等表现。科学的态度是养成开窗通风的良好习惯（而且要形成对流），即使在使用空调或严寒冬天，也要开一点缝隙，让室外新鲜空气源源不断地补充进来。

2. 经常去户外活动，吸收阳光

阳光，是万物生长不可缺少的自然物质，它具有调节温度、湿度、清洁环境、净化空气、杀灭病菌等效用。太阳光中的紫外线，除了能杀灭细菌、病毒等致病性微生物外，还能促进人体对钙的吸收。如在长期避光或光照不足的室内生活、工作，会导致人出现精神忧虑、压抑、疲劳等亚健康状况，严重的会影响青少年生长发育，老年人会出现面色萎黄、精神不振、腰腿酸痛等症状。对此，除了开窗通风外，还应多在户外活动。

3. 室内装潢不宜太繁杂

新居装潢所使用的各种涂料、油漆、粘合剂以及墙纸、墙布等装饰材料中散发出来的铝、酚、甲醛、石棉粉尘、放射性物质等都会引起头昏、失眠、皮肤过敏等亚健康表现，严重的甚至导致疾病。所以，居室装潢宜简不宜繁，选用的材料一定要是无毒无害。新居装修完毕，应在开窗通风2周左右后再入住。

4. 与电器保持一定距离

电磁辐射，又称电子雾、电磁波，是微波炉、收音机、电视机、电脑以及手机等家用电器工作时所产生的各种不同波长频率的电磁波，这些电磁波充斥空间,对人体具有潜在危险,也被称为电磁污染。

为了预防电磁波对人体的危害,一是要与电器保持一定距离。离电器越远,受电磁波侵害越小。二是一些易产生电磁波的家用电器,如电视机、电脑、冰箱等最好不要放在卧室内。此外,尽量避免多种家用电器同时使用,而且使用时间不宜过长,次数不宜过频。并注意进食维生素 A、维生素 C 含量高的水果、蔬菜,以减少电磁污染对人体的危害。

5. 警惕尘螨,勤打扫卫生

人体在新陈代谢过程中,会产生大量化学物质,经呼吸道、肠道、皮肤排出体外,若这些代谢产物浓度过高,可形成室内生物污染,影响人体健康,甚至诱发疾病。所以,为了健康,请不要在室内长期使用空调,室内要经常通风换气;不在室内养狗等宠物,以保持室内清洁、干燥;勤换洗衣服,床底下也要经常打扫,以防生物污染对人体健康的危害。

6. 自己动手,解决室内空气污染

现代的居室配备了玻璃窗和纱窗,我们应当充分利用它们来自己解决室内空气污染问题,而不用请专业公司代劳。我们可以从以下 9 点着手:

(1)选择配有纱门的双层防盗门。防盗门可以关着,但是这个纱门要永远通风。

(2)选择配有纱窗的双层窗户,这样玻璃窗平常可以不关,以保持室内通风;只有在特别寒冷、风沙天气、室外怪味等情况下,才关上玻璃窗。

(3)屋内不要喷洒香水、消毒水和花露水等。

(4)夏天驱蚊要尽量使用电子驱蚊灯、蚊帐。

(5)厕所一定要打开玻璃窗,使用纱窗。

(6)在使用抽油烟机的同时要打开厨房玻璃窗,使用纱窗。

(7)衣柜中不要放置杀虫剂、熏香剂。

(8)书房、卫生间,一年四季都要经常使用换气扇促使空气流通。

✿ 健康提醒

电视机、电脑等特别容易吸附灰尘,如果不及时擦拭,电磁辐射就会滞留在灰尘中,并随着灰尘在室内空气里弥漫,对健康造成不良影响。因此,经常擦拭、清除电器灰尘的同时可以有效地减少辐射危害。

家用电器上的灰尘多了,还会带来其他环境污染和安全隐患。电视机连续3天不擦,一种叫溴化二苯并呋喃的致癌物质在空气中的含量就会急剧升高。最后,灰尘还会使电子元器件、电路板和散热器经常超负荷工作,甚至会烧坏电子元件,引起火灾。

◎ 健康身体"洗"出来

中医学保健法之一,即通过洗浴、漱口、刷牙等方式进行保健防病。民谚中有"冷水洗脸,美容保健;温水刷牙,健牙固齿;热水泡脚,胜吃补药,若要身体好,经常要洗澡"的说法。经常坚持洗浴洁身,可清除污垢、疏通气血,促进机体的新陈代谢,是卫生保健、防病祛病的重要方法。在洗浴保健中,除提倡经常洗脸、洗手、刷牙,尤要重视洗足保健。

1. 冷水洗脸

每日晨起和午睡后用冷水洗脸,可使面部和鼻腔内的血管收缩。等冷水的刺激消失后,这些血管又会迅速产生反射性的充血扩张,这一张一弛,被人誉为一种良好的"血管体操",促进了面部的血液循环,改善了局部皮肤组织的营养,大大提高对寒冷的适应性。这种"血管体操"还能增强皮肤的弹性,增加皮肤的光泽润滑,减缓或消除面部皱纹,同时,冷水洗脸对大脑神经有较强的兴奋作用,可使人头脑更清醒、精神振奋、视力增强,对老年人更有好处;对神经衰弱、神经性头痛也很有好处。此外,用冷水洗脸,可通过冷水对面部及双手的刺激,增加机体的耐寒能力,对预防伤风感冒、气管炎等呼吸道疾病,防止面部及双手冻疮也有一定作用。所以,俗话说"冷水洗脸,美容保健"是有一定道理的。

2.温水刷牙

在日常生活中,有些人认为刷牙水的湿度高低无所谓,事实并非如此。医学研究表明:牙齿进行新陈代谢的最佳温度为35~36.5℃。倘若刷牙时不注意水温,经常使牙齿受到骤冷或骤热的刺激,不仅容易引起牙髓出血和痉挛,还会直接影响牙齿的正常代谢,从而发生牙病,缩短牙齿的寿命。尤其是患有牙齿过敏、龋齿、口腔溃疡、舌炎、咽炎的病人,冷或热刺激,都会诱发或加重病情。而温水则是一种良性保护剂,对口腔、牙齿、咽喉都有保护作用。用温水漱口,还会感到清爽舒服,使口腔内的细菌,食物残渣更易清除。

3.热水洗脚

晚上睡前洗脚以热水为好(不低于45℃,有人认为60~70℃为宜)。我们知道,脚远离心脏,血管分支为最远端末梢,皮下脂肪层又薄,加上冬天寒冷侵袭,人们活动量减少,致使足部血流不畅,血液供应不足,代谢产物不能及时排出去。如每天晚上睡觉前,用热水泡一泡脚,就能有效地促进局部血液循环,增加下肢营养供给,保持皮肤柔软,清除下肢的沉重感和全身疲劳。同时,热水对大脑皮层也是一种良好的刺激,有利于促进睡眠,此外,热水泡脚还可防止足部冻疮和皮肤开裂。所以俗话说"睡前烫烫脚,胜似吃补药"了。

4.温水沐浴

温水沐浴不仅可洁身除垢,而且可疏通气血,促进机体新陈代谢,防病祛疾。一般沐浴30分钟左右为宜,水温取39~50℃。对于洗浴的注意事项,唐代名医孙思邈就提出"勿当风,勿湿""不得大热,亦不得大冷"等。

5.冷水沐浴

用冷水沐浴全身、洗冷水澡,通过冷水对皮肤的刺激产生一系列适应反应,增强皮肤对寒冷的耐受力,增强血管弹性,使血压下降,心率变慢,对神经衰弱、消化道疾病等有一定的防治作用。应用此法应逐渐降低水温,逐渐延长时间,以不出现冷战、口唇青紫为度。疾病刚愈不可冷水洗浴,盛夏大热也不可冷水频浴。

6.桑拿洗浴

桑拿洗浴是指将水加热产生热蒸汽进行沐浴,达到保健防病的一种方法。如外感风寒,可蒸浴全身,以发汗解表;腰腿肩背风湿痹痛,蒸浴全身,可温通气血、舒筋活络、通痹止痛。还可预防感冒、调节免疫机能、改善血液循环、防治气血瘀阻。此种保健方法长期坚持对中老年人保健大有益处。但有高血压、心脏病及其他严重疾病的患者则不宜实行。

总之,沐浴洗漱虽为生活中之琐事,但其保健之理深刻,须身体力行,才能受益无穷。

✿ 健康提醒

每次吃完食品,反复几次用温暖的开水漱口,能够使食物残留顺畅去除,是口腔保洁的好方法;吃饭前,使用温开水漱口,可以去除口中部分污物;睡眠前,使用温开水漱口,洗除口腔烟味等怪异味,冲去口喉食物残留,使你清清爽爽进入梦乡。用温开水洗刷漱口时,大口含水,用舌头在口中反复"搅拌",翻滚"作潮"。鼻吸空气,盛入胸腔,再屏住气,使劲突发外喷,水气齐射,心胸口鼻顿觉爽快。

◎ 梳头养生,妙不可言

中国传统上把立春到立夏的3个月时间称为"春三月"。《养生论》中说:"春三月,每朝梳头一二百下。"意思是说,春季每天早上梳头一二百下可以起到很好的养生保健的作用。那么,梳头究竟有哪些保健作用? 用什么样的梳子梳头才健康? 正确的梳头方法又是怎样的呢?

1.梳头的五大保健功能

中医认为,头为"诸阳之首",是人体的主宰,人体中十二条经脉和奇经八脉,皆上会于头部,这些经脉起着运行气血、濡养全身、抗御外邪、沟通表里上下的作用,而且在头部有许多重要穴位。梳头时梳齿要经过百会、太阳、玉枕、风池等穴,经常梳头,能起到按摩这些穴位的作用。这对改善大脑皮层的兴奋与抑制过程,调节中枢神经系统的功能,促进头皮血液循环十分有益。

(1)有益心理健康:蓬头垢面,给他人和自己的感觉是毛躁不安和心理上的不调和;梳理后的头发,光洁美丽,给他人和自己的感受是条理、安定与平和,也就是说梳头能梳出个"好心情"。

(2)有助于失眠的治疗:梳头通过对头部上星、神庭、百会等穴位的反复梳理,可使烦躁、抑郁逐渐消退、思维稳定,能起一定的催眠作用。"黄昏梳头健身法"为宋代苏东坡推崇,他主张:"梳头百余梳,散头卧,熟寝至明。"睡前反复梳理,就会使你睡意增加,帮你安然进入美丽的梦乡。

(3)可防治眩晕:眩晕多由高血压、动脉硬化、贫血或神经官能症等引起。通过梳理头部百会、风池、太阳等穴位,可起到降低血压、软化血管和养精定神作用。

(4)有助于中风后遗症的康复:脑溢血或脑血栓引起的瘫痪、肢体麻木、反应迟钝、记忆衰退、失语、嘴歪眼斜、大小便失禁等后遗症的患者,若能长期坚持通过对百会、上星、风池、目窗、神庭、通天等穴位的梳理,对以上症状都可起到缓解和治疗的作用。

(5)有利于黑发保护,减少白发或脱发:因梳头可增强头部气血循环,使头部毛发和头皮得到较充分的气血调节和营养供应,有利于毛发的正常代谢和发育,从而减少黑发早白或不正常的脱发。

2.选用梳子的八大原则

选择一把好的梳子,就如同选对了秀发的亲密爱人,因为你必须经常接触它,使用它,成为你生活上不可或缺的伴侣。那么,如何才能选到一把好的梳子呢?你不妨从以下八个原则入手:

(1)梳具设计要坚固耐热,柔软有弹性,不扎手。

(2)发梳要易梳理而不伤发质。

（3）不会产生静电。

（4）梳齿圆头胜于尖头，不伤秀发。

（5）梳毛毋须过密，梳发时才不会损害发丝。

（6）选购发梳时要多试多比较，可在手背上用平常梳头的力度试验，如感觉有尖锐不舒服感，则不要选用。

（7）以牛角梳、玉梳、木梳为好。牛角梳本身有清热凉血作用，玉梳可以安神、镇惊。

平常要保持发梳的清洁。梳头用的梳子清洁与否，是非常重要，先清理附着于刷上的发丝，将梳毛浸在温肥皂水内轻摇数分钟，然后冲净，置于毛巾上自然风干。

3. 正确梳头的六大要点

通过梳头来养生保健是要讲究方法的。具体而言，要注意以下六点：

（1）先梳理打结头发：梳头时，要先用宽齿梳将头发梳开，再用附有软身气垫的按摩梳梳理头发，能预防梳头时因头发打结而拉断发丝。

（2）梳头力度要适中：梳头时，不能太轻，也不能过重，以中等速度、使头皮产生微热感为好。此外，如果你的头发是干性的，梳的时候用些力；头发是油性的，梳的时候用力越小越好，如果用力太大，会刺激皮脂增加分泌。

（3）注意梳头的节奏：提倡由轻到重，由慢到快，起到刺激头部穴位的作用。

（4）梳头次数别过 50 次：梳头次数太多，会过分刺激头皮，如果用了品质差的梳子，更会严重损害到头皮。

（5）别再过分梳理湿头发了：很多人认为头发湿了才好梳，其实水分会令头发的蛋白质结构松散，发质会比平时更脆弱，此时若大力梳理会对发丝和毛囊造成伤害。

❉ 健康提醒

随着年龄增长头发变得稀疏甚至快掉光头发的老年朋友们，可直接用手指代替梳子来"梳头"。"指梳"时，可由前发际慢慢梳向后发际，边梳边揉擦头皮。上述方法最好以中等力度和速度进行，一直梳至头皮微热为好，每次至少30下，早晚各一次，有时间的老人午休时也可做一次，但要长期坚持方有保健之效。

◎ 做好睡前准备，方可安然入睡

睡眠是大脑休息的一种重要形式。古人云："眠食二者为养生之要务。"身体出现疲劳时，睡眠最有效。为了恢复体力消耗，增强精神活力，每日保证充足的睡眠，就能消除疲劳，恢复和重新调整新陈代谢。因此，保持良好的睡眠，对于养生健身、延年益寿非常重要。想拥有良好的睡眠，要做好睡前准备工作，以下几点供大家参考。

1. 睡前五适宜，养生又健康

（1）刷牙洗脸擦身：睡前刷牙比早晨更重要，不仅可清除口腔积物，且有利于保护牙齿，对安稳入睡也有帮助；电视看完后，洗洗脸、擦擦身，以保护皮肤清洁，使睡眠舒适、轻松。

（2）梳头：前面已经讲过，中医认为头部穴位较多，通过梳理，可起到按摩、刺激作用，能平肝、熄风、开窍守神、止痛明目等。因此建议：早晚用双手指梳到头皮发红、发热，可疏通头部血流，提高大脑思维和记忆能力，促进发根营养，减少脱发，消除大脑疲劳，早入梦乡。

（3）散步：平心静气地散步30~40分钟，有利于血液循环到体表，躺下后大脑的活动减少，能较快进入睡眠。

（4）喝杯加蜜牛奶：牛奶中含有促进睡眠的色氨酸，睡前1小时喝杯加蜜的牛奶可助睡眠。蜂蜜有助于整夜保持血糖平衡，从而避免早醒，因此这种方法对经常失眠的老年人更佳。

（5）洗脚：民谚曰："睡前烫烫脚，胜服安眠药""睡前洗脚，胜服补药""养树护根，养人护脚"等等。脚还被称为"人体第二心脏""心之泵"。中医学认为，脚上的很多穴位与五脏六腑有着十分密切的联系。若能每天睡觉前用温水洗脚、按摩脚心和脚趾，可起到促进气血运行、舒筋活络的作用。

2. 入睡，从放松神经开始

人的睡眠分为入睡——深度睡眠——醒来三个阶段，也就是说，一个健康的"自然醒"，是要求放缓神经、优质睡眠来共同配合的。因此，入睡前做放松神经的准备相当重要。下面是具体方法，你不妨试试。

（1）睡前做好"防辐射"：先把你的手机关掉，然后切掉床铺周围电脑、电器等电源，避免辐射干扰身体流畅安静的电磁波。

（2）定时睡觉：规律对设定生理时钟非常重要。如果不能每天按时睡觉，可以试试每天定时起床，按照习惯的驱使，6个星期左右，实际睡眠节奏就会趋同于生理节奏。

（3）制造香氛：我们知道，熏衣草能帮助安眠，你可以买一只香薰炉，在每天睡前半小时滴1~2滴薰衣草精油，加水后燃亮。让整个房间充满清淡幽香的气味，这种气味会安抚脑神经，帮助消除烦躁情绪。

（4）白天多晒太阳：全光谱的阳光可以调节血清素和褪黑激素在血液中的浓度。当身体受到光线照射，体内的血清素就会让身体代谢加快，晚上就会有早点睡觉的感觉，这样，第二天早上也不会因过于疲累而赖床不起。

❀ **健康提醒**

要想保证好的睡眠治疗，舒适的睡眠环境很重要。如果你是真正的健康模范生，就应该把钱投资在卧室中。干净的寝具和舒服的床是熟睡的前提条件。

◎ 饭后午睡,养神蓄锐

古人云:"饭后小憩,以养精神。"午睡对消除疲劳、增进健康非常有益,是一项自我保健措施。尤其在夏天,日长夜短,晚上往往又很闷热,使人难以入睡,以致睡眠时间不足,白天工作常常会感到头昏脑涨,精神不振,容易疲劳,午睡则能起到调节作用。但午睡也需要讲究科学的方法,否则可能会适得其反。

1. 午饭后不可立即睡觉

饭后不要马上坐下或躺下。午饭后胃内充满尚未消化的食物,此时立即卧倒会使人产生饱胀感。正确的做法是吃过午饭后,先做些轻微的活动,如散步、揉腹等,然后再午睡,这样有利于食物的消化吸收。

2. 午睡时间不宜太长,最好在 1 小时以内

生理学研究表明,人体睡眠分浅睡眠与深睡眠两个阶段。通常情况下,人们在入睡 80~100 分钟后,便逐渐由浅睡眠转入深睡眠。在深睡眠过程中,大脑各中枢的抑制过程明显加强,脑组织中许多毛细血管网暂时关闭,脑血流量减少,机体的新陈代谢水平明显降低。如果人们在深睡眠阶段突然醒来,由于大脑皮层中较深的抑制过程不能马上解除,关闭的毛细血管网也不能立即开放,势必造成大脑出现一过性供血不足,植物神经系统功能出现暂时性紊乱,人体会感觉非常难受。这种不适感觉大约要持续30分钟才会逐渐消失。可见,午睡时间不是越长越好,而应以 1 小时以内为宜,这样既能有效消除疲劳,又不至于睡得过沉而不易醒来。

3. 不可以手代枕

以手代枕午睡主要有以下 3 点危害:

(1)趴在胳膊上睡觉,多处神经受到压迫,午睡时往往心中焦虑、睡不踏实。

(2)趴着睡觉,眼球受到压迫,午睡后通常会出现暂时性的视力模糊。如

果长时间这样,会造成眼压过高,使视力受到损害,久而久之会使眼球胀大、眼轴增长,形成近视,同时也容易增加青光眼的发病率。对于近视患者或戴隐形眼镜的人危害更大。

（3）趴着睡觉,长时间压迫手臂和脸部,会影响正常血液循环和神经传导,使两臂、脸部发麻甚至感到酸痛。如果不加注意,时间长了会演变成局部性神经麻痹或使脸部变形。

4. 醒后轻度活动

午睡后要慢慢站起,再喝一杯水,以补充血容量,稀释血液黏稠度。不要马上从事复杂和危险的工作,因初醒时常使人产生恍惚感。

✿ 健康提醒

尽可能保持有规律的午睡,每天都在基本相同的时间午睡。如发现午睡时间过长,那就意味着睡眠不足,需要更多的夜间睡眠。如果夜间睡眠时间不足,午睡就显得十分重要了,对上班族尤其是一种有效的"健康充电法"。这对防止中风及心脑血管疾病乃至抗衰、延寿、美容都有好处。

◎ 生命在于运动,静养也可延寿

"生命在于运动"是我们每个人都知道的健康理念,但说起静坐或静养,许多人就未必知晓了。其实静养与运动异曲同工。中医学认为,静养能降低阳气及阴精的消耗。最好的例子就是乌龟有数百年的寿命,但是我们知道它是以静养生的"代表"。生活中,我们也能看到,很多高寿老年人尤其是高寿老年女性都善于节能,善于静养,于是其阳气耗散得少,阴津保护得好。

现代医学研究也发现,人在"静养"的状态下,神经紧张度放松,呼吸、心率、血压、体温都会相应降低。这种低代谢的积累反应,自然使生命相对延长。下面给大家介绍两种简便易行的方法。

1.每晚静坐30分钟,祛病又强身

静坐是静养生的方法之一,作用是静以养心,还需与其他运动结合,发挥动以养身的作用,达到动静交替进行,养身养心的目的。而不是饱食终日,坐着不动,无所事事。

其具体做法:

(1)端坐椅子上,大腿平放,小腿要直,两脚分开,放松腰带,头颈正直,下颌微收,背伸直,两肩下垂,全身放松;

(2)闭目闭口,舌抵上腭,两手交叉放于腹部,两拇指按于肚脐上,手掌捂于脐下,然后排除杂念(初练时难以排除,以后杂念会逐渐消失,不要操之过急),主动调整用腹式呼吸;

(3)呼吸时要尽量慢慢地鼓起下腹作深吸气,再慢慢地呼气使腹部恢复正常。同时,将意识集中在下丹田(脐下3寸),如此便可达到调身、调心、调息的"三结合"境地,进入一种似有似无、如睡非睡的忘我虚无状态。

一般每日早晚做2次,每次做30分钟。结束后,两手搓热,按摩面颊双眼以活动气血,此时,顿感神清气爽,身体轻盈,如同人体内在潜能被激发出来,这样就能起到强身祛病的作用。

2.睡前静养功,只需5分钟

现代人由于各方面原因,工作忙,没时间健身,时间长了体质就会下降。其实,我们练静养功也可以健身,而且只需要在每天临睡前做5分钟即可。有一套行之有效的静养功,我们不妨一试:临睡前,可采用坐式或卧式。方法是:全身自然放松,两眼微闭,舌顶上腭,目视鼻尖,意念定于下丹田(脐下3寸),然后做深长而缓慢的腹式呼吸。你可以想象一件美好的事情,也可以让大脑呈现空白,意念可定于下丹田。每天睡前坚持做5~10分钟,长期坚持下来,对身体健康大有裨益。

中医强调"精神内守,病安从来",其意就是强调"养心",而不是饱食终日,坐着不动,无所事事。相反,要以动养身,以静养神,动静结合,才能达到健身养心的目的。

特别是老年人，静养并不意味着终日生活在安静的环境中，更不是吃完饭就急着上床睡觉，或是窝在沙发里不动，而是要适当运动。

✱ 健康提醒

中老年人要适当进行一些运动，比如在家弄弄花草、打扫打扫房间。特别是深受老年人喜爱的垂钓，就充分体现了静养的真正理念。正所谓"湖边垂钓胜药补，养心养性病邪除"。这是因为垂钓需要心情平静、环境宁静，即以静养神；钓鱼时要下钩、走动，则充分体现了动静结合。

◎ 老人养生忌"五久"

中医忌"五久"是古代劳动人民健康长寿的经验总结，早在《黄帝内经》中就有了明确的记载，千百年来一直指导着人们的保健实践。特别是老年人代谢减慢，各器官随年龄和体内自由基伤害的增加而衰退，免疫功能下降，对外界和体内环境改变的适应能力减低，体力下降。因此，想要健康长寿的老年朋友们，在日常生活中要忌"五久"。

1. 久视伤血

如果长时间专注于某一事物，使眼睛受到刺激性疲劳，以至伤血耗气，头晕目眩。所以无论看书看报或看电视，一是每次不要过久，二是要讲究用眼卫生。一般认为，每天看书报或电视不要超过 4 小时，而且每隔 1 小时左右应适当休息一会儿。休息的方法可采取闭目养神，做眼保健操，或到室外走动等，这样有利于消除视觉疲劳。

2. 久坐伤肉

久坐会使肌肉长期缺乏必要的伸展，易于产生疲劳不适或腰腿痛。有资料表明，不爱动是发生心脑血管疾病的重要原因之一：久坐血流不畅，易发生痔疮；久坐可使新陈代谢机能降低，导致肥胖。所以无论是伏案工作还是休息，都不要坐得太久，不妨站起来活动活动，放松一下，使肌肉得到恢复和锻炼。

3. 久立伤骨

如果长久站立不动，则会影响气血的循环运行，特别是会使部分骨骼长时期处于压迫状态，缺乏运动力的分散，造成部分组织和细胞的营养失调，从而招致疾病。所以站立不动，不如踱步，使机体在运动中增进活力。平时应经常参加体育锻炼，改善骨和关节的血液供应，保持其弹性和韧性；还可增强下肢肌肉张力，加快静脉血液回流，预防下肢静脉曲张。

4. 久思伤神

虽然勤用脑可防智力早衰，但久思多虑，便会感到注意力不集中，思维迟钝，继而头昏脑涨，甚至头痛，严重的还会诱发抑郁症等神经性疾病。所以既要勤用脑，又要科学用脑。不要长时间连续思考，特别是对那些百思不得其解的问题，解不开就不妨先放一下，找点自娱性活动放松一下，使头脑得到清醒恢复，也许灵感的火花会突然迸发在你的思维中。

5. 久行伤筋

步行是人类最基本的运动，适当的行走，有利于气血流动，畅达气机，活动关节，祛病防老。但若不顾年迈体弱而长期步行锻炼，跋山涉水，超越应有的负荷，不仅有损气血，还会损伤各组织器官，容易发生脚筋扭伤、脚痛、膝关节痛、跌倒等，故老年人不宜久行。

❈ 健康提醒

中医注重人体的"精、气、神"。"气"是维持人体生命延续的能源。因此，养气将有助于延寿，提高生命的质量，适当地静卧休息或睡眠可使肢体筋骨、五官九窍之气以及内在脏腑之气充盈。但是，人们经常躺着休息或睡眠，过于安逸，不进行肢体活动锻炼，不仅肢体筋骨、五官九窍之气会渐趋衰弱，而且还可以累及内在各脏腑之气，出现身体懒散、萎靡不振，日久健康状况就会发生很大变化。

◎ 晨起"十分钟"，精神一整天

当人们熟睡时，大脑皮层会处于抑制状态，如果苏醒后立即坐起和下床直立，这对健康十分不利。建议抓紧醒来的 10 分钟在床上做些保健运动，对预防心、脑血管疾病和增强各器官功能都有益处。

1. 手指梳头 1 分钟

用双手手指由前额至后脑勺连贯梳理，可增强头部的血液循环，预防脑部血管疾病。

2. 轻揉耳轮 1 分钟

用双手指轻揉左右耳轮至发热，因为耳朵布满对应于全身的穴位，这样做可使经络疏通，尤其对耳鸣、目眩、健忘等症有明显的预防作用。

3. 转动眼睛 1 分钟

眼球可顺时针和逆时针转动半分钟，这样做有利于锻炼眼部肌肉，并让大脑尽快清醒。

4. 拇指揉鼻 1 分钟

用双手拇指上下揉鼻部，可预防晨起着凉而引起的鼻塞流涕，可防止感冒。

5. 叩齿卷舌 1 分钟

躺在床上，轻轻叩动牙齿并卷舌，可使牙根和牙龈充分活动并达到健齿的作用。

6. 伸屈四肢 1 分钟

由于此时血流量缓慢，血液存留四肢过多，通过伸屈运动，使血液迅速回流到全身，供给心脑系统足够的血和氧，可预防心、脑血管疾病，并增强四肢大小关节的灵活性。

7. 轻摩肚脐 1 分钟

用双手掌心交替轻摩肚脐,因肚脐上下分布着神阙、关元、气海、丹田等穴位,尤其是神厥穴,按摩可以帮助提神补气。

8. 收腹提肛 1 分钟

反复收腹,使肛门上提,可增强肛门括约肌收缩力,促使血液循环,并促进起床后的定时排便。

9. 蹬摩脚心 1 分钟

仰卧,用一双足跟交替蹬摩对侧脚心,使脚心感到温热。蹬脚心后可促使全身血液循环,并有活经络、健脾胃的功效。

10. 左右翻身 1 分钟

在床上轻轻翻身,活动脊柱大关节和腰部肌肉,可使身体从睡眠的状态中尽快活跃起来。

第五章

让美丽容颜长驻：中医教你美容养颜

爱美之心人皆有之。面色无华、肌肤粗糙、满脸痘痘、斑点多多……这些恼人的"面子"问题，往往是缘于"里子"的五脏功能失调。因此，想实现美容养颜、青春常驻的梦想，不能只做表面功夫，最根本的解决之道还是调理好身体的五脏六腑，调动各脏器的正常机能，以使身体阴阳平衡，重现美丽生机。

◎ 养血通便助养颜

当今时代，哪位女人不希望自己年轻漂亮，不希望自己的皮肤光洁柔润？然而，皮肤的保养是要有针对性的。如果是因为营养不足导致皮肤憔悴，便需要加强营养；如果是因为外界刺激造成皮肤粗糙，就要避免刺激。不过，很多女人并不是因为上述原因，而是身体内部的原因造成，解决的诀窍在于养血、通便。

1. 养血

女性天生有生理上的"磨难"——月经、怀孕、生产、哺乳，而且这些时期有着耗血和失血的特点。"血为人之本"，耗血过多或补血不足，都极易引起贫血。贫血是女人美丽的大敌。女人贫血，不仅会头昏眼花、心悸耳鸣、失眠梦多、记忆力减退，而且会面色萎黄、唇甲苍白、肤涩发枯，甚至皮肤过早出现皱纹、脱发、色素沉着等。所以，女人美容常需养血，及时纠正贫血状态，使气血充盈，容颜艳丽，身心健康。

（1）神养：心情愉快，性格开朗，不仅可以增进机体的免疫力，而且有利于身心健康，同时还能促进身体骨骼里的骨髓造血功能旺盛起来，使得皮肤红润,面有光泽。所以,应该经常保持乐观的情绪。

(2)睡养:保证有充足睡眠及充沛的精力和体力,并做到起居有时、娱乐有度、劳逸结合。要学会科学生活,养成现代科学健康的生活方式,不熬夜,不偏食,不吃零食,戒烟限酒,不在月经期或产褥期等特殊生理阶段同房等。

(3)动养:要经常参加体育锻炼,特别是生育过的女性,更要经常参加一些力所能及的体育锻炼和户外活动,每天至少半小时。如健美操、跑步、散步、打球、游泳、跳舞等,可增强体力和造血功能。

(4)食养:女人日常应适当多吃些富含"造血原料"的优质蛋白质、必需的微量元素(铁、铜等)、叶酸和维生素 B$_{12}$等营养食物。如动物肝脏、肾脏、血,鱼虾,蛋类,豆制品,黑木耳,黑芝麻,红枣,花生以及新鲜的蔬菜、水果等。

(5)药养:贫血者应进补养血药膳。可用党参 15 克、红枣 15 枚,煎汤代茶饮,也可用麦芽糖 60 克,红枣 20 枚,加水适量煮熟食用。还可食用首乌 20 克、枸杞 20 克、粳米 60 克、红枣 15 枚、红糖适量煮成的仙人粥,有补血养血的功效。贫血严重者可加服硫酸亚铁片等。

2.通便

中医学很早就观察到,经常大便燥结难解的人,皮肤也易早衰。唐代伟大医药家孙思邈在其《千金要方》中记述:"便难之人,其面多晦。"现代医学研究也证明,长期便秘的人,必然会"花容失色"。

众所周知,人体肠道内每天都有不被利用的废物产生,这些废物不断堆积便成了"宿便"。宿便堆积肠中,不光能引起腹胀、口臭、头晕、食欲不振、乏力等症状,而且这些在肠道停滞淤积的宿便,由于细菌的作用而不断地发酵、腐败,产生有害的毒素气体,并被吸收入血液,刺激毒害皮肤,引起面部雀斑、粉刺、脓疱、疙瘩、皮肤粗糙等皮肤病。

因此,女人美容还需注意保持大便通畅。保持大便通畅的根本措施在于喝足水分,多吃水果蔬菜、全谷类、全麦类食物,适当活动。

(1)每天要吃一定量的蔬菜与水果,早晚空腹吃苹果一个,或每餐前吃香蕉1~3个。

（2）晨起空腹饮一杯温水或蜂蜜水，配合腹部按摩或转腰，加强通便作用。

（3）进行适当的体力活动，加强体育锻炼，比如仰卧屈腿，深蹲起立，骑自行车等都能加强腹部的运动，促进胃肠蠕动，有助于促进排便。

（4）每晚睡前，按摩腹部，养成定时排便的习惯。

总之，养血、通便是女人护肤必须遵守的基本原则。否则，即使花费万金购买高级化妆品，也难葆青春亮丽容颜。

✿ 健康提醒

牛奶中富含动物蛋白及钙、磷、铁、镁等离子，有利于保持肌肤水分不丢失，有效地营养肌肤。豆浆与牛奶同为中国人的两大早餐饮品，但所含营养物质却有所不同，两者都含有丰富的矿物质和维生素，相对于牛奶，豆浆富含的是植物蛋白，它含有牛奶所没有的植物雌激素"黄豆苷原"，该物质可调节女性内分泌。对于女性来说，内分泌失调诸因素是衰老的根本原因，因此适量食用豆浆可以延缓女性衰老。

◎ 美肤"药"素任你选

美丽的肌肤是由内而外的纯净通透，用传统的中医美容法来净化肌肤，能安全有效地还原肌肤最初的纯粹柔嫩。有研究表明，中草药更适合东方女性的肌肤，大多数美肤中药不会对肌肤产生刺激，反而能起到增强肌肤抵抗力、减轻敏感症状的功效，有着天然的美肤效果。

1. 当归——让肌肤红润娇艳

中医认为，当归味甘、辛，性温，归肝、心、脾经，具有补血活血、祛瘀生新之功效，对于因血虚所致的面色不佳有较好的疗效。长期服用当归，可使面部皮肤重现红润色泽。当归不宜单独服用，与鸡汤或鸭汤同煮，效果可倍增。

2.薏仁——中医美容中的"平民天后"

在众多昂贵稀有的中药材中,薏仁可以称得上是"平民天后"。因其价格低廉,使得更多的人能受益于它。而薏仁本身所具有的润泽肌肤、美白保湿、行气活血、调经止痛等功效十分卓著,应用于皮肤上又具有自然美白效果,能提高肌肤新陈代谢与保湿的功能,可有效阻止肌肤干燥的现象。

3.银杏——备受推崇的抗氧化剂

银杏树是一种耐寒耐热的植物,在恶劣环境中仍可茁壮成长,生命力非常旺盛。从银杏液中可提炼出口服或涂抹用的精华素,一直备受草药家的推崇。而近年来,欧洲护肤专家们发现,银杏是一种抗氧化剂,可促进肌肤的血液循环,减少自由基生成,防止自由基对皮肤的伤害,可以预防皮肤的敏感反应,尤其是光敏感反应。

4.灵芝、鹿茸——衰老肌肤的救星

这两种药材在古老的中国传说中,因为能强身养命、防止老化,常常被列入提炼仙丹或不老药的重要配方。这两种珍贵的药材被生物科技人员发现含有极丰富的稀有元素"锗",能使人体血液吸收氧的能力增加 1.5 倍,因此可以促进新陈代谢并有延缓老化的作用,还能增强皮肤本身的修护功能。

5.火棘——美白肌肤的新元素

传说古代美女杨贵妃为了拥有一身柔白胜雪的肌肤,曾经致力探索各种药材的功效,相传她就是依靠火棘来维持肌肤的白皙美丽。具有美白奇效的火棘是一种蔷薇科植物,又称"赤阳子"或"火辣子",主要生长在我国西北部高原地区。经过临床实验证明,火棘具有美白疗效,可以抑制"组胺"刺激色素母细胞产生过多黑色素,具有淡化麦拉宁色素和保湿的神奇功效。

6.白果仁——让肌肤更娇美

其含有的白果酸在体外可抑制一些皮肤真菌,故外用可治头面手足等多种皮肤病,并可延缓皮肤衰老,防止皮肤粗糙。美肤方法,将白果仁捣成液浆涂于脸上,可令肌肤柔嫩光滑,白皙娇美。

7. 白芷——给肌肤水一样的滋润

白芷水煎剂对体外多种致病菌有一定的抑制作用,并可改善微循环,促进皮肤的新陈代谢,延缓皮肤衰老。

8. 白蒺藜——给你婴儿般的肌肤

白蒺藜又名刺蒺藜,含有多种生物碱和甙类,有降血压、降血脂等作用,其中所含的过氧化物分解酶,具有明显的抗衰老作用,可祛脸上瘢痕,并让肌肤柔嫩润滑。

9. 白及——让肌肤更光滑

富含淀粉、葡萄糖、挥发油、黏液质等,外用涂擦,可消除脸上痤疮留下的痕迹,让肌肤光滑无痕,滋润肌肤,令肌肤光滑如玉。

◎ 中医药浴,洗出你的美丽皮肤

药浴即是用药物洗澡,其中包括直接用药水浸泡洗澡,或用煮药物之热汽熏蒸。药浴是古老而又能体现中医特色的强身治病又美容的方法。它是通过浴水对局部的刺激作用和药力作用,使腠理疏通,气血通畅,从而达到美颜悦色的目的。

现代研究认为,面部皮肤老化的主要原因是角质细胞、真皮、皮下组织缺水,从而出现角化、脱皮、皱纹等。而中医的药浴疗法选用具有美容作用的中药,在洗浴过程中,即可以治疗面部损容性疾病,又可以补充皮肤的水分,并利用汗腺和皮脂腺的分泌,清除已死亡的表皮细胞,改善头面部血液循环,增强皮肤弹性,防止皮肤过早松弛和产生皱纹,还能使皮肤细腻光滑。

1. 泡澡加中药,健身又美肤

现代人生活步调紧凑,一天疲累之后,总希望回家时能舒舒服服地洗个澡,让一天的疲劳尽退。单纯地在温水中浸泡,已能有效地促进血液循环,若在泡澡的水中加入些中药,更有意想不到的效果。

（1）泡澡加菊花：用鲜菊花 500~800 克，加水放入锅内，煎成汁水倒入浴盆，待其降至适宜的温度即可浴用。它能防治头晕、眼花等症状，还可使肌肤细嫩洁白。

（2）泡澡加葛根：一般每次用葛根 50~100 克，加水熬汁，倒入浴盆，待其变温即可用。可清除皮肤老年斑和汗斑，使关节更灵活，肌肉收缩力更强，不易疲劳。

（3）泡澡加蓟草（大蓟、小蓟）：蓟草是一种菊科植物，具有止血散瘀的功能。将其洗净放入锅内，加水煎熬半小时左右，过滤去渣，变温即可洗浴。能止血散瘀，可增加皮肤弹性。

（4）泡澡加桑叶：将干桑叶 100 克左右放入锅内，熬 10~15 分钟后，倒入浴盆，待水变温即可洗用，对于皮肤粗糙者，浴后可使皮肤变嫩。

（5）泡澡加薄荷：取鲜薄荷 200 克或干薄荷 50 克放入锅内，加水熬取药液，倒入浴盆即可。能清热止痒，对皮肤发痒特别有效。

2. 常用的美容药浴方剂

（1）白芷木香药浴方

组成：白芷、桃皮、木香各等分。

功能：香体、祛风行气、通经活络。

用法：煎洗洗浴。

适应症：各种皮肤病均可适用。

（2）五枝药浴汤

组成：槐枝、桃枝、柳枝、桑枝各 1 把，桑叶 250 克。

功能：调养血脉，疏导风气。

用法：煎汤洗浴。

适应症：皮肤瘙痒、皮疹等，夏季使用效果最好。

（3）菊花浴头方

组成：菊花、独活、防风、细辛、川椒、桂枝各 25 克。

功能：祛风除热、去头皮屑。

用法：每次用药共 50 克煎汤洗头。

适应症：各种原因引起的头皮屑过多。

（4）枸杞枝叶汤

组成：枸杞枝及叶适量。

功能：通行血脉，嫩肤，令人神清气爽，肌肤光泽。

用法：煎汤洗浴。

（5）橘皮浴

组成：橘皮适量。

功能：理气化湿，舒筋活络，可以去除疲劳，释放压力。

用法：泡水洗浴。

（6）香醋浴

组成：香醋适量。

功能：活血排毒，嫩肤养颜，可以使皮肤光滑、洁白细腻，延缓衰老。

用法：泡澡时，在水中加入醋，

❀ 健康提醒

米糠浴能使皮肤光滑、细嫩，并且具有收敛、止痒、镇静、安抚等作用。常用于治疗皮肤瘙痒症、泛发性神经湿疹、药疹及红皮病等皮肤病。其具体用法是：在布袋内装入细米糠 1 千克，用水煎后倒入 36~37℃ 的浴水中，然后人体在其中浸泡 15~20 分钟，并且频繁用上述袋子擦手及全身皮肤。

◎ 养颜先排毒，中医也不俗

要说健康排毒，中医也有不俗的作用，关键在于你是否找到了适合自己的排毒方法。对那些脸上痘痘顽固、便秘严重的人而言，更是值得推荐。

1. 吃藿香为脾胃排毒

藿香其性微温，味辛，入脾、胃、肺经。现代药理研究证明，藿香含挥发油，油中主要成分为甲基胡椒酚、柠檬烯，能促进胃液分泌，增强消化力，使身体的毒素从肠道顺畅排出。《本草正义》言其"芳香而不嫌其猛烈，湿煦而不偏于燥烈，能祛除阴霾湿邪，而助脾胃正气，为湿困脾阳、倦怠无力、饮食不甘、舌苔浊垢者最捷之药"。

2. 天冬润肺又降火

天冬味甘苦、性大寒，又名天门冬、大当门根。干透者质坚硬而脆，未干透者质柔软，有黏性。它能滋阴润肺、止咳消痰，有效帮助排除肺部的毒素，同时还能降火、帮助排泄，主治肺结核、吐脓吐血、痰嗽喘促、糖尿病、咽喉炎、扁桃体炎、足下热痛、虚劳骨蒸、阴虚有火之症。煎汤，用量一般为6~15克。

3. 当归煎汤清肠胃

当归味甘、辛，性温，能润肠通便，用于血虚肠燥便秘，进食后能增强肠胃吸收功能，促进新陈代谢，利于身体废物的排出。同时其甘温质润，为活血、补血良药，能维持身体血液的正常循环，帮助血液排毒。煎服，用量一般为5~15克。

4. 使君子促进消化

使君子，性温味甘，入脾、胃、大肠经，具杀虫、消积、健脾的功效。能助饮食之运化，而疏导肠中积滞，且富有脂液，所以滑利流通，能帮助身体的毒素从肠道顺畅排出。以使君子为主治疗消化不良、食欲不振等十分有效，其方法是取使君子30克，厚朴、陈皮、川芎各5克，研为细末调匀，用蜂蜜调制成黄豆大小的丸，每次服4颗，以米汤送服。

5. 海松子润肺去燥

海松子性温，味甘，入肝、肺、大肠经。海松子的主要排毒功效是清除肺部的毒素，能滋阴、润肺、止咳，祛风通络，散寒除湿，补血养肝。与胡桃肉一起可以温养肺肾、润燥、止咳、化痰。二味相合，以蜂蜜相辅，补肾、润肺、止咳，适合于肺肾两虚之久咳痰喘。用量一般为 10 克。

6. 常食莲子能静心

莲子性味甘涩平，主要作用于心、脾、肾，能养心益肾，抑制心肌收缩力，减慢心率，扩张冠状动脉，松弛血管，降低血压，并有抗衰老、延长寿命的作用。莲子作为保健药膳食疗时，一般是不弃莲子心的，莲子心有清除心热、安神强心之功效。莲子的排毒元素也主要来自莲子心。用量一般为 6~12 克。

7. 体寒用红枣排毒

红枣归于补气药类，有润心肺、止咳、补五脏、治虚损的功效。胃肠道功能或消化吸收不好的人，就很适合常吃点红枣，以改善病情，增益体力，帮助恢复肠胃的正常排毒。红枣含糖量高，可以产生很多热量，体寒的人食用，可以改变体质寒冷的现状。

红枣含有的环磷酸腺苷能扩张冠状动脉，增强心肌收缩力。红枣成分中维生素 C 含量也很高，而且还含有山楂酸等营养素，研究证实，这些物质均有抑制癌症的效果，也就是说红枣有很好的预防癌症功效。一次用量一般为 15 粒。

◎ 要想不衰老，黑果不可少

黑色水果是近几年新兴的一类水果，其营养价值远高于同类品种。黑色水果因富含维生素、硒、铁、钙、锌等物质，而具有防癌、抗癌、抗氧化、抗衰老等功效，目前已成为国内水果市场上的新宠儿。

营养学专家介绍说，黑色水果之所以呈现出黑色外表，是因为它含有丰富的色素类物质，例如原花青素、叶绿素等，这类物质具有很强的抗氧化性。相比浅色水果，黑色水果还含有更加丰富的维生素 C，可以增加人体的抵抗力。此外，黑色水果中钾、镁、钙等矿物质的含量也高于普通水果，这些离子大多以有机酸盐的形式存在于水果当中，对维持人体的离子平衡有至关重要的作用。以下就几种常见的黑色水果作以简单介绍：

1. 桑葚

营养成分十分丰富,含有多种氨基酸、维生素及有机酸、胡萝卜素等营养物质,矿物质的含量也比其他水果高出许多,主要有钾、钙、镁、铁、锰、铜、锌。现代医学证明,桑葚具有增强免疫、促进造血红细胞生长、防止人体动脉及骨骼关节硬化、促进新陈代谢等功能。

桑葚味道酸美、多汁,但是品性微寒,因此女性来例假时要少吃,以防寒气过大,肚子疼痛。除生食外,桑葚还可做成桑葚布丁、桑葚蛋糕、桑葚果酱、桑葚水果沙拉等食用。

2. 乌梅

含有丰富的维生素 B_2,钾、镁、锰、磷等,现代药理学研究认为,乌梅是当之无愧的优秀抗衰老食品。此外,乌梅所含的有机酸还能杀死侵入胃肠道中的霉菌等病原菌。

夏天时,可以自制桂花乌梅汁,既营养又方便。将一小把乌梅加入水中,小火煮 40 分钟后,加入桂花、白糖,放凉后,便成为桂花乌梅汁。气味芬芳,口感酸甜可人,烦躁时可多喝,还有生津去火之功效。

3. 紫葡萄

葡萄本身就是一种营养丰富的水果。宋代的医书《备用本草》记述葡萄的作用为"主筋骨,温脾益气,倍力强志,令人肥健,耐饥忍风寒,久食轻身,不老延年,可作酒,逐水利小便"。

紫葡萄的保健功效更好。它含有丰富的矿物质钙、钾、磷、铁以及维生素 B_1、维生素 B_2、维生素 B_6、维生素 C 等,还含有多种人体所需的氨基酸,常食对神经衰弱、疲劳过度大有裨益。把紫葡萄制成葡萄干后,糖和铁的含量会更高,是妇女、儿童和体弱贫血者的滋补佳品。

4. 黑加仑

又名黑豆果。黑加仑富含多种营养物质,对人体健康具有很大益处,因此在欧洲和其他一些地方非常受欢迎。黑加仑含有非常丰富的维生素 C、磷、镁、钾、钙、花青素、酚类物质。目前已经知道的黑加仑的保健功效包括预防痛风、贫血、水肿、关节炎、风湿病、口腔和咽喉疾病等。

◎ 百合清毒嫩肤益颜色

百合，状似白莲花，它的鳞茎由二三十瓣重叠累生在一起，好像百片合成似的，所以称为百合。"百合"二字有"百事合心""百年和合"之意，我国民间自古以来就把百合看作团结友好、和睦相处的象征，它在我国的栽培历史已有一千多年。过去，民间每逢喜庆的日子，常用百合作为礼品相互馈赠。有的地方在儿女婚嫁的时候，必定要在妆奁（化妆及梳妆用品盒）中放上一个完整无损的百合，祝其百年好合，大吉大利。

百合味甘性平，作用平和，主要功用是清心润肺，兼有止咳、补中、益气、安神、通便、利尿的功效。《本草述》说"百合之功，在益气而兼之利气，在养正而更能去邪，为渗利和中之要药"。中医主要用它治疗肺燥咳嗽，肺病咯血，失眠多梦，更年期综合征等病症。

百合不仅是治病良药，也是营养丰富的滋补上品。据现代营养学研究，百合含有蛋白质、脂肪、淀粉、蔗糖、粗纤维、果胶、磷、钙、铁、维生素 B_1、维生素 B_2、维生素 C、胡萝卜素及多种生物碱等成分。

在美容方面，百合具有容颜减皱，防治皮肤病的作用。常吃百合，可增加皮肤的营养，促进皮肤的新陈代谢，使皮肤变得细嫩、富有弹性，可使面部原有的皱纹逐步减退。尤其对各种发热病愈后而面容憔悴，长期神经衰弱、失眠多梦及更年期妇女恢复容颜光泽有较好的作用。由于百合能清泻心肺之热，兼能通利大小便，所以对心火肺热引起的某些影响美容的皮肤疾病，如痤疮、面部湿疹、皮炎、疮疖等病，也有一定的防治作用。在夏季，百合也是一味清热防暑、润肺滋阴的佳品。与绿豆同煎，对预防痱子、治疗痱毒有一定疗效。

百合用于美容的服食方法很多，可将鲜百合鳞片漂洗后加糖煨烂，制成百合羹;百合与莲子等量炖成百合莲子汤,是人们喜爱的一种滋补美容方法;若用百合同瘦肉、鸡蛋制作成百合瘦肉汤、百合鸡蛋汤,更是既可美容又可食补的美味佳肴。

✿ 健康提醒

很多人都知道百合能治咳嗽,却不知秋燥引起的咳嗽有凉与温之别。如果是温燥引发的咳嗽,症状为:干咳无痰、咽喉发痒、口鼻干燥,此时服用具有化痰止咳作用的百合便可见效。但若是凉燥导致的咳嗽,症状为:咳嗽频频、痰液清稀、后背发冷,此时就不能服用百合类清凉的药物,而是应服杏仁、甘草、生姜、大枣等具有温肺润燥、祛痰止咳的中药。所以说,百合并非能治所有的咳嗽。

◎ 要抗衰老"藕"当先

蔬菜、水果在人类抗衰老过程中起着十分重要的作用。我国环境医学研究所有关人员曾对国内常见的 66 种蔬菜、水果的抗氧化活性进行了测定比较,结果发现蔬菜藕和水果山楂抗衰老的功能最强。

藕不论生熟,都具有很好的药用价值。中医认为,生藕性寒,甘凉入胃,可消瘀凉血、清烦热、止呕渴、解酒毒,适用于烦渴、酒醉、咳血、吐血等症。妇女产后忌食生冷,但不忌藕,就是因为藕有很好的消瘀作用,故民间有"新采嫩藕胜太医"之说。熟藕,其色由白变紫,有养胃滋阴、健脾益气的功效,是一种很好的食补佳品。而用藕加工制成的藕粉,既富营养,又易于消化,有养血止血、调中开胃之功效,实为老幼体虚者理想的营养佳品。

《随息居饮食谱》称:"藕以肥白者为良,生食鲜嫩,煮食者宜壮老。用砂锅桑柴缓火煨极烂,入炼白蜜,收干食之,最补心脾。"现代营养学研究证实,藕中不含胆固醇,却含有丰富的膳食纤维,每 100 克含有维生素 C44 毫克、维生素 E0.73 毫克、钾 243 毫克、钙 39 毫克及多种微量元素,可见藕是有益于人体的健康食品。

生食藕可将其洗净去皮，切为薄片，加白醋及白糖调味，清脆甘香，酸甜可口。熟食藕的方法更多，如将藕洗净去皮，用糯米填塞在藕孔内，蒸熟后切为厚片，撒上白糖及少许桂花，为"桂花糯米藕"，是具有江南特色的小吃。将藕切丝、青红椒切丝、水发木耳切丝、瘦肉切丝，加葱姜蒜及调料用旺火炒熟，就是"色、香、味、养"俱全的热菜"五彩藕丝"。

平时食用藕时，人们往往除去藕节不用。其实藕节是一味极好的止血良药，其味甘、涩，性平，含丰富的鞣质、天门冬素，专治各种出血，如吐血、咳血、尿血、便血、子宫出血等症。民间常用藕节六七个，捣碎加适量红糖煎服，用于止血，疗效甚佳。

煮藕时忌用铁器，以免引起食物发黑。食用莲藕，要挑选外皮呈黄褐色，肉肥厚而白的，如果发黑，有异味，则不宜食用。脾胃虚弱及患肺痨的人，可常食煮熟的藕。

初秋时节，天气比较干燥，人也容易上火，出现咽痒、干咳、眼涩、烦躁等不适，可以食用莲藕绿豆粥，具有降火、润燥、安神的作用。

莲藕绿豆粥

材料：莲藕、绿豆、大米。

做法：大米和绿豆适量，洗净后，煮粥；莲藕去皮，洗净后，切成1厘米宽的小块，焯水防止变色；待绿豆粥煮好后，加入莲藕块；待莲藕煮透后，可加盐或加糖调味，也可尝试清香本味。

✿ 健康提醒

莲藕能够健脾养肺，老幼妇孺、体弱多病者尤宜，特别适宜高热、吐血、鼻出血、高血压、肝病、食欲不振、缺铁性贫血、营养不良者。产妇多吃莲藕，能清除腹内积存的淤血，促使乳汁分泌。藕汤有止咳作用，直接饮用带皮莲藕榨出的汁，可治疗咳嗽。但是脾胃消化功能低下、胃及十二指肠溃疡患者忌食莲藕。

◎ 常饮蔬菜汁，养生又养颜

蔬菜汁来源丰富，制作简单，可随四季变化更换品种，是一种集保健、食疗、美容为一体的综合性天然饮品，被誉称为"植物之血"。

据测定，鲜蔬菜汁中含有丰富的多种维生素和矿物质，易被人体消化吸收，对老年人有增进体力、延缓衰老的作用。年轻女性若经常饮用生榨蔬菜汁，除能补充营养物质外，还能达到健身、减肥及美容养颜的效果。可经常饮用的蔬菜汁主要有以下几种：

1. 菠菜汁

菠菜性味凉、甘，无毒，有补血止血、止渴润肠、帮助消化、促进胰腺分泌等功效，对头晕、目眩、风火赤眼、糖尿病、便秘等症有疗效，特别对夜盲症功效卓著。菠菜汁质柔味美，富含多种维生素和铁、钙、锌等矿物质，常饮菠菜汁，可用来防治缺铁、钙、锌而引起的各种病症。但由于菠菜有点涩味，故不宜单纯榨汁饮用，可将其掺入其他鲜菜汁中，再加适量白糖饮用。

2. 西红柿汁

西红柿性味酸平、微甘，无毒，有清热解毒、凉血平肝的功效。其所含的番茄素，对各种细菌和真菌均有抑制作用；它还有生津止渴、健胃消食和利尿的功效。西红柿汁色泽鲜艳，营养丰富，味道酸甜，若将它与等量的西瓜汁混合同饮，不但味道更佳，而且对治疗糖尿病颇为有益。

3. 胡萝卜汁

胡萝卜性味甘平、微温，无毒，有健脾胃、助生津、益气补中之效，对小儿积食便秘有通便化滞功效。近代医学研究发现，胡萝卜还有降压、强心、消炎和抗过敏等作用。胡萝卜汁与其他菜汁混合同饮，滋味更美。将胡萝汁与牛奶各半掺和一起，既含有丰富的维生素，又含有大量的蛋白质和钙质，是一种健身佳品。

4. 白菜汁

白菜性味甘平，有解热除烦、通利肠胃之功。常服白菜汁可减少肠癌的发病率,对胃溃疡尤有显著疗效。取新鲜的嫩白菜,切碎、压榨取汁,就得到一种稍带甜味的淡绿色饮料,也可根据个人所爱,掺入其他蔬菜汁同饮。

5. 芹菜汁

芹菜性味甘凉,无毒,有降压利尿、凉血止血的作用,对高血压、头痛、头晕、小便热涩不利、风湿、妇女带下等症都有一定疗效。现代医学研究还发现,芹菜茎、叶中含有芹菜苷、挥发油等,并含有丰富的维生素,是一种天然增食欲、助消化、降血压的饮料。用芹菜榨汁时应注意,因芹菜叶较苦,应把它除去。另外,宜选用深绿色的芹菜,营养成分更丰富。饮用芹菜汁时,若加上几滴柠檬汁或其他鲜果汁,会使香味大增。

6. 黄瓜汁

黄瓜性微寒,具有清热利尿、防湿、滑肠、镇痛等作用。黄瓜含有多种维生素和矿物质,其所含的丙醇二酸,可抑制糖类物质转变为脂肪,故也是减肥佳品。黄瓜含水分较多,细嫩清香,特别适合榨汁饮用,是夏令解暑佳品之一。鲜黄瓜汁除可作饮料外,还可作为美容剂,发挥洁肤护肤的功效。

7. 荸荠汁

荸荠性味甘平,有清热化痰、降血压、通淋利尿等作用。荸荠中还含有一种抗菌物质——荸荠英,它对金黄色葡萄球菌、大肠杆菌及绿脓杆菌均有抑制作用。荸荠汁清香可口,可调和各种饮料的浓度,是天然饮料中常用的佐汁配料。

◎ 蔬果面膜 DIY,美丽又省钱

美容已经成为一种时尚,尤其是很多女性,将大把的金钱都投入到美容上,去美容院、买高档化妆品,可谓招数用尽,但最后的结果却不一定理想,有时甚至会引起不良反应。难道就没有既省钱又有效的方法吗?其实,我们完全可以自己在家制作天然蔬果面膜,不仅可以降低成本,保证材料天然、新鲜,同时还能享受自己动手的乐趣和成果。

1. 黄瓜美白面膜

材料：黄瓜半根、维生素 C 片、橄榄油 1 匙。

做法：(1)黄瓜洗净,去皮,搅拌成泥。

(2)维生素 C 片磨成粉,越细越好。

(3)黄瓜泥中加入维生素 C 粉和橄榄油后,一起搅拌均匀即可。

(4)洁面后,均匀涂抹全脸,敷面 15 分钟后,用温水洗净。

功效：平衡肌肤,控制出油,收缩细致毛孔,改善 T 字部位毛孔粗大、易出粉刺的状况,并有滋润美白的效果。

2. 西红柿祛痘面膜

材料：西红柿 1 个、柠檬 1 个、鸡蛋 2 个、蜂蜜 1 匙、粗盐 1 匙。

做法：(1)柠檬、西红柿洗净去皮、榨汁备用。

(2)将鸡蛋用过滤勺分离蛋黄和蛋清,取蛋清备用。

(3)蛋清内加入粗盐打至起泡。

(4)再加入蜂蜜、柠檬汁、西红柿汁搅拌均匀即可。

(5)洁面后,均匀涂抹全脸,敷面 5 分钟后,用温水洗净。

功效：有助于去除肌肤上的黑头粉刺及油脂,抑制痘痘产生,滋养肌肤,呈现嫩滑、清透的质感。

3. 水梨保湿面膜

材料：梨 1 个、酸奶 2 匙、麦片 1 匙。

做法：(1)梨洗净榨汁备用。

(2)将酸奶、梨汁和麦片搅拌成糊状即可。

(3)洁面后,均匀涂抹全脸,敷面 5 分钟后再轻揉 5 分钟,用温水洗净。

功效：能迅速排出油脂,清洗污垢和毒素,紧实毛孔,让肌肤更健康,并且促进细胞的新陈代谢,使细胞吸收水分和营养,清爽不油腻。

4. 胡萝卜补水面膜

材料：胡萝卜1根、鸡蛋2个。

做法：(1)胡萝卜洗净去皮,榨汁备用。

(2)将鸡蛋用过滤勺分离蛋黄和蛋清,取蛋黄备用。

(3)将胡萝卜汁和蛋黄一起搅拌均匀即可。

(4)洁面后,均匀涂抹全脸,敷面15分钟后,用温水洗净。

功效：胡萝卜含有丰富的维生素A和大量的水分,能有效补充肌肤皮层下细胞的水分,防止细纹的产生；蛋黄可收缩毛孔,使肌肤细致光滑。

5. 菊花除皱面膜

材料：干菊花5克、珍珠粉1匙、鸡蛋1个。

做法：(1)把干菊花磨成粉。

(2)将鸡蛋用过滤勺分离蛋黄和蛋清,取蛋清备用。

(3)将干菊花粉、珍珠粉和蛋清一起搅拌均匀即可。

(4)洁面后,均匀涂抹全脸,敷面20分钟后,用温水洗净。

功效：滋润肌肤,预防肌肤老化,有效抚平眼角细纹。

6. 西瓜清凉柔肤面膜

材料：西瓜1片、鸡蛋1个、面粉少量。

做法：(1)将鸡蛋用过滤勺分离蛋黄和蛋清,取蛋清备用。

(2)将西瓜、蛋清和面粉适量加入料理机中搅拌均匀即可。

(3)洁面后,均匀涂抹全脸,敷面10分钟后,用温水洗净。

功效：西瓜面膜可让人精神立刻为之一振。红红的西瓜,可以给肌肤好多的水分和养分。可避免黑色素沉着生成,增加皮肤的美白效果。西瓜含有能增加皮肤光泽的蛋白酶,可增加皮肤弹性,减少皱纹,给皮肤增加亮丽光泽。

✿ 健康提醒

对于皮肤敏感的人,如果试用过很多护肤品都不是太理想的话,不妨尝试用一下橄榄油兑清水护理皮肤,这种方法可在晚上当作洁面产品使用,洗脸后既滋润又不会敏感。具体方法为:将1茶匙冷榨精纯橄榄油倒入100毫升冷开水中,再加入1茶匙纯牛奶,充分搅拌,制成橄榄油洁面水。注意,橄榄油与冷开水的比例一定要保证在1∶10以上,牛奶主要起调和油、水的作用。

洁面前,先用温水把脸上的油污洗净,以干毛巾轻轻拭去水分,再用化妆棉蘸取适量的调和品,轻拍面部后,用手轻轻作局部打圈按摩清洁,如鼻翼、嘴角等部位,但容易敏感的部位不要按摩。2~3分钟后,用温水洗净即可。如果觉得皮肤有些油,可以不必在意,过一会儿皮肤会自然吸收,感觉非常润泽。

◎ 女人美颜,按摩四大"穴位"

如玉之润,似绸之柔,哪个女人不想自己的容颜永远粉嫩白皙、水润鲜活呢?别着急,我们每个人身上都有几个养颜美容的"穴位保镖",用好它们,在岁月的转换中,你的美一样会自然、持久。

1. 足三里穴

足三里穴可谓是女人养颜的第一大"保镖"了,为什么这么说?足三里属于胃经,是治疗脾胃疾病的常用穴位。脾胃是后天之本,吃到肚子里的食物和水,都要经过脾胃运化出营养,然后供应全身。脾胃在身体里的作用,就好像是食品加工厂,食品加工厂工作不正常,食物供应不足,身体就会忍饥挨饿,进而容颜憔悴、面色无华。人的呼吸、心血管、泌尿系统的疾病,妇科疾病,虚劳羸瘦,诸虚不足等,都有可能因为脾胃功能不好而引发,所以但凡由于脾胃功能不足引起的健康问题,都可以用足三里穴保健、治疗。人体好比一个摩天大厦,脾胃就是大厦的根基,脾胃好,人的健康才能根基永固。足三里穴就是脾胃的贴身"保镖",所以爱美的女士们要用好足三里穴。

足三里穴在哪里呢?你可以坐着找它。先坐正,膝部成直角,用自己的手掌按在与手掌同侧的膝盖上,虎口围住膝盖上缘,除大拇指外的其余四指朝下,食指按住膝盖下的胫骨,中指尖处就是足三里穴。或者,弯腿,把四指并拢放在膝盖下,小腿骨外侧一横指即是。

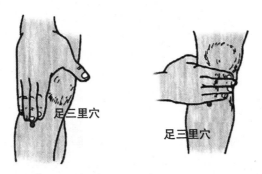

足三里穴   足三里穴

这个穴位很好用,没事了按揉按揉就行,不用在意按摩的手法和次数。也可用艾灸。买根艾条,然后将艾条点燃,点燃的一端对着足三里穴,离皮肤3厘米左右远,以该处皮肤感到温热为度,每次灸15分钟左右,可以经常灸。

2. 血海穴

女子以血为本,若要面若桃花,不可不养血补血。怎么养血呢?除了日常注重饮食营养,保证生产血液的物质供应外,还可以充分利用穴位。血海穴就是个养血补血的"明星"。血海穴属于脾经,中医认为脾统血,该穴位是血所汇集之处,统治各种与血相关的病症,养血补血效果自不待言。

怎么使用血海穴呢?最简单的就是自我按摩,没事的时候经常揉按就可以了。血海穴的取穴手法及图示见本书第158、159页。

3. 太溪穴

我们先来看看太溪穴这个名字。"太",是大、多的意思;"溪",是溪水。合起来的意思大致就是溪水很多。这对女人养颜有什么好处呢?不是有那句话吗?"女人是水做的",肌肤要水嫩;自然离不开水的滋养。太溪穴就是身体里提供"水源"的重要穴位。

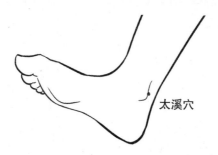

太溪穴

在人的五脏六腑中，肾属水，藏精，如果肾虚，身体里的水不足以控制住火，心火旺盛，人就会出现诸如失眠、上火、口渴、便秘、皮肤干燥、面色晦暗等一系列问题，养颜便无从谈起。太溪穴是肾经的原穴，就好像是储藏肾气的仓库，人体肾气不足，从仓库里调拨就可以了。所以，美女养颜，不可不用太溪穴。另外，太溪穴也是补元气的大穴，常用太溪穴，人体元气充足，整个身体状态都会好。

太溪穴的位置很好找。它在足内侧，足内踝的后方。跟腱与内踝尖之间的凹陷处就是太溪穴。

太溪穴的使用方法也很简单，按摩和艾条灸都可以。没事的时候就多按摩按摩，或者用艾条灸15分钟，经常艾灸它，自然肾气充足，面色红润水嫩。

4. 神门穴

神门穴，听名字就知道，它是养心安神的重要穴位。神门穴属于心经，中医认为，心主神明，心藏神，凡是与神志有关的各种健康问题都可以用神门穴治疗。神门穴是心经的原穴，其作用大约相当于储藏心经之气的仓库。现代女性工作压力大，常常会有一些神志方面的问题，如失眠、健忘、烦躁等，时间一久，人便会神疲乏力、容颜憔悴。怎么办呢？养心安神啊，神门这个穴位"保镖"就可以随时派上用场。

神门穴在哪里？它在手腕上。手掌小鱼际上角有一个突起的圆骨，其后缘向上能够摸到一条大筋，其外侧缘与手腕上靠近手掌的那条横纹的尺侧端

（小拇指那侧）的交点处就是。经常按揉神门穴，既安心神，又养容颜，一举
多得。

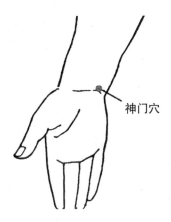

神门穴

特别需要说明的是，女性用上面的几个穴位保健养颜，不必每次把所有穴
位都按摩完，可以随机选一两个按摩，经常按摩就好。

◎ 皮肤粗糙、长痘不用愁

皮肤粗糙、长痘痘是每一个爱美的人最烦恼的事，护肤品用了不少，可效
果并不好。其实再高档的护肤品也只是治标不治本，中医经络学专家认为，要
想从根本上解决皮肤的问题，就要从体内入手，经络和饮食双管齐下。

1. 脸颊、前额长痘

脸颊、前额上老长痘痘，而且颜色偏红，口气重，肚胀，有时还有便秘。这
是胃火旺造成的。胃火沿着胃经上传至脸颊、前额，所以这些部位长痘。改善
的方法就是按内庭穴、天枢穴。

找准穴位：内庭穴在两脚背上第二和第三趾结合的地方。要每天用手指
肚向骨缝方向点按200下，力量要大，早上7~9点最佳，因为此时胃经经气最盛。

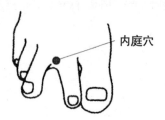

内庭穴

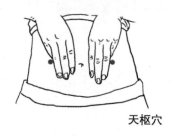

天枢穴

天枢穴距离肚脐三个大拇指的宽度,肚脐左右各一个。要用大拇指指肚按天枢穴,力量稍微大点,按在穴位上轻轻旋转。

操作方法:早上起床,先用大拇指点按两侧内庭穴2分钟,泻胃火。再按揉两侧天枢穴2分钟,通便。饭后半小时,再按揉天枢穴2分钟,养胃。这种刺激不拘季节,每天都可以用。

2.额头两边长痘

额头两边,甚至头发里都长痘痘,平时经常郁闷,或者脾气很坏,动不动就想发火,睡觉起来嘴里发苦。这是肝气郁结引起的。这时要求助的是太冲、气海穴。

找准穴位:太冲穴在脚背大拇指和第二趾结合的地方向后,在脚背最高点前的凹陷处。每天睡觉前用手指按揉两侧穴位,直至产生酸胀的感觉。

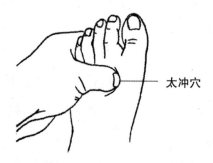

太冲穴

气海穴在肚脐正中向下1.5寸,可以先四指并拢取脐下三寸,此处与肚脐连线的中点就是气海穴。刺激方法是用大拇指按,力量稍微大点。

操作方法：每天睡前先用手指点按气海穴 2 分钟,再按揉两侧太冲穴 2 分钟。心情不好时,太冲穴的刺激可以延长到 4~5 分钟,边按揉边深呼吸。

3. 脸色偏黄无光

有些女孩经常给人灰头土脸的感觉,脸色偏黄,没有光泽,像蒙了灰尘,但是怎么洗也洗不干净。并且平时情绪不好,遇事犹豫不决。这是胆经出问题了,这时要敲胆经,配合揉太冲穴。

找准位置：胆经是最长的一条经,走在身体的两侧。最简便的刺激胆经的方法是坐着的时候,两个拳头分别敲打两腿的外侧,要从上向下顺着经络的方向。

操作方法：敲打胆经 5 分钟左右,至两腿两侧胆经部位微微发热,然后点揉两侧太冲穴 2 分钟(参见本书第 122 页)即可。

此外,注意保持心情舒畅,有助于解肝胆之郁。

4. 脸色苍白少光泽

有的人一年四季脸色苍白,无光泽,整天无精打采的,常常有头昏眼花、拉肚子的症状,这是因为脾胃功能弱。脾胃功能弱的时候,容易消化不良,气血生成少,不能滋养皮肤,脸上就没血色,没光泽,还会头晕眼花。增强脾胃功能最好的穴位就是足三里穴(图示见本书第 119 页)。

操作方法：用大拇指或者中指按揉足三里穴 3~5 分钟,或者用按摩锤之类的东西敲打,使足三里有酸胀、发热的感觉。时间最好选在早上 7~9 点,这时胃经气血最旺盛。还可以用艾灸,把艾条点燃后,放在离皮肤 2 厘米高的地方,让足三里穴有温热的感觉但又不觉得很烫,每次灸一根或者半根艾条即可。

5. 皮肤粗糙

有的女孩皮肤粗糙,并且常起一些密密麻麻的小疙瘩,尤其是胳膊和腿上很多,摸起来棘手,夏天不敢穿裙子和短裤。这是因为肺的功能不好。要想达到标本同治的效果,就要找列缺穴。

操作方法：两手虎口交握,右手食指在左腕背部,食指尖下凹陷处就是列缺穴,找到之后直接用食指按压3分钟就可以。反向取对侧穴位进行按压,除了手指按压,还可以用热毛巾敷,或者用艾条灸。

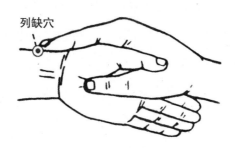

列缺穴

每个爱美的女人都希望拥有一头乌黑亮丽的秀发。

在正常情况下,一个人每天都有头发脱落,同时又有新的头发在生长,脱落和生长的头发数量大致相等。如果新生的头发生长数量少于脱落的头发,就会使头发的新陈代谢失去平衡,出现头发逐渐稀少甚至秃头的现象。

爱美的女性,如果出现这种情况该怎么办呢? 求医问药当然是最好的选择,但是如果能掌握一定的经络疗法,也可起到非常积极的作用。针对上述这种现象,应该采取怎样的经络疗法呢?

第一步:将手指合拢,指尖轻轻按在太阳穴上,以顺时针方向打圈6次;再以逆时针方向打圈6次。

第二步:将双手并放在额头上,以排列整齐的手指指腹,从眉心中线开始按压,到额头中线、头顶中线、头顶中央和枕后发际凹。

第三步:将双手并放在额头上,以排列整齐的手指指腹,从眉心中线开始轻轻地往两侧按压,一直到达太阳穴为止。此动作重复做6次。

第四步:以双手四指指腹,从后脑枕骨开始,用轻而深的向上螺旋动作按摩头皮,逐渐往上走,一直到按摩完整个头皮为止。直到感觉头皮已经放松、消除紧张感即可。

第五步:将两手盖住两耳,手指放在脑后,左右两手的手指要尽量靠拢,接着用四指像钢琴一样弹打后脑勺,心里默数 36 下。

第六步:接着,将双手张开,手指插入头发里,尽量贴着头皮,接着用力将手掌紧闭握拳,拉撑头发。持续这个动作直到整个头皮都拉撑过了为止。

第七部:最后,做个"梳发"动作。方法是将双手十指微屈,由前额发际将头发梳往脑后,一面梳理头发一面摩擦头皮。重复此动作至少 10 次。

✳ 健康提醒

不少人认为,头发泛黄是天生的,不可能改变,其实,只要摄取适当营养,避免过度日晒、烫发、卷发、染发,头发色泽仍可改善。阳光中的紫外线会破坏存在于头发皮层中的黑色素,而使头发变得枯黄、无光泽;强碱性的烫发剂也会破坏头发的组织结构,致使头发变色。所以,防止头发泛黄的关键在于避免过多日晒和烫发。

第六章

健康与苗条同行：中医教你减肥瘦身

随着人们生活水平的提高，肥胖的人日益增多了。血脂高、胆固醇高、脂肪肝、肥胖型高血压、心血管病、脑血管病等为临床所常见，发病率有上升趋势。其中一些人吃减肥药减肥又大伤元气，使减肥瘦身成为一种痛苦而无效的过程。运用中医中药辨证施治，能获得良好的减肥瘦身效果。

◎ 中医减肥，享"瘦"健康

很多女性都渴望拥有一副苗条秀美、充满青春动感的迷人身材，为了实现这个理想，她们想尽一切办法去减肥，可最终效果并不佳。其实减肥也并非只是为了有一苗条的身材，更多是为了健康。并且，在实施减肥计划时，只有先看清自己的类型再去采取行动，这样才不会让你走入减肥的误区，使你达到事半功倍的效果。

1. 胃热痰瘀型肥胖

有些人有喝酒、吃辛辣食物的习惯，大街小巷的辣味小吃常常是这些人逛街时的首选。嗜酒、嗜食辛辣容易助热，让体内如有一把火，越吃越渴。长期这样容易造成胃热痰瘀型肥胖，这种肥胖是由胃热（即胃火）引起的。根据研究显示，肥胖人群中有 36%~38% 的人属于这一类型。

这类肥胖者肌肉结实，容易口渴，而且食量大，爱吃冰。虽然这类人为数较多，但是最容易减去体重，而且复胖率不高。

中医给这类人的减重方法是清热化湿通腑，食物选择上，应以白菜、芹菜、莴苣、竹笋、莼菜、莲藕、苦瓜、马齿苋、马兰草、荸荠、鸭梨等为主。食谱选择上白菜豆腐汤、凉拌藕丝、鸡蛋炒马齿苋、猪肉炒苦瓜等较为合适。

此外，也可借助耳针或针灸神门穴抑制食欲，减少热量摄取。因为针灸通过针刺人体某些穴位，可以使胃蠕动减弱，抑制胃酸分泌，延长胃排空时间，促进机体脂肪代谢，消耗积存的脂肪。

需要叮嘱的是，这类肥胖的人应该少吃几口饭，多食用青菜、瓜果等凉性食物；减少日晒，多做温和的运动，因为体热的人本来就阳气盛，如果在阳光下暴晒，相当于雪上加霜。多做静态运动，如瑜伽，有利于调节体内器官功能，让体内的燥热之气渐渐平息下来。

2. 肝郁气滞型肥胖

有一类肥胖人有郁闷叹气、失眠多梦、易紧张烦躁、经常觉得疲倦的表现，女性还有月经失调的现象。

有上述现象的肥胖者属于肝郁气滞型肥胖。中医认为，肝是我们的将军器官，也是调节脂肪代谢的重要器官，情绪不稳会导致其运作失衡，使自律神经功能发生紊乱，造成肥胖。出现这种类型的肥胖，原因之一是现代女性工作忙碌，压力大，情绪不稳定，经常把食物当作安慰剂。

情绪转换调整，是这类人群的减重必修功课。除此之外，平时可以喝点疏肝理气的玫瑰花茶、桂花茶或是陈皮茶，可以和缓情绪。用新鲜百合（中药房可买到干百合）入菜，一样可以缓解紧张情绪。对这类型肥胖的减肥方式，以疏肝理气的逍遥散中药等为主。针灸则使用负责调节情绪的肝经穴位，如太冲穴、太溪穴等。

3. 脾虚湿阻型肥胖

很多女性朋友生完小孩后会有不同程度的发胖，这是产后脾虚湿阻型肥胖。脾虚湿阻型肥胖多出现于产后妇女。此类肥胖的人多肌肉松软，容易疲倦无力，四肢浮肿，食欲差。

脾虚湿阻型肥胖的人因为脾系统功能较差，通常可以使用强化脾脏功能的药物,如黄芪、茯苓等,平时可以多吃些帮助水分排出的食物,如薏仁、红豆。另外多运动,锻炼肌肉。

4. 肝肾两虚型肥胖

俗话说:"有钱难买老来瘦。"老年人肥胖也是一个不容忽视的现象。肝肾两虚型肥胖就是老年人常见的一种肥胖。这一类肥胖的人年龄通常超过50岁,并有高血压、糖尿病等慢性疾病,尽管少吃但体重仍然上升。

此类人减重和治疗的重点在于补肝肾。多补充有益肝肾、延缓老化的食物,如黑豆、黑芝麻、海参等。黑豆、黄豆也有健脾效果,可以煮成饭做营养早餐;补脾肾的龟苓膏或枸杞茶也可当作点心,不但可以解老年人的馋,而且对健康也有帮助。

治疗一般使用一些六味地黄丸、何首乌、女贞子等中药。此外,肝主筋、肾主骨,肝肾功能衰退会导致人体出现骨质疏松或关节酸痛,可以在饮食中补充一点黑芝麻,可以滋补肝肾。

✿ 健康提醒

舌头上的味蕾长时期被舌苔遮盖,会使味觉变得迟钝,令人不自觉地多吃了食物,使体重呈上升趋势。如能每天早晚进餐后各擦舌一次,能增加唾液分泌,帮助消化。擦舌时,可以横握牙刷,由舌根轻柔地擦向舌尖10次左右。

◎ 瘦身新时尚,中药来帮忙

传统中医认为,肥胖与痰、湿、气虚等有关,如"肥人多痰湿""肥白人多湿""肥人沉困怠惰乃气虚"等。而中药减肥,大都从益气、健脾、化痰等着手,利用中药的优势,通过益、消、泻的方法,调整人体各器官恢复原有功能,将人体多余的脂肪转化成能量,恢复人体能量代谢,从而达到健康瘦身的目的。

这里向大家介绍几款简单有效的中药瘦身药方。

1. 荷术汤

荷叶、苍术、白术、黄柏、牛膝、薏苡仁、黄茂、桂枝、木瓜、茯苓、泽泻、山楂、车前草、虎杖、夏枯草、甘草各 10 克，水煎服。主治高脂血症、高血压型肥胖症。

2. 三花减肥茶

玫瑰花、茉莉花、玫瑰花、川芎、荷叶各 9 克，研末。每日取 3 克，80~100℃水冲泡，每日 2~3 次，亦可早晚服，连服 3 个月。主治单纯型肥胖症。

3. 实消痞丸

枳实 15 克，厚朴 10 克，党参 15 克，白术 10 克，茯苓 10 克，甘草 10 克，白芥子 10 克，莱菔子 15 克，泽泻 10 克，山楂 30 克，首乌 30 克，大黄 15 克。头痛头晕者，加川芎 10 克，菊花 10 克；大便干燥难解者，加芒硝 15 克冲服。每日 1 剂，每次煎取 200~300 毫升，分 2~3 次服，3 个月为一疗程。主治高脂血症型肥胖症。

4. 防己黄芪汤

防己 6 克、黄芪 15 克、白术 10 克、炙甘草 9 克、生姜 6 克、大枣 4 枚。水煎服，每日 2 次。主治肌肉结实型肥胖症。

5. 还童茶

槐角 30 克。开水冲服，每次 1~3 克，每日 3~4 次。主治年老体弱肥胖症。

6. 消痰健脾汤

枳实、白芥子、防己、杏仁各 9 克，白术、茯苓、大腹皮各 12 克，冬瓜皮、泽泻、赤小豆各 15 克，法半夏 6 克，陈皮 5 克。日服 1 剂，早晚服 1 次，疗程 1 个月。主治脾虚痰盛型肥胖症。

7. 轻身一号

黄芪 15 克、防己 9 克、白芷 9 克、川芎 9 克、首乌 15 克、泽泻 10 克、山楂 10 克、丹参 20 克、茵陈 15 克、仙灵脾 6 克、生大黄 3 克。水煎服，每日 2 次。主治单纯性肥胖症。

8. 平陈汤

槟榔 75 克，厚朴 15 克，酒军 7.5 克，青皮 15 克，苍术 15 克，半夏 15 克，云苓 15 克，枳壳 15 克，白芥子 10 克，焦楂 15 克。日服 1 剂，早晚各服 1 次，疗程 1 个月。主治脾虚湿盛型肥胖症。

✻ 健康提醒

爱美的女性中，有很多人都知道利用中草药来减肥，但这些天然的植物并不像想象中那般简单，对症下药才是最重要的。如决明子、荷叶等药物，虽都有减肥功效，但具体到不同原因的肥胖、不同体质的瘦身男女，就另当别论了。

◎ 西红柿瘦身效果好

由于西红柿不含任何的脂肪，且内存的糖分含量并不高，所以利用西红柿代替零食来满足口欲感，不但能出现明显的减重效果，而且它所含的维生素和茄红素，亦有助于维持健康，远离病痛的困扰。另外，因为西红柿还拥有丰富的食物纤维，能够帮助排便代谢。

1. 西红柿瘦身的五大好处

（1）热量极低：西红柿每 100 克只有 16 卡路里的热量，一个 250 克的中型西红柿，一共才 40 卡路里。

（2）富含维生素 A、维生素 C 及其他营养素：维生素 A 会令皮肤保持健康。而一个西红柿已经含有一个成年人一天所需的维生素 C（50 毫克），可以增强身体的抵抗力。同时，西红柿里的铁质、柠檬酸等，还可预防贫血、消除疲劳及强化血管。

（3）可抗氧化：西红柿中的茄红素可以令身体发挥抗氧化功能，抵抗衰老及空气污染所害。

（4）去油力特强：西红柿含有丰富食物纤维，可以吸附肠道内毒素，再排出身体。饭前吃一个西红柿，更可以阻止食物中的脂肪被身体吸收及有助脂肪燃烧。

（5）可以防癌：西红柿含有大量的茄红素，可以减少口腔、咽喉、食道、胃、大肠及直肠部位肿瘤的发生。

2. 西红柿减肥的吃法

用西红柿瘦身，应该怎样吃，什么时候吃，吃多少呢？

（1）饭前吃：西红柿瘦身提倡饭前吃一个西红柿，其中含有的食物纤维不为人体消化吸收，在减少米饭及高热量的菜肴摄食量的同时，阻止身体吸收食品中较多的脂肪。西红柿独特的酸味还可刺激胃液分泌，促进肠胃蠕动，以帮助西红柿中的食物纤维在肠内吸附多余的脂肪和废弃物一起排泄出来。对于寒性体质或胃肠虚弱的人则可选择加热过的西红柿或西红柿汁。

（2）作午餐和晚餐：也有人说，午餐和晚餐只吃西红柿，不吃饭食，仅仅早餐吃一顿高热食物，连续进行一周，但每月只能进行一次，这样一月可以减掉2~5公斤的体重。不过，一日三餐中有两餐完全不吃一点主食，恐怕实行起来肚子会有意见。比如日本人的方法是每餐饭前吃西红柿，能吃多少就吃多少，先把地盘占住再说，然后吃饭，吃多少算多少。

此方法的原理：一般女性一餐平均摄取约600卡路里，若其中一或两餐（早餐、午餐或晚餐）以西红柿代替，便可至少减少吸收数百卡路里，这样不会有太大压力，又不致令身体缺乏营养，比起每日三餐正常合共摄取1800卡路里少了很多，这样便可达到瘦身的效果。

食用西红柿可以做出多款配搭，但切忌用煎、炸、烤的烹调方法，蒸、灼或将西红柿煲汤饮用均可。

（3）代替晚餐：有人认为最好的西红柿减肥法是早餐同午餐照食并要尽量注意营养，晚餐就用1或2个西红柿代替，全天的热量可控制在1400千卡以下。这样坚持下来，肯定会成功减肥。

✿ 健康提醒

西红柿虽然是个好东西,但从中医的角度来说,大部分的蔬菜水果都是寒性食品,如果身体属虚、寒、湿的人,就不宜多吃西红柿。另外,女生如果是过敏体质的话,在生理期内也不适合吃西红柿。

◎ 小豆子,大减肥

豆子家族庞大,有许多种豆子,不同的豆子又各有自己的减肥高招,现在就让我们来看看以下豆子的几种减肥法吧。

1. 纳豆能瘦身

纳豆源于中国,以黄豆为原料,经枯草芽孢杆菌发酵制成。在大型超市买的纳豆可直接吃或拌淡酱油食用,有瘦身效果;在 50 克的纳豆中加入一些辛香料,不仅风味独特,瘦身效果还会加倍;将 50 克纳豆与葱花拌和,可令血液循环更加畅通;将 50 克纳豆与普通泡菜同食,能促进正常的肠胃功能,不仅能瘦身,还能帮助大便通畅,防止便秘;将 50 克纳豆与白萝卜泥混合食用,可增加饱腹感,令饮食的总热量降低,帮助瘦身。

2. 红豆消肿减肥法

红豆富含维生素 B_1、维生素 B_2、蛋白质及多种矿物质,有补血、利尿、消肿等功效。多吃可预防及治疗脚肿,有减肥之效,特别有瘦腿作用。其内含的石碱成分可增加肠胃蠕动,减少便秘,促进排尿,消除心脏病或肾病所引起的浮肿。

虽然红豆是营养成分极高的碳水化合物,但在消化过程中,其豆类纤维易在肠道发生产气现象。因此肠胃较弱的人在食用红豆后,会有胀气等不适感。

通常来讲,对于那些经常水肿的人来说,红豆是最安全有效的减肥方法。因为红豆有着强效的消肿功效,并且还可以补血,强身健体,因此,减肥强体两不误,帮助减出健康窈窕好身体。

鲤鱼红豆冬瓜汤

做法：鲜鲤鱼1条（约1000克），冬瓜250克，红豆150克。红豆洗净，入锅加清水，旺火烧开后改用文火煮至半熟时，加鲤鱼、冬瓜煮至熟烂即成，不加调料淡食。

此方由《外台秘要》消肿利水之名方化裁而来。鲤鱼可利水消肿、下气止咳、退黄；红豆、冬瓜有利水除湿、解毒和血的功效。因此十分适合作为减肥餐。同时，从临床的角度，本方也适合于营养不良性水肿和肝硬化腹水者。

✤ 健康提醒

豆子具有低热量、高纤维及利尿等三大特质，可谓减肥的明星食品，不过需要提醒的是，因为豆子的嘌呤含量较高，有痛风、尿酸过高、限制磷成分摄入的慢性病人，就不适宜使用豆子减肥法。

◎ 由"喝"迈入瘦身生活

当身体内水分不足时，体内就容易囤积老化的废物，排不出去的废物越来越多，使得身体机能变差，小毛病出现，身材也日趋肥胖。只要每天多"喝"几杯，帮身体补充足够的水分并增加养分，就能开始迈入瘦身的生活，这么简单的方法怎么能不赶快尝试！

1. 排水消肿药草饮

喝药草茶解决下半身的浮肿烦恼，只要每天早晚多喝一杯300~500毫升的药草茶，就能帮拉警报的浮肿下半身找回苗条春天。

（1）茯苓：消水肿的优选药材。茯苓益气健脾，为利水渗湿的药材，适合下半身水肿型的人作为减肥材料。

（2）车前子：利于体内水分的排除。车前子是车前草成熟的种子，性味甘寒，入肾、肝、肺经，有利水、清湿热的作用。

（3）薏苡仁：代谢水分并补充营养。含有钙、钾、铁、维生素 B_1，可代谢体内多余水分，为消肿的佳食良药。

（4）小茴香：水分、废物通通清除。小茴香是制作许多综合香料的主原料，减肥方面，有利水、排除代谢废物的效果。

（5）马鞭草：很多瘦身霜都有添加此药物成分。具有清热解毒、活血散瘀、利水消肿的作用，还有放松神经系统，缓解忧郁和紧张情绪的功效。

2. 喝茶减肥，轻松"享瘦"

中医认为，茶叶具有清热、利水、化痰、消食的作用。当吃了脂肪类食物后，喝上一杯浓茶，就会觉得胃部很舒服。而且，茶叶能起到减肥效果。古人认为，茶叶之所以能减肥，是因为它能涤肠胃一切垢腻。《食疗本草》说："茶叶久食令人瘦，去人脂。"

每个女人都想减肥，而且都想找那种不用节食不用运动的懒人减肥方法。其实，不妨可以试试喝茶减肥，也许数日之后，你就能体会到喝茶的神奇减肥功效。

（1）普洱茶

普洱茶清热利水，化痰消食，温养脾胃，同时还有很好的减肥瘦身功效，自然是减肥茶中的首选，只是普洱茶的冲泡知识普及不高，常被爱美的女士们忽略。其实一杯普洱茶只含有约 4 大卡的热量，而喝纯的普洱茶则被称为最有效也是最健康的减肥方法。普洱茶中的咖啡因能帮助提高身体燃烧脂肪的能力，而茶多酚则能更有效地分解和消化多余的脂肪。

减肥建议：取适量普洱茶用开水冲泡，三餐前各喝上一杯。

怎样鉴别普洱茶的优劣？通过观察普洱茶的外形、汤色、口感，辨别普洱茶的好坏与等级。首先看外观，不管是茶饼、沱茶、砖茶，或其他各种外型的茶，先看茶叶的条形是否完整，叶老或嫩，老叶较大，嫩叶较细。若一块茶饼的外观看不出明显的条形（一片片茶叶形成的纹路），而显得碎与细，就是次级品制作的。第二要看茶叶显现出来的颜色，是深或浅，光泽度如何。正宗的是猪肝色,陈放五年以上的普洱茶就有这样的黑中泛红的颜色。第三看汤色。好的普洱茶,泡出的茶汤是透明的、发亮的,汤上面看起来有油珠形的膜。不好的普洱茶,茶汤发黑、发乌。第四要闻气味。清香味出不出的来,有没有回甘。陈茶则要看有没有一种特有的陈味,是一种很甘爽的味道。若可以试泡的话,看泡出来的叶底完不完整,是不是还维持柔软度。还有,以茶饼而言,也要注意是否内外品质如一,而不是那种好茶在外茶渣在内"盖面茶"。

（2）柠檬茶

柠檬茶不仅瘦身,而且富含维生素C,对保持皮肤张力和弹性十分有效。同时,柠檬茶还可以解渴并且冲淡想吃东西的欲望,因此可以有效控制暴饮暴食。

减肥建议:将两片干柠檬片或新切的柠檬片用开水泡开,每天可以多喝几次。

用柠檬泡水喝,有四点想提醒大家:1. 一定要淡,一大片带皮柠檬泡一扎水,能倒3~4小杯。这样的柠檬水没有很浓的酸味,不加糖或蜂蜜即可饮用,所含能量几乎可以忽略不计。2. 一定要带皮,因为柠檬皮含有很高的类黄酮化合物,柠檬精油也主要在皮里面。3. 切片一定要薄,否则柠檬皮中的香气成分不容易泡出来。4. 最好用温水泡,如果水温太低,香味不容易泡出来。 需要说明的是,柠檬的酸性较强,维生素C在酸性条件下耐热性较好,即使用高于60℃的水也不会有很大损失。经常有人问,柠檬每次才用一片,剩下的怎么存? 柠檬久存后表面会变干,但内部仍然多汁,放一个月都没有问题。柠檬的切口处可以涂些蜂蜜来保水,用保鲜膜包上,可以在保鲜盒里放两三天。

（3）荷叶茶

中国自古以来就把荷叶当作减肥的良药之一。因为荷花的根和叶都有利尿、通便的作用。

减肥建议:取适量荷叶茶,用开水冲泡,每天喝三至四次。

冬瓜荷叶汤

鲜冬瓜 500 克、鲜荷叶半张、食盐适量。将冬瓜削皮、去瓤、切块、洗净,荷叶洗净,一起放入锅中,加清水适量,大火煮开后,改用小火煮 30 分钟,将荷叶捞出后加适量食盐调味,即可食用。冬瓜能清心火、泻肝火、利湿祛风、消肿止渴、解暑化热。荷叶清凉解暑、止渴生津,能治泻痢、解火热。两味合用,既能清热解暑,又能利尿除湿,不失为一款适合夏天的减肥方。

（4）大麦茶

大麦茶中含有人体所需的各种氨基酸、微量元素、不饱和脂肪酸和膳食纤维,但是碳水化合物的含量却很低。大麦茶具有去油腻、助消化、益气健胃的减肥功效,而富含的膳食纤维还可以将肠胃中的"垃圾"带出体外。

减肥建议:经常饮用大麦茶,也可在饭前和饭后饮用。

大麦茶汤

大麦茶 20 克、冬瓜 250 克、陈皮 25 克、生姜 5 片、猪瘦肉 100 克。陈皮洗净,冬瓜去皮、洗净、切块,猪瘦肉洗净,切小块。上述用料一同放入砂锅,加适量清水,先用大火煮沸,再用文火熬煮 1~2 小时。具有利水去湿、理气健脾的功效。

❀ 健康提醒

近年来,将中草药当茶饮已成为一种时尚,但是药学专家提醒人们,有些干花、中草药却不宜饮用。例如:决明子虽然有降血脂的作用,但同时可引起腹泻,长期饮用对身体不利。甘草虽然有补脾益气、清热解毒等功效,但长期服用能引起水肿和血压升高。银杏叶含有一定的毒素成分,用其泡茶可引起阵发性痉挛、神经麻痹、过敏和其他不良反应。常用干花泡茶,也不是绝对安全,如饮用野菊花茶后少数人会出现胃部不适、消化欠佳、肠鸣等消化道反应,因此脾胃虚寒者以及孕妇不宜饮用。

◎ 美容减肥,常吃"三瓜"

向大家推荐三种瓜类蔬菜,分别是冬瓜、苦瓜和丝瓜。

1. 含水量高的蔬菜——冬瓜

冬瓜,长于夏季却取名冬瓜,是因为冬瓜成熟之际,表面有一层白粉状的东西,就好像冬天结的白霜,故此命名。冬瓜几乎不含脂肪,碳水化合物含量也少,故热值低,属于清淡性食物。由于冬瓜性凉,能清热解暑,利尿通便,有助于人体的清废排毒,连皮一起煮汤,效果更明显,非常适合燥热天气作为菜蔬食用。

冬瓜能养胃生津、利尿行水、所含的丙醇二酸能促使体内的淀粉、糖分转化为热能,而不变成脂肪。久食可使皮肤洁白如玉,润泽光滑,并可保持形体健美。

肥胖者、维生素 C 缺乏者、妊娠水肿、肾脏病水肿、脚气、糖尿病患者尤为适用。

但服滋补药时不宜食冬瓜。久病不愈者或阴虚火旺、脾胃虚寒及便溏泄泻者应慎食。

2. 蔬菜中的君子——苦瓜

苦瓜,又称凉瓜,是夏季用来清暑去热的蔬菜。苦瓜以瓜肉、瓜瓢味苦而得名。苦瓜若与其他食物一起煮、炒,从不会把苦味传给其他食物,故有"君子菜"的美名。

苦瓜所含蛋白质、脂肪、碳水化合物在瓜类蔬菜中含量较高,特别是维生素 C 的含量,每 100 克高达 84 毫克,居瓜类之冠。苦瓜中还含有粗纤维、胡萝卜素、苦瓜苷、磷、铁和多种矿物质、氨基酸等营养物质,能清热解暑、清心明目、抗疲解乏。鲜苦瓜泡茶饮,对中暑发热有一定疗效。

据研究,苦瓜中含有类似胰岛素的物质,有明显的降血糖作用。它能促进糖分分解,具有使多余的糖分转化为热量的作用,能改善体内的脂肪平衡。糖尿病患者若将苦瓜干随茶同饮,效果尤佳。常吃苦瓜的人不易生内热,并可改善糖尿病的症状。苦瓜中的苦味一部分来自它所含的有机碱,不但能刺激人的味觉神经,使人增进食欲,还可加快胃肠运动,有助于消化。苦瓜还具有一种独特的苦味成分——鸡纳霜,能抑制过度兴奋的体温中枢,起到消暑解热的作用。在炎热夏季,儿童常会生痱子,用苦瓜煮水擦洗,有止痒、祛痱的功效。

苦瓜可炒食、煮食或蒸食,清苦爽口。如将苦瓜和辣椒同炒,可减轻苦味,或者将其切成薄片,然后在上面洒上一些盐渍一会儿,再用水把盐滤掉,也可以把苦瓜切成块,然后煮熟,放进冷水中浸泡,这样苦瓜的苦味就会减少许多。

但苦瓜含奎宁,可刺激子宫收缩,引起流产,孕妇不宜食。脾胃虚寒者也不宜食。

3. 蔬菜中的"美人水"——丝瓜

丝瓜的美容价值早已为人熟知,丝瓜汁甚至被称为"美人水"。这是因为丝瓜中含有防止皮肤老化的维生素 B_1 和使皮肤白皙的维生素 C 等成分,能保护皮肤、消除斑块,使皮肤洁白、细嫩,是不可多得的美容食品。它性味甘平,有清暑凉血、解毒通便、祛风化痰、润肌美容、通经络、行血脉、下乳汁等功效。丝瓜富含维生素、蛋白质和 18 种氨基酸。特别是含有其他瓜菜所没有的葫芦碱,能调节人体代谢,可用作减肥、抗癌防癌的辅助食物。丝瓜可炒食或烧汤。丝瓜炒鸡蛋,可用于产后乳汁不通。丝瓜煮汤食,可用于热病烦渴。丝瓜宜现切现做,以免营养成分随汁液流失,而且在烹调的过程中应注意少加调料,尽量保持清淡,以保留香嫩爽口的特点。

第七章

求医不如求自己：中医教你防治小病

　　人生在世，每个人都会生病，还没有谁是从来不生病的。不过，一般来说，我们平常得的多是一些头疼脑热的小病，如感冒、咳嗽、失眠等。对于这些小病，有时候我们没有必要去看医生，自己调理完全可以治愈。比如采用民间的许多小偏方和食疗方法，往往对这些小病都有独特的疗效。但是，这并不意味着对小病可以掉以轻心，一定要懂得科学、正确的防治方法才能进行自我调理，不能胡来。

◎ 嘶哑久不愈，对症用偏方

　　声音嘶哑是生活中常见的事，有时适当休息或喝点菊花茶就好了，但对于日久不愈的声音嘶哑，可要慎重。

　　中医把声音嘶哑称"失音"，指在神志清楚的情况下讲话吃力、声音粗糙、嘶哑或发不出声响。可以时好时坏，可伴有咽喉疼痛、咽干口燥，甚至呼吸不顺。

　　声音嘶哑的原因有多种，常见的有语声过多、声带疲乏，可引起喉窍不利。外感风寒、风热之邪，有损声户，肺失宣降以至失音。为肺或气管的炎症所累，痰浊凝聚，瘀结成块，可使声带肥厚、局部生长息肉及良、恶性肿瘤，以致声带开合不利，都可引起声音嘶哑。

　　民间有诸多的偏方、验方、食疗、药膳对常见的音哑有治疗作用，举例如下：

　　（1）荆芥穗、杏仁、桔梗各10克，煮水约100毫升，不拘时间，在一天内频频下咽，可用于外感风寒，头痛恶风，声音嘶哑，微咳微热等症。

　　（2）牛蒡子、双花、连翘各10克，煎水300毫升，分早中晚3次缓慢含漱下咽。用治突然音哑、咽喉灼热瘙痒、声带红肿充血等症。

（3）川贝母、葶苈子、山豆根各10克，煮水约100毫升，分两次口服。适用于咳嗽音哑、发热、黄痰、气促、咽喉肿痛等症。

（4）麦冬、胖大海、青果各10克，以滚开水浸泡约200毫升，不拘时间频频润喉。适用于因声带发音劳累、讲话或歌唱时间过久引起的音哑。

（5）百合30克，麦冬、紫菀各10克，煮水约100毫升，代茶饮。适用于口干咽燥、舌红烦渴、尿黄便秘、干咳音哑等症。

（6）薄荷、菊花各10克，加盐少许，频频含漱，漱口应深至咽部。适用于咽喉部发炎、红肿灼痛、音哑痰稠等症。

（7）蝉蜕18克，冰糖少许。将蝉蜕去足、去土，与冰糖加开水冲泡代茶饮，每天1剂。适用于因外感、情志郁怒等所致猝然失音或声音嘶哑。

（8）取搪瓷器皿盛食醋100克，加入鸡蛋1个，煮10~15分钟（鸡蛋煮熟并保持滚开），然后去掉蛋壳，再煮10~15分钟即可，将蛋连同醋一起服用。适用于因感冒或慢性咽炎而引起的声音嘶哑。

（9）用冷水或冰水浸湿毛巾，敷在前颈喉头上，20分钟左右，每日3~4次。用诃子10克、蝉蜕3克，水煎服，一天1次，可治感受外邪所致的声音嘶哑。

（10）取乌梅5枚，打碎，桔梗、生甘草各6克，水煎服，一天1次，对声音嘶哑日久不愈者有效。

（11）冰糖50克、梨2个。将梨洗净切块，同冰糖共放入锅中加水煮烂，每日分两次服用。可清热润喉，消痰降火，治疗声音嘶哑，对嗓子也有保护作用。也可将梨洗净切块，绞取汁液，徐徐咽下，每次1小杯，有同等功效。

（12）金针菜（黄花菜）50克、蜂蜜适量。将金针菜加水一碗煮熟，调入蜂蜜，含在口中浸漱咽喉片刻，徐徐咽下。每日分3次服。可清热利咽，治疗声带劳累引起的声音嘶哑。

（13）花生米60克、冰糖少许。加水煮熟，每天1次吃完。可润肺利咽，治疗外感引起的失音。

（14）咸橄榄 5 个、竹叶 5 克、乌梅 2 个、绿茶 3 克、白糖 10 克。共煎水，日服 2 次，每次 1 杯。可清咽润喉，治疗久咳及劳累过度或烟酒过量引起的声音嘶哑。

✿ 健康提醒

　　声音嘶哑患者除药物治疗外，必须注意避免感冒，少食辛辣、油腻食物，忌吸烟、饮酒；风寒、痰热型声嘶患者应多吃清淡食物，不吃酸性和油腻食物，以免声嘶加重；病久不愈、肺燥伤津型患者，可吃梨子、枇杷、橘子等；肺肾两虚者可以白木耳、胡桃肉作为食疗；对于情绪不畅引起的声嘶，应避免精神刺激；如果声嘶与用声有关者，应当避免过久及高声讲话，以利于声嘶的早日康复。

◎ 生活小窍门，巧解便秘苦

　　便秘是指大便不通，粪质干燥坚硬，解而不畅之病症，中医又称"不更衣""阴结""脾约"。

　　治愈便秘不乏良方，平时多食蔬菜，多饮水，加强体育锻炼，养成定时排便习惯，不滥用泻药，标本兼治，疗效则更佳。下面介绍几个便秘的非药物疗法，有不错的效果。

1. 摩脐疗法

　　取坐位或立位，右手手掌放于脐上，左手掌放于右手背上，在小腹部顺时针方向揉动，揉 5 分钟，然后按逆时针方向再揉 5 分钟，共做 10 分钟。每天早晚各做 1 次，连续两周。

2. 脐呼吸法

　　平时要经常想着吸气时收腹，气经脐孔进入胸腑，呼气时鼓腹，气由胸腹经脐孔而出，只要坚持一段时间，则会感觉腹部发热，肠鸣音增强，呼吸平顺，食欲增强，从而大便转为正常。

3.意想运气法

大便解不出时,思想要镇静,集中注意力,排除杂念,舌抵上腭,吸气时鼻子深吸,呼气时慢慢由口轻轻吹出,同时意想此气到小腹,到达直肠,这样不断意想。

4.手穴疗法

取牙签5根,用胶布捆紧,使其尖部呈梅花状,加压大肠穴(食指上节的横纹中点)、小肠穴(食指中节横纹中点)、三焦穴(中指中节横纹中点)、肾穴(小指上节横纹中点)、肝穴(无名指中节横纹中点),双手交替治疗。每次3~5分钟,每天两次,连续2~3天。一般按压第二天即可有腹内肠蠕动感觉,第三天大便即可排出。为巩固疗效,可每日连续按压。

5.保健功法

仰卧位,头部略抬高与胸平,双目微闭,舌抵上腭,两足并拢,一手按胸,一手按腹,然后作腹式深呼吸,用鼻吸气,宜深长,以顶起按腹之手为度。然后,用力缓慢呼气,以按腹之手缓慢落下为度,两手均不用力。每日练功1~2次,每次500~100次。有唾液分3次咽下。

6.尽情开怀地大笑

大笑时,震动肚皮。这对肠子有按摩作用,能帮助消化,且能缓解压力与紧张。

❀ 健康提醒

孕期便秘对孕妇与胎儿影响都很大。其实孕妇便秘可以通过饮食疗法来改善。下面介绍几种可以缓解孕妇便秘的食物制作方法,给各位准妈妈做好准备。

香蕉冰糖汤

此汤有润肠通便、润肺止咳的作用。适用于大便燥结,便硬难排及燥热咳嗽等症,对产后便秘有一定疗效。

原料:香蕉8只,冰糖80克,陈皮2小片。制作:1.将香蕉剥去皮,香蕉肉的两端有结者请去掉,每个香蕉切成3段,备用。2.把陈皮用温水浸泡,再用清水洗净,切成丝状,备用。3.将陈皮放入砂煲内,加清水适量,用旺火煲至水开,放入香蕉再煲沸,改用文火煲15分钟,加入冰糖,煲至冰糖溶化即成。

核桃仁拌芹菜

主料：芹菜300克,核桃仁50克。配料：精盐、味精、香油各适量。制作方法：1.将芹菜择洗干净,切成3厘米长的段,下沸水锅中焯2分钟捞出,注意不要焯得太熟；2.焯后的芹菜用凉水冲一下,沥干水分,放盘中,加精盐、味精、香油；3.将核桃仁用热水浸泡后,去掉表皮,再用开水泡5分钟取出,放在芹菜上,吃时拌匀。功效：芹菜含有丰富的维生素C、铁及植物纤维素,有润肤、明目、养血的作用,植物纤维素有利排便；核桃仁含有胡萝卜素、维生素B_1、维生素E。此菜有利于治疗产后便秘和高血压。

◎ 睡眠不安,中药纠偏

人的睡眠是有节律的,一般是由浅睡眠期进入深睡眠期,再进入梦境睡眠期,如此反复几个周期直到清醒。正常人的睡眠过程中这些时期都是按比例出现,成为一个正常的睡眠结构。一个睡眠周期大概90到110分钟,正常的睡眠结构在一晚上大概有5个睡眠周期。

判断睡眠质量如何可以参考以下标准：第一,入睡快,在10~20分钟内入睡；第二,睡眠深,呼吸深长,不易惊醒；第三,无起夜或很少起夜,无惊梦现象,醒后很快忘记梦境；第四,起床快,早晨起床后精神好；第五,白天头脑清醒,工作效率高,不困倦。

睡眠质量不好,在很大程度上和深度睡眠不足有关,但人的睡眠过程中其他睡眠时期也有其特定的作用。睡眠不仅有恢复精力的作用,睡眠时大脑也在进行其他工作。比如梦境睡眠期可以起到巩固记忆的作用,而很多内分泌的调整都是在夜间进行的。深度睡眠并不是越多越好,小孩的深睡眠比成人多,但是深睡眠过多也会引发尿床等生理反应。

在人的睡眠结构中,每个周期里各个睡眠时期的长度所占的比例也不一样。在第一个睡眠周期里深度睡眠所占的比例是最高的,约占到整个睡眠里深度睡眠的一半,越到清晨的时候梦境睡眠期所占的比例就越高。所以要保证良好的睡眠,应该将第一个睡眠周期安排在 11 点到凌晨 1 点之间,这样更有利于精力和体力的恢复。

中医认为,熟睡能"神舍于内,不为外扰,休养精神,恢复脏腑"(《养老奉亲书》语)。民间所谓的"能吃、能睡、能长寿"的说法也许就是这番道理。然而,在日常生活中,我们常常看到的一些人,由于失眠、少寐及其他原因以致睡眠不足,而导致身体欠佳、体力衰弱、精神萎靡、记忆力减退。可以肯定,倘若是老年人,那么就会更加明显地加速衰老了。

按照中医学的理论,失眠归根结底在于"心"。举例来说,心血不足、肾水不足(不能灭心火)、肝火太旺(导致心火也旺)、痰迷心窍等,都和"心"有关。实际上,中医的"心"有相当一部分功能与现代医学的脑有关。

中医治疗的原则是根据"证"来决定的,所谓"辨证论治"就是指此。通常有宁心安神、清热泄火、滋阴降火、清热化痰、活血化瘀等治则,虽然原则不同,但应用得当,效果都很好。

中成药中可以治疗失眠的药物,如天王补心丹、归脾丸、八珍益母膏、柏子养心丸等都有一定的疗效。阴虚者,头晕耳鸣、心悸心烦、口干咽燥、少寐多梦,可服用杞菊地黄丸。心肾不交者,心悸心烦、失眠健忘、耳鸣腰酸,可服用天王补心丹。心脾两虚者,心悸健忘、失眠多梦、食欲减退、腹胀便稀、疲乏无力、面色萎黄,可服用归脾丸。心虚胆怯者,心悸多梦、易惊易恐、气短胆怯,可服用安神定志丸。下面就向大家介绍几个失眠药方。

1. 酸枣仁汤

酸枣仁 15 克捣碎,水煎,每晚睡前 1 小时服用。酸枣仁能抑制中枢神经系统,有较稳定的镇静作用。对于血虚所引起的心烦不眠或心悸不安有良效。

2. 静心汤

龙眼肉、丹参各 15 克,以两碗水煎成半碗,睡前 30 分钟服用,可达到镇静的效果,尤其对心血虚衰的失眠者,功效较佳。

3. 安神汤

将百合 25 克蒸熟,加入一个蛋黄,以 200 毫升水搅匀,加入少许冰糖,煮沸后再以 50 毫升凉开水搅匀,于睡前 1 小时饮用。

4. 三味安眠汤

酸枣仁 15 克,麦冬、远志各 5 克,以水 500 毫升煎成 50 毫升,于睡前服用。以上三种药材均有宁心、安神、镇静的作用。

5. 桂圆莲子汤

取桂圆、莲子各 100 克煮成汤,具有养心、宁神、健脾、补肾的功效,最适合于中老年人、长期失眠者服用。

6. 失眠汤

炙甘草 15 克,浮小麦 60 克,红枣 8 枚,百合 18 克,苏叶 4.5 克,姜半夏 9 克,茯苓 12 克,磁石 12 克(先煎),水煎服。具有养心安神的作用,可治失眠症。

7. 养心粥

取党参 35 克,去核红枣 10 枚,麦冬、茯神各 10 克,以 2000 毫升水煎成 500 毫升,去渣后,与洗净的米和水共煮,米熟后加入红糖服用。对于心慌、健忘、失眠、多梦者有明显疗效。

8. 丹枣散

丹参、炒枣仁各等份,共为细末,每服 10 克,每日 2 次,第 2 次临睡前半小时服下。可养心活血,宁心安神。

9. 番茄荸荠饮

取荸荠 200 克,番茄 200 克,白糖 30 克。将荸荠洗净,去皮,切碎,绞取汁液;番茄洗净,切碎,绞取汁液。合并番茄、荸荠的汁液,加入白糖搅匀即成。有益气生津,和血安眠的功效。

10. 绿豆鲜藕炖瘦肉

取绿豆 100 克,鲜藕 250 克,猪瘦肉 250 克,精盐适量。绿豆洗净,鲜藕洗净,猪瘦肉洗净切块。将鲜藕、绿豆及猪瘦肉一同放入砂锅,加适量水,大火煮沸,小火煮约 2 小时,加入适量精盐,将鲜藕捞起,切成片,放入盘子中,吃藕喝汤。有清热消暑生津的功效,特别适合夏季烦热失眠。

✿ 健康提醒

小偏方治失眠

取龙齿粉 10 克,石菖蒲 3 克,先将龙齿粉放入锅中(最好用砂锅),加水约 1000 毫升,大火煎沸后再以小火煎至少 10 分钟,再加入石菖蒲,继续煎约 10~15 分钟,代茶饮,每日 1 剂。

◎ 梨子可润肺,医好百日咳

百日咳是一种急性呼吸道传染病,常发于小儿。临床特征为咳嗽严重,呈阵发性痉挛,咳末有鸡啼声,未经治疗的病人病程可延续 2~3 月,故名"百日咳"。中医认为本病的产生主要是由于素体不足,内隐伏痰,风邪从口鼻而入侵袭于肺。

百日咳是小儿多发疾病,最好在孩子出生 3~6 个月就注射百日咳菌苗进行基础免疫,有预防效果;如果染上此病,马上进行隔离,自生病开始,为期 7 周,以免扩散传染。中医有验方如下:

材料:葶苈子 5~15 克,白芥子 5~8 克,百部 8~12 克,蝉蜕 15 克,全蝎 5~8 克,青黛(包煎)5~8 克。

用法:水煎,分 2 次服用。

古人称梨为"果宗",即"百果之宗"。因其鲜嫩多汁,酸甜适口,所以又有"天然矿泉水"之称。梨不仅是优良水果，也是治病良药。如果孩子怕药苦口难咽，可用川贝母蒸梨，取梨1个洗净，把梨靠柄部横断切开，去皮、核，纳入5~6粒川贝母（敲碎成末），再把梨拼对拼好，上笼蒸熟，去川贝，吃梨，每日1剂。

后期调养时，可给孩子饮用大枣萝卜茶，取大枣15枚，胡萝卜150克，洗净切块，共置锅内，水煎取汁，调入适量白糖即可代茶饮用。每日1剂，连服10~15日。

荸荠水能化痰、清热。取2~3只荸荠，去皮，切成薄片，放入锅中，加一碗水，在火上烧5分钟即可。此方对热性咳嗽吐脓痰者效果好。

如果父母在孩子咳嗽未愈期间注意饮食宜忌，可以收到事半功倍的效果。一般来说，当孩子咳嗽时，应该注意以下饮食四忌：

1. 忌吃肥甘厚味

中医认为咳嗽多为痰热引起，儿童尤其如此。日常饮食中，多吃肥甘厚味可酿生痰热，加重咳嗽，且痰多黏稠，不易咳出。所以父母不能给咳嗽的孩子吃肥甘厚味之品，不能让孩子吃得太咸。

2. 忌吃寒凉食物

咳嗽时不宜吃冷饮或冷冻饮料，中医认为"形寒饮冷则伤肺"，就是说身体一旦受了寒，饮入寒凉之品，易伤及人体的肺脏。咳嗽多因肺部疾患引发肺气不宣、肺气上逆所致，此时如饮食仍过凉，就容易造成肺气闭塞，症状加重，日久不愈。不论是儿童还是成人，咳嗽多伴有痰。中医认为，痰的多少又跟脾有关。脾是后天之本，主管人体的饮食消化与吸收，如过多进食寒凉食物，就会伤及脾胃，造成脾的功能下降，聚湿生痰。

3. 忌吃甜酸食物

酸食常敛痰，使痰不易咳出，以致加重病情，使咳嗽难愈。咳嗽严重时连一些酸甜的水果，如苹果、香蕉、橘子、葡萄等也不宜吃，多吃甜食还会助热，使炎症不易治愈。民间有"生梨炖冰糖"治疗咳嗽的习惯，这种吃法对咳嗽初起（新咳）是不利的。

4.忌吃橘子

很多父母认为橘子是止咳化痰的,于是孩子咳嗽时就给其吃橘子。实际上,橘皮确有止咳化痰的功效,但橘肉反而生热生痰,而一般的孩子不可能不吃橘肉只吃橘皮。

✽ 健康提醒

不同种类的梨子性寒程度也大有不同。如鸭梨、雪梨就偏寒,跟小巧玲珑的香梨和个子较大的贡梨寒性差不多,然而皮粗的沙梨和进口的啤梨则更寒凉。一般来说,入药的主要是鸭梨和雪梨。

梨子虽能清心润肺,但性寒,因此体质虚寒、寒咳者不宜生吃,必须隔水蒸过,或与药材一起清炖亦可。同时,患有胃寒、腹泻者忌食生梨;妇女产后、小儿出痘者也不宜食生梨。同时因为梨性寒,一次也不宜多吃。尤其脾胃虚寒、腹部冷痛和血虚者,不可以多吃,否则易伤脾胃、助阴湿。

◎ 动口不动手,轻松"吃掉"糖尿病

饮食不当、运动不足是糖尿病致病的主要原因,其中饮食不当最为重要。经常买菜的朋友可能知道,现在的菜市场菜品丰富,很多菜不管什么季节都有,却违反了植物的自然生长规律,对人体健康的影响是潜移默化的,久而久之便有可能成为致病的因素。因此,中医认为,要对付糖尿病,还得从饮食下手。下面给大家介绍一些辅助治疗糖尿病的食疗方,以供糖尿病患者参考。

1.苦瓜烧豆腐

材料:苦瓜150克,豆腐100克,植物油、食盐各适量。

做法:苦瓜去子,切薄片。入锅炒至八成熟,加入豆腐、食盐,烧至熟透食用。

功效：有清热利尿,降糖之功。

2. 菠菜根汤

材料：鲜菠菜根 60~120 克,干鸡内金 15 克。

做法：水煎服。每日 1 剂,2~3 次分服。

功效：敛阴润燥、止渴。适用于糖尿病饮水无度。

3. 豌豆方

材料：豌豆适量。

做法：每日取适量豌豆煮食,长期坚持,可见疗效。

功效：和中生津,止渴下气,适用于糖尿病。

4. 茶鲫鱼

材料：鲫鱼 500 克,绿茶适量。

做法：将鲫鱼剖杀,去鳃及内脏,洗净,鱼腹内填满绿茶,上笼蒸熟,不加任何调料,淡食。每日 1 剂。

功效：健脾益气、清热利尿。适用于糖尿病口干、小便频。

5. 山药粥

材料：山药、粳米各 60 克,酥油适量。

做法：粳米加水如常法煮粥。山药去皮切块,用匙揉碎,放入粥内拌匀,可作早点食用。

功效：润肺健脾,益气固精。适用于糖尿病腰酸乏力、大便溏泄、多食易饥者。

6. 葛根粉粥

材料：葛根粉 30 克、粳米 50 克。

做法：将粳米浸泡一宿,与葛根粉同入砂锅内,加水 500 毫升,文火煮至粥稠服用。

功效：清热除烦,生津止渴。现代药理研究证明,葛根有降低血糖作用,并能扩张心脑血管,具有温和的降血压作用。

除了上面所列的食疗法,据《本草纲目》中记载:"南瓜性温,味甘,补中益气,解毒杀虫,降糖止泻。"南瓜含有丰富的钴,它能活跃人体的新陈代谢,促进造血功能,并参与人体内维生素 B_{12} 的合成,是人体胰岛细胞所必需的微量元素,对防治糖尿病、降低血糖有特殊的疗效。因此,糖尿病患者在日常饮食中应多吃南瓜,蒸、煮、炒即可。

✿ 健康提醒

经常低血糖更要留神糖尿病

在糖尿病的早期,患者的症状可能是反应性低血糖。这是因为糖尿病前期患者的胰岛细胞出现了异常,对人体血糖的变化反应迟缓。当餐后胰岛素应该分泌增多时,它分泌较少,引起了高血糖;而过高的血糖又会刺激胰岛细胞大量分泌胰岛素,使得患者的血糖在下顿饭前就降到了低谷,从而饥饿难忍。经常吃馒头、米饭等碳水化合物含量较高食物者,更容易出现反应性低血糖。也就是说,胰岛素分泌与血糖浓度之间的不匹配,导致了反应性低血糖的发生。确诊糖尿病前期,唯一的方法就是糖耐量试验,即口服一定量的葡萄糖后,定时检测血中葡萄糖水平,如果血糖高于正常人,而又没达到糖尿病诊断标准,即为糖尿病前期。

◎ 日常多保健,血压不再"高"

患了高血压,除积极遵医嘱进行治疗以外,可通过增强身体正气,消除导致高血压的致病因素。在饮食护理方面,要少食多动,减轻体重,三餐定时定量,忌暴饮暴食,晚餐尽量少吃。

经常用中药泡茶饮用也能起到很好的辅助治疗作用,如菊花茶、山楂茶(胃酸过多患者不宜饮用)、荷叶茶、首乌茶、莲子心茶、决明子茶、桑寄生茶等。

下面介绍一个降压茶方：**二子茶**。

"二子茶"的主要材料为决明子50克、枸杞子15克、冰糖30克。将决明子略炒香后捣碎，与枸杞子、冰糖共放茶壶内，冲入沸水适量，加盖闷泡15分钟，代茶频频饮用，每天1剂。

高血压，中医多将其归为"眩晕"范畴，认为其发病主要由于情志、饮食、劳倦等多种因素使肝、脾、肾三脏阴阳失调所致，其中肝肾阴虚证是常见的一种证型，多表现为口干口苦、手足心热、大便干结等症状。

决明子又称草决明，味甘、苦、咸，性微寒，能清热明目，润肠通便；枸杞子性平，味甘，益精补肾、养肝明目。因此本方具有益肝滋肾、明目通便的功效，最宜于高血压证属肝肾阴虚者。

此外，本方中加入冰糖既能提升口感，又能养阴生津。但需要注意的是，患有糖尿病的人群不适宜使用冰糖，可以单纯用枸杞子、决明子代茶饮。

患者还应根据病情选择合适的运动，如早晨散步、打太极拳、跳健身操等有氧运动及音乐疗法，长期锻炼可通过中枢神经系统的调节，使交感神经张力减低而起降压效应，从而减少降压药的需要量。运动掌握"三、五、七"："三"即每天步行3公里，时间在30分钟以上；"五"指每周运动5次；"七"指运动后心率加年龄约每分钟170次。

高血压属于慢性病，与情绪有着密切的关系。心情开朗、乐观的人较长寿。尽量减少情绪波动，这对保持血压稳定，减少并发症发生有重大意义。相反，如果整日处于兴奋、焦虑、忧伤之中，就会导致心跳加快，血压升高，而诱发脑出血等并发症。因此应指导患者学会自我调节，减轻精神压力，避免情绪激动、紧张等不良刺激，保持健康的心理状态。家庭成员要尽力为患者创造一个温馨、轻松的家庭氛围。

高血压病是可预防、可治疗、可控制的，只要患者做好必要的心理疏导，保持健康的心态、合理的膳食、适度的运动，改变不良的生活行为方式，定期监测血压,坚持合理应用降压药,并提高患者的自护能力,可以有效地控制和延缓高血压及其并发症的发生,提高生活质量。

◎ 五个小动作,缓解颈椎痛

头歪一歪,脖子就酸疼;握一会儿鼠标,整条手臂就麻了;坐久了,就腰酸背痛。近年来,工作方式单一的办公室一族由于长期承受高强度工作,常常会造成颈椎不同程度的疼痛,给自己的生活和健康带来很大的困扰。

对办公室一族来说,如何改善颈椎的健康状况呢? 日常要注意放松,使背部肌肉保持正确作息姿势,以免腰背部肌肉过度紧绷。也可适当运用药物,如活络止痛药。

从中医角度来说,颈椎病可划分为眩晕及痹症的范畴,治疗方面多可采用活血化瘀、燥湿化痰之法。建议先到医院进行正规治疗,在治疗基础上可以尝试利用一些药膳进行辅助治疗,提升大脑的供血量,例如天麻炖鱼头、当归川芎白芷炖鱼头、葛根丹参煲脊骨、田七炖田鸡等。根据现代药理研究,天麻具有抗眩晕、提高耐缺氧能力、改善微循环的作用;葛根有舒缓血管平滑肌、抗血管痉挛、增加椎动脉供血的作用;丹参具有扩张外周血管、改善微循环的作用,增加脑血流量和氧供应。

平时要加强锻炼,也可适当接受物理治疗,缓解疼痛。同时我们可以采用下面的保健方法:

1. 摇头晃脑

长期伏案工作,颈部一直处于前倾位,容易导致颈部肌肉疲劳,罹患颈椎病。工作间隙做些转颈、前俯、后仰的头部运动,或用空拳轻轻叩击头部,不仅能解除颈部肌肉的疲劳,还能改善大脑的血氧供应,健脑提神,治疗由神经衰弱引起的失眠等。

2. 耸肩抛臂

经常耸肩抛臂可使肩部和臂的气血运行通畅，有效地预防肩周炎和颈椎病。耸肩时，两肩反复上提和下沉，然后做双臂摆动、循环轮臂和上举。

3. 抓耳挠腮

中医认为，肾开窍于耳，人的各种脏器在耳廓上都有相应的投射点。对这些投射点进行搓揉和按摩，可刺激末梢神经，促进血液循环，调节和改善脏腑功能，尤其是肾功能。肾充则耳聪目明，腿健腰壮。故有人将此运动称之为"耳上的体育锻炼"。方法是：先以右手从头上拉揉左耳向上十余次，再以左手拉揉右耳十余次，亦可从上到下对耳廓和耳垂进行揉按。揉耳之后如能对面部进行搓摩，效果更好。当然，这个动作对女性来说，做起来有些不雅，所以，可以选择在家里或比较私密的空间做。

4. 伸腰哈欠

很多白领一天工作下来，腰酸胳膊痛。这是因为经常处于一种姿势，处于收缩状态的肌肉群就会出现疲劳，而处于舒张状态的肌肉群则导致血液瘀滞，代谢过程中所产生的一些废物不能及时排出，导致肌肉疲劳。此时伸个懒腰，打个哈欠，顿感精神许多。这是因为打哈欠时通过深呼吸运动，排出肺内多余的残气，吸进更多的新鲜空气，可有效地改善大脑的血氧浓度，解除疲乏；伸个懒腰则引起部分肌肉的较强收缩，在持续几秒钟的伸腰动作中，很多郁积在肌肉中的血液被逼入心脏，大大增加了血循环的容量。所以，在工作间隙多做些伸腰动作，多做些深呼吸，不仅能解除疲劳，还能预防腰肌劳损、椎间盘突出等症。

5. 捶背搓腰

背部为阳，是督脉所据，而督脉又称"诸阳之海"，统率一身阳经。捶背可以刺激背部皮肤、皮下组织和穴位，通过神经系统和经络传导，增强内分泌和经络系统的功能，增强抗病能力。背部皮下组织还潜伏着许多具有免疫功能的组织细胞，它们很少活动，只有在捶打敲击时，才被赶入血循环，发挥其免疫功能。捶背方法通常有拍法和击法两种。拍法即用虚掌拍打,击法则用虚拳击打。每分钟 60~100 次,每次 10~15 分钟。

另外,老话说,"站有站相,坐有坐相"。有的人喜欢"XX躺",身体半躺在沙发或椅子上,屁股的位置离椅背较远,就像原本好好坐着,忽然往沙发下方"出溜"一样,还可以借助胳膊肘向左或向右斜靠一下,似乎感觉挺舒服。其实,这个"XX躺"坐相不仅不雅观,还很不健康。从脊柱外科专业角度分析,本来颈椎正常生理曲度是前凸的,而脊柱腰胸段也应轻度前凸,但是"XX躺"时,颈椎、腰椎等部位的弯曲角度与正常生理曲度恰好相反。如果长时间处于这个"躺"姿,颈椎、腰椎就容易受损变形,神经受压迫刺激,影响健康。

科学选择枕头对颈椎的保健也很重要。那么如何选择枕头呢?

1. 枕头高低

俗话说"高枕无忧",而从医学角度来讲,并非如此。枕头过高,使头颈部过度前屈,低枕或无枕使头颈部长期处于过度仰伸状态,导致颈椎前凸曲度增大,因此长期高枕、低枕及不用枕头的习惯都应克服。枕头的高度究竟多高才合适呢? 一般讲,枕头高以 8~15cm 为宜,或按公式计算:(肩宽 − 头宽)÷2。习惯仰卧的人,其枕头的高度应与自己的拳头高度一致。习惯侧睡的,其枕头高度与自己一侧肩宽长度一致为宜。睡觉时,可把枕头中间压扁,颈部着枕处垫高,使颈椎既不前屈,也不侧弯,保持适当的后伸位,这样早晨起来才不会颈椎酸痛。

2. 枕头形状

枕头形状以中间低、两端高的元宝形为佳,因为这种形状可利用中间的凹陷部来维持颈椎的生理曲度,也可以对头颈部起到相对制动与固定作用,可减少在睡眠中头颈部的异常活动。枕头的长度一般以超过自己的肩宽 10~16cm 为宜。

❋ 健康提醒

警惕颈心综合征

说起冠心病与颈椎病的关系，现在有一个新名词称为：颈心综合征。

哪些人容易患上颈心综合征呢？ 首先要看其工作性质，相对于每天劳作的体力工作者，脑力劳动者更容易出现，这是由于其工作性质及工作中不良姿势等综合原因，更容易引起颈椎病的发生。如长期俯案低头工作，活动、休息又偏少，而且脑力劳动的人群，其交感神经更容易因工作的紧张而持续兴奋。再者，喜欢躺在床上长时间看电视或者看书等，这些情况也更容易导致颈椎病的发生，所以相对来说，其引起冠心病的概率会更大。大家多注意一下颈椎，不能认为自己的脖子没有明显或剧烈疼痛不适，就不是颈椎病。多数情况下，颈心综合征病人的颈椎不一定会伴随明显的软组织疼痛症状，可能会以头痛或者头晕为主，有时伴有视力模糊，其他的有鼻炎、咽炎症状等，但是有一点是共有的，那就是后枕部多会伴有较明显的压痛等体征。

◎ 常见小疾病，自我经穴疗

实践证明，敲经络是一种健身、防病、治病的有效方法，并且敲经络不受场所、环境、时间的限制，简单易学，无任何副作用。

在日常生活中有些小病是不可避免的，吃药打针不仅要花钱，对身体还有副作用，是药三分毒嘛。这时，我们不妨"对症敲经"。

1. 恶心、闹肚子——天枢穴

穴位位置：天枢穴在肚脐旁边两寸（三横指宽）处，肚脐眼两边各有一穴。

具体疗法：天枢穴所在的位置从解剖学上来讲，刚好对应的是肠道，所以点揉天枢穴可以增加肠道的蠕动，对便秘、消化不良、脐周疼痛、恶心呕吐有很好的作用。拉肚子时用手指压按揉天枢穴会有很好的疗效，揉时力量稍微大一点,按在穴位上并轻轻地旋转。

2. 鼻塞——迎香穴

穴位位置:迎香穴在鼻翼外缘中点,就是挨着鼻孔旁边的地方。迎香穴可以说是治疗鼻塞的特效穴。

具体疗法:遇到感冒引起的鼻塞、流涕,或者过敏性鼻炎时,按摩鼻子两侧的迎香穴两三分钟,症状可以得到有效缓解。也可以按压鼻子周围的穴位,比如印堂穴(两眉头连线的中点)。但是对印堂穴,光按是没有用的,要用中指的指肚按在印堂穴上,稍微用力按压,然后慢慢地向上推。如此几次反复刺激,鼻塞就能消除了。

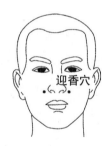
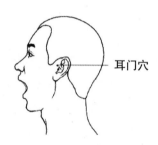

3. 耳鸣——按耳门穴

穴位位置:耳门穴就在我们耳屏上切迹的前方,张嘴时能够在耳朵前方摸到一个凹陷,就在这个位置。

具体疗法:耳门穴在临床和生活中主要用来治疗各种耳病,如耳鸣、耳聋等,进行按揉时要一压一放,不能用力太大。

4. 腰背痛——委中穴

穴位位置:委中穴位于膝关节后侧,也就是腘窝处,腿屈曲时腘窝横纹的中点,是治疗腰痛的要穴。针灸的《四总穴歌》里说"腰背委中求",就是说腰背处的疾病和不舒服等可以向委中穴寻求帮助。

具体疗法:在操作时可以一点一放,同时配合腿部的屈伸,不但对腰痛有很好的止痛作用,还可以治疗腿部的酸胀、膝关节周围的软组织病以及下肢的一些病症,比如下肢腿软无力,还可用于中风偏瘫后遗症的调理。

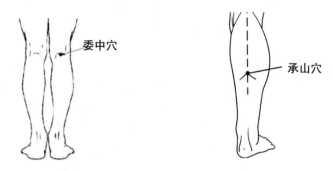

委中穴

承山穴

5. 小腿抽筋——承山穴

穴位位置:承山穴位于小腿的后方正中线上,当提脚尖时能看到或摸到小腿后方肌肉的人字形交角凹陷处。这个穴位找起来比较方便,顺着小腿后面往下推,肌肉变薄处或者感觉到一个尖儿的地方就是。

具体疗法:承山穴在运用上主要用来治疗痔疮和缓解肌肉疲劳以及腰痛等,尤其对治疗登山或长时间运动之后产生的小腿酸痛、抽筋效果很好。运用时手指的力应该缓慢增加,不能一开始就用很大的力,否则容易造成损伤。另外在辅助治疗痔疮等疾病时力量不需要太大,应该进行常规的点按和揉,同时配合提肛运动,如果坚持每天做上一次,配合提肛运动 100~150 次,对治疗痔疮很有好处。

6. 落枕——落枕穴

穴位位置:在手背上食指和中指的骨之间,用手指朝手腕方向触摸,从骨和骨变狭的手指尽头之处起,大约一指宽的距离上,一压,有强烈压痛之处,就是落枕穴。

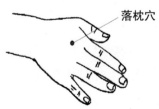

落枕穴

具体疗法：落枕穴是治疗睡觉时落枕的特效穴道。可以用食指指腹，或圆珠笔头（不是笔尖）按在此穴上，稍微用力刺激它，落枕的脖子便会变得轻松多了。

7. 腹胀、食欲不佳——太白穴

穴位位置：太白穴在脚的内侧面，大脚趾骨节后下方凹陷处。

具体疗法：太白穴是脾经的原穴，按揉或者艾灸此穴可以补脾，对脾虚表现，如全身乏力、食欲不佳、腹胀、大便稀等有很好的治疗作用，亦可以补后天之本，增强体质。

8. 头痛、头重——风府穴

穴位位置：风府在后发际正中以上一横指的凹陷中。顺着脖子后面正中间向上摸，到脖子和头交接的地方有个凹陷的"坑儿"，就是了。

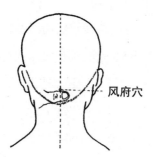
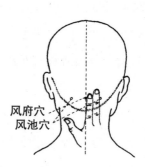

具体疗法：风府穴对外感风寒引起的头痛、头重等，以及高血压引起的头痛、眩晕，颈椎病引起的颈部神经、肌肉疼痛等都有作用。如果你有颈椎病或高血压，或者低头工作太久颈部酸痛、头晕眼花，或者不明缘由地突然头痛，试试点揉风府穴或风池穴（见图示），就能轻松许多。

9. 痛经——血海穴

穴位位置：血海穴位于大腿内侧，髌底内侧端上 2 寸，可以请他人协助，用左手手掌抵住你的右膝盖，大拇指下肌肉凹陷处即是右血海穴，左侧血海穴同理取之。

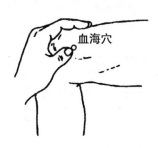

具体疗法：月经不正常时血海穴会很敏感。每天坚持点按15~20分钟，这样可以提前调整气血，减少痛经、月经不调的发生。此外月经期前3~5天开始按揉足太阴脾经的三阴交穴（内踝骨上四横指），也可以预防痛经。

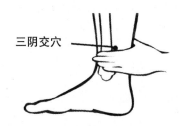

◎ 妙用中草药，治疗焦虑症

在中医学看来，人之所以会产生焦虑，就是因为情志失调，所以中医治焦虑，就是要调节情志，使身心顺畅。中医治疗焦虑的单方有很多种，辨证论治是中医的特点，虽然都是焦虑，但不同的发病原因，调治的方法也不尽相同。下面，我们就根据焦虑产生的不同机理，向大家推荐几种非常有效的中草药验方。

1. 心神不宁者用"安神定志丸"

材料：茯苓15克，茯神10克，远志10克，人参6克，龙齿30克，石菖蒲12克。

用法：每日一剂，水煎取汁500毫升，分早晚两次温服，10天为1个疗程。

方解：人参益气，龙齿以镇惊为主，配茯苓、茯神、石菖蒲补气益胆安神，共奏益气镇惊、安神定志之功效。

2.肝气郁结者用"龙胆泻肝汤"

材料：龙胆草12克，泽泻9克，木通3克，当归6克，柴胡12克，生地黄9克，甘草9克，车前子12克。

用法：水煎服，每日1剂。

方解：龙胆草清肝泻火；泽泻、车前子清利肝经湿热；当归、生地黄养血和肝；柴胡疏畅肝胆之气；甘草和中，共奏清肝利湿泻火之功效。

3.气郁化火者用"丹栀逍遥散"

材料：柴胡10克，白芍12克，白术10克，茯苓12克，当归12克，薄荷10克，甘草10克，生姜5克，丹皮12克，栀子12克。

用法：水煎服，每日1剂。

方解：丹皮、栀子清热除烦，柴胡疏肝理气，当归、白芍养血柔肝，舒肝理气而不燥，因而此方具有稳定情绪之功效。

4.阴虚火旺者用"黄连阿胶汤"

材料：黄连6克，黄芩、白芍、阿胶各10克，鸡子黄1个。

用法：每日1剂，水煎取汁500毫升，分早晚两次温服，10天为1个疗程。

方解：黄连、黄芩降火；白芍、阿胶、鸡子黄滋阴，而共达清心安神之功。

5.痰热上扰者用"清火涤痰汤"

材料：胆南星6克，黄连6克，生姜3片，茯神15克，贝母10克，竹沥10克，麦冬10克，柏子仁10克，丹参10克，僵蚕10克，菊花10克，橘红10克，杏仁10克，栀子10克。

用法：每日1剂，水煎取汁500毫升，分早晚两次温服，10天为1个疗程。

方解：胆星、贝母、竹沥、生姜化痰泄浊；柏子仁、茯神、麦冬、丹参养心安神；僵蚕、菊花熄风定惊；杏仁、橘红豁痰利气，共达化痰清热，养心安神之功效。

6. 心脾两虚者用"归脾汤"

材料：党参 30 克，黄芪 18 克，当归 12 克，龙眼肉 12 克，白术 9 克，木香 6 克，陈皮 6 克，茯神 15 克，酸枣仁 18 克，远志 15 克。

用法：水煎服，每日 1 剂。

方解：方中党参、黄芪补心脾之气，当归、龙眼肉养心脾之血，白术、木香、陈皮健脾畅中，茯神、酸枣仁、远志养心安神，共奏补益心脾、养血安神之功效。

在这里，我们还要提醒大家，俗话说"是药三分毒"，最好是通过心理调节来消除焦虑，实在不行再采用药物治疗，并且最好是在专业医师的指导下服药，买药时也要到正规的药店，不能随便服用。

✿ 健康提醒

一些老年人即使已经吃过饭，还是觉得自己应该再吃点儿什么。有的老年人卧室里"藏"着蛋糕和饼干，半夜睡不着时也会吃上一块。从生理角度讲，老年人的"贪吃"，可能是由脑血管病、老年痴呆症、糖尿病等疾病引起的。从心理学上讲，老年人贪吃是其内心焦虑的外在表现。其结果是不但达不到缓解焦虑和压力的目的，反而会对身体健康产生不良的影响。建议老年人应多培养兴趣爱好，排解晚年生活的空虚和失落，感受快乐和幸福。

◎ 中医治疗妙计，轻松告别痛经

提起女性的痛经，那一阵阵说不清又止不住的疼痛，让人烦恼不已，相信这种感觉会引起许多女性的共鸣。情况轻的，行经头一两天小腹坠胀不适；重的，不光腹部阵阵抽搐，手脚冰凉，胸部也酸胀发闷，连后背、大腿都隐隐作痛；更厉害的是，经前几天就开始了痛苦的"前奏"：心烦意乱、疲倦乏力，经期中更是疼得厉害，有时甚至只能卧床，再加上恶心、呕吐等症状，真是备受煎熬，严重影响着工作和生活质量。

痛经分为原发性和继发性两种：有痛经现象的女性中，几乎有一半属于原发性，这和女性的生理特点紧密相关；如果说原发性痛经源于内分泌失调，功能紊乱，继发性痛经则是由于生殖器官的某些病变引起的。

有种说法，痛经是治不好的。其实，继发性痛经是由于生殖器官的病变引起，病症一旦治愈，痛经即可消除。而就原发性痛经而言，它是女性的一种生理现象，采取适当的方法是可以缓解疼痛的。

1. 食物调理

注意饮食调理，也可以减少诱发痛经的因素。

（1）莫贪凉：肠胃功能不佳的女性，经前和经期应忌食生冷寒凉食品，如冷饮、生拌凉菜、螃蟹、田螺、蚌肉、梨、柿子、西瓜、香蕉、苦瓜、山竹、绿豆、黄瓜、荸荠、柚、橙子等，以免痛经加重。

（2）少食酸：酸类食品有固涩收敛的作用，使血液涩滞，不利于经血的畅行和排出，因此痛经者应尽量避免在经期食用此类食物。酸类食物包括米醋、酸辣菜、泡菜、石榴、青梅、杨梅、草莓、杨桃、樱桃、酸枣、芒果、杏、李子、柠檬等。

（3）忌吃辣：有一部分痛经病人，本来月经量就多，再吃辛辣温热、刺激性强的食品，会加重盆腔充血、炎症或造成子宫肌肉过度收缩，而使痛经加重。所以，像辣椒、胡椒、大蒜、葱、姜、韭菜、鸡汤、榴莲及辛辣调味品等，痛经病人应该尽量少吃或不吃。

2. 中医按摩

用中医按摩手法治疗痛经，操作简便，收效快，不妨一试。

（1）舒适地平躺在床上，两腿弯曲，从上腹部向下推，反复5~10次。

（2）用掌根在腹部顺时针按摩腹部5~10次。

（3）用食指、中指、无名指的指肚在脐周反复旋转按摩3~5分钟，使之产生温热感。

（4）从大腿内侧，脚踝骨内侧到脚骨的沿线，用手掌根部或手指的指腹按摩，能消除下腹部的紧张，尤其是三阴交穴（参见本书第159页），是消除痛经非常有效的穴位。

（5）用拇指按压在尾骶骨上方,找出使你感觉舒服的地方,重点按揉该处,疼痛感会大为缓和,头痛也会减轻。

（6）肚脐以下,从关元穴(脐中往下四指宽处)到阴毛际的边缘,也是按摩缓解痛经的有效区域。

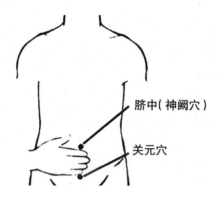

脐中(神阙穴)

关元穴

3. 对症服用中药

痛经时可以服用药物镇痛。对经期有改善调养作用的中药很多,但要注意针对症状选择。

（1）气滞血瘀:经前或行经期间小腹阵痛,乳房胀痛,心烦易怒,经量少或行经不畅,可选用疏肝理气、化瘀止痛的"妇女调经丸"。

（2）阳虚内寒:小腹冷痛,经色淡、量少,伴有手足寒凉的,应选用温经散寒、养血止痛的"益坤丸"。

（3）气血虚弱:小腹绵绵作痛,伴有神疲乏力、面色萎黄、食欲不佳等,应该选用益气补血止痛的"乌鸡白凤丸"。

（4）肝肾虚损:月经干净后1~2日出现腰疼腿软、小腹隐痛不适或有潮热、头晕、耳鸣者,应选用益肾养肝止痛的"六味地黄丸"。

4. 解痛小偏方

（1）一杯开水,加入2大匙红糖,搅匀,趁热喝下去,香甜温暖,痛经会有所缓解,还能帮助经血更顺畅地排出。

（2）取1/5匙云南白药(药粉)，加适量白酒，调匀后服下，有较明显的止痛效果。

5.镇痛食谱

（1）当归生姜羊肉汤：羊肉500克，当归60克，黄芪30克，生姜5片。羊肉切块，与当归、黄芪、生姜一起炖汤，加盐及调味品，吃肉喝汤。具有益气养血的功效，适用于气血虚弱型痛经。

（2）山楂红枣汤：山楂50克，生姜15克，红枣15枚。上药水煎服，每日1剂，分2次服。可活血化瘀，温经止痛，行气导滞。

✿ 健康提醒

生理期女士最好别去 K 歌

女性声调普遍比男性高些，这也是女性第二性征的一种表现。它和月经一样，也受体内性激素调节。女子月经期间，由于体内性激素的变化，导致声带轻度水肿，黏膜下血管扩张，严重者会声带增厚、松弛、充血，出现嗓音沙哑、声音沉闷、喉肌张力减弱、唱歌时费力、发高音困难等问题。这时声带如过度疲劳，或咽部运动过量，声带毛细血管就容易发生破裂，造成了声带出血和声音嘶哑。据医学统计，有62%左右的女性在月经期间会发生上述变化。因此，经期注意保护嗓子，就显得十分重要。若有慢性喉炎、声带小结以及声带出血等疾病的女士，月经期间更应该停止练声和演唱。即使平时嗓音好，经期嗓音无变化，对说唱的时间、音调和强度等也应适当掌握。

此外，发音时膈肌和腹肌收缩，使腹压升高，对充血的盆腔不利。

也有个别女士，月经期发音反而比平常好，这实际是假象。事实上，这种人的声带往往原来就有些缺陷，如声带闭合不紧等，由于月经期间的充血水肿等现象反而得到了弥补，音色比平时显得好。但这种现象是短暂的，若在月经期过度用嗓，对声带就会造成伤害。

◎ 轻松应对更年期综合征

许多成年人非常恐惧更年期的到来，一过40多岁就草木皆兵，不敢生气，不敢发火，生怕被人称"到更年期啦"。中医专家说，其实，更年期综合征应和大禹治水那般采用"疏"而不是采用"堵"的方法一样，只要正确认识、对待更年期，则更年期带来的不适都会化为乌有。

在医学上，更年期是指从中年向老年转变的一个阶段，一般女性在45~55岁。对女性来说，绝经是女性更年期的一个最显著的标志，但是，绝经期与更年期不是同一个概念，更年期应是"绝经前期""绝经期""绝经后期"的总和。除绝经外，女性更年期还有或多或少的以下生理变化：性欲减退，房事不适或疼痛；易激动，爱发脾气；郁郁寡欢，有时多疑；失眠多梦，记忆力下降，等等。女性更年期综合征是指女性在更年期出现的或轻或重的以植物神经紊乱为主的症候群。临床表现为月经周期紊乱、潮热、面部潮红、出汗及精神、神经症状。

1. 小对策帮助摆脱热潮红

热潮红是更年期女性最常见、最受困扰的一种症状。更年期的女性经常会感觉突然之间体温急遽上升，热的感觉从胸部开始，像潮水一样迅速涌向颈部和面部。

热潮红症状的轻重因人而异，不同的人症状的轻重和发生频率都不尽相同。虽然热潮红症状不可能完全避免，但我们可以通过下面几种方法来减轻、减少这种症状的发生。

（1）食物调养：大豆及豆制品，都含有丰富的植物性雌激素，可有效地减轻热潮红症状，更年期女性最好每天喝一杯豆浆，以补充雌激素。油炸食品会让人感觉口干舌燥，使体内肝火更旺，更年期女性应避免食用。

（2）舒适着装：更年期女性平时着装最好选择宽松、吸汗、透气性好、棉麻质地的衣服，避免穿紧身的衣服或者皮革质地的衣服。

（3）注意生活细节：由于热潮红症状的发生是没有固定时间的，所以要随时准备一些小东西以备不时之需,随身带着一把小折扇和一条小毛巾。当身体发热时,可随时扇风,减轻闷热感,保持凉爽。一条棉质的小毛巾可随时解决盗汗问题,尤其在公众场合,可避免你突然"汗流浃背"的尴尬。

2. 轻松对付心悸症状

心悸也是更年期的一种较常见的症状,通常表现为心跳突然加快,心前区有憋闷的感觉。

女性朋友们不必对其产生畏惧的心理,在日常生活中多注意一些细节,可减少心悸症状的发生。

(1)食物调节:大豆及豆制品所富含的植物性雌激素有利于缓解和减少心悸症状,山药和牛蒡有利于促进雌激素的分泌,莲子有安神养心的作用。更年期女性可适当多吃这类食物。

(2)运动调节:瑜伽、太极拳等运动休养方式,都有助于人们放松身心、舒缓压力,更年期女性不妨选择一种适合自己的运动方式,并坚持下去,对改善心悸症状非常有帮助。

(3)适当放慢生活节奏:快节奏的生活会让你一直处于一种潜在的紧张状态当中,紧张的情绪会直接影响到心脏的状态,从而增加心悸发生的概率。因此,在更年期,你应当适当把握生活节奏,让自己生活得更从容,使心脏处于一种平和和宁静的状态。

3. 应对头晕目眩

头晕目眩也是更年期较为常见的一种症状,这种头晕往往是非旋转性的,表现为头沉、头昏等症状,眩晕程度因人而异。头晕目眩并不可怕,只要应对有方,完全可以有效防止这种症状的发生。

(1)饮食调节:日常饮食宜以清淡为主,忌食高盐食品以及酒、咖啡、浓茶、辛辣食品等对神经系统有刺激作用的食物。摄取足够的 B 族维生素,尤其是维生素 B_1,对维护神经系统的健康,促进消化,增进食欲有很大帮助。含 B 族维生素丰富的食品有小米、玉米、麦片、蘑菇、动物肝脏、牛奶、水果等。

（2）药膳调养：针对眩晕症状，以下几种药膳可以帮助缓解，更年期女性不妨试一下。

甲鱼汤：甲鱼 1 只，洗净后入沸水锅中煮约 3 分钟，捞出后去掉四脚白衣、黑膜、爪尾、腹甲和内脏，重新放入锅内，加清水武火烧沸，改用文火炖至熟烂，加适量冰糖调味，吃肉喝汤，每日 1 次。

菊花粥：取干菊花 50 克，入锅加清水煎成汤。再取 100 克粳米，淘洗干净后，入菊花汤中熬煮成粥。每日 1 次。

杞枣汤：枸杞子、桑椹、红枣各等份，水煎服，早晚各 1 次；或用淮山药 30 克，瘦肉 100 克炖汤喝，每日 1 次。

枸杞冬笋炒肉丝：枸杞、冬笋各 30 克，瘦猪肉 100 克，猪油、食盐、味精、酱油、淀粉各适量。炒锅放入猪油烧热，投入肉丝和笋丝炒至熟，放入其他佐料即成。每日 1 次。

❋ 健康提醒

男人也有更年期。中年男人性格变得孤独，出现烦躁、易怒等现象，过去人们常认为是亚健康的表现，其实，这有可能是男性更年期综合征在作怪。

男性进入更年期阶段，要保证全面的营养，应常吃鱼、肉以补充氨基酸；山药、芝麻、豆豉等对前列腺有益；胡萝卜、茼蒿等富含胡萝卜素，可以抗癌。男性进入更年期，每天可多吃 5 种食物：薏苡仁、黄豆、山药、牛蒡及蜂王浆等，薏苡仁和山药可加上地瓜等煮成粥，作为每日早餐食用。更年期男性要加强运动锻炼，保证充足的睡眠，改变不良生活习惯，同时要排解各种压力，保持乐观平和的心态。

第八章

自己开药不求人：中医教你科学用药

中药养生自古传，枸杞补身还童身。五味提神又保肝，健脾益气用淮山。当归补血又通脉，人参扶元把气转。白术利湿脾胃健，人们长寿熟地填……这首《中药养生歌》生动地道出了中药不同寻常的养生功效。在人体明显出现气、血、阴、阳方面的不足，依靠食补已不能纠正其亏损时，可以选择适当的补益药物，补养气血阴阳，改善衰弱状态，治疗各种虚证，使人体重新回归健康平衡。

◎ 大补元气属人参

我国早在4000多年前，就已经有了关于人参的药典记述，可以说人参食用的历史悠久。人参为五加科植物人参的根，又名地精、土精等。中医认为，人参味甘、微苦，性平，能入肺脾。肺主一身之气，脾为生化之源，肺脾之气充沛，则一身元气皆旺。人参一药，既具大补元气之功，又有补肺益脾之效，以治素体虚弱之证，更能扶正祛邪，且能养心安神，以治神志不安等。

人参是一个统称，现在我们在市面上会看到许多不同的名称，如野山参、移山参、生晒参、园参、红参、西洋参，我们怎么来区分呢？这些名称是根据人参的生长环境、生长条件、生长期、加工方法等不同来区分的。

野山参是野生的人参，现在非常稀少，价格非常昂贵，但功效强。

移山参是由野山参幼苗移栽后人工培育，或将幼小的园参移植于山野而成长的人参。移山参产量比较低，价格比较高。现在市场上所谓的野山参，很多都是移山参。

园参是人工种植的人参，产量高，价格比较低，市场上最多。根据加工方法不同，分为白参、红参。白参包括生晒参、糖参等。

生晒参是园参洗净晒干而成。

糖参是园参经沸水浸烫后，浸糖汁中，然后取出晒干而成。这类参糖尿病人群慎用。

红参为园参洗净蒸2~3小时，取出烘干或晒干而成。高丽参也是红参。

西洋参又名花旗参，原产于美国、加拿大等，现在中国也有种植。

人参分类不同，功效不同，适宜的人群也不同。

野山参：参类中的上品，性平，是大补之物。最佳功效是能挽救虚脱，特别适合需要大补元气的患者、年老体弱的人群，也适用于病后体虚和神经衰弱者。

生晒参：性平，可补元气，补益脾肺，生津止渴，宁神益智，可作为日常保健的补品。在消化系统方面，与白术、茯苓联用，特别适用于病后体虚、脾胃虚弱、消化吸收功能较差的人，可加速元气恢复。在治疗神经衰弱方面，生晒参能安神定惊，消除精神恍惚，减轻疲劳，提高脑力。

红参：性温，可大补元气，益气摄血，是阴盛阳虚、气血不足人群的首选补品，适合于秋冬季服用。如出现经常怕冷、手脚不暖、眩晕倦怠、四肢乏力、易疲劳、气短喘促、时感胃中寒冷、长期腹泻、失眠、多梦、阳痿、尿频等表现，都可选用红参进补。由于红参具有火大、劲足的特点，阴虚火旺、高血压者不适合服用。

西洋参：性凉，可补气养阴，清热生津，适合春夏季服用。适合于身体出现阴虚火旺、虚热烦倦、消渴、口燥咽干的症状时；如牙龈肿痛，嚼服西洋参有减轻症状的作用。由于西洋参有清热生津的作用，不适于湿气较重、脾胃虚弱的人群，经期亦不适合服用。

人参虽说是好东西，但服用时一定要循序渐进，不可操之过急，过量服食或使用不当可能会带来负面影响。以下是人参的六种食用方法，以供大家参考：

1. 人参研末吞服法

人参片或段,每日 1~3 克,将其烘干研成细末,用温开水送服。如果是人参粉可以装入胶囊内服用。可每日分 2 次吞服。研末吞服一般以山参和红参为主。此法适合办公室白领,随时饮用,非常方便。

但此法服用,需要注意胃肠消化功能不好的人不宜服用,因人参粉进入人体溶解成分子状后有可能吸收不完全,建议可用煎汤的吃法,下面有具体介绍。此法是实用、方便,吸收较全面的人参食用方法。

2. 人参泡茶法

多取用人参片或人参须。每日用量为 1~3 克,放在瓷杯或玻璃杯中,冲入沸水,加盖等大约 10 分钟后即可饮用。饮用至参味淡时,人参渣可嚼食,也可丢弃。

人参泡茶以生晒参和西洋参为宜,红参和野山参开水浸泡不透,而要煎服。

3. 人参煎服法

将人参切片,用冷水 200~400 毫升先浸泡 1 小时左右,然后放入砂锅中,盖好,等煮沸后,再用小火煎煮约 1 小时,煎成约 100 毫升,服用 3/4 的汤汁,留下 1/4 汤汁,可再加水煎煮,隔日食用,可如此循环 2~3 次,加水量和煎煮时间可适当减少,因药汁会逐渐变淡。一日当中可服用 2~3 次。最后药渣可嚼食,也可丢弃。

注意人参在煎煮过程中,不要频繁揭锅盖。

人参煎服适用于各种人参品种,是最常用的方法。主要的人参成分都能溶解于水,特别是溶解于沸水中,也能溶解于高浓度的白酒中。所以从吸收角度来讲,人参用煎服法是最好的。常服食红参的人,可整枝放入煎煮,时间短一些,让其成分每天慢慢地逐渐溶解。

4. 人参熬膏法

人参熬膏法有很多种类,主要分为三种:

（1）单方人参膏：指将生晒参、红参、西洋参，以单种参、两种参或三种参同用的方法熬制成的膏剂。

做法：煮沸后，调成小火慢慢煎熬，同时用筷子不断地搅拌，一是为了拌匀，二是为了防止粘底烧焦。

服法：每日 1~3 次，每次 1~2 调羹。可餐后服用。

（2）小复方人参膏：指按照上法煎汁后，另用数味中药材，如鹿茸、冬虫夏草等较贵重的中草药，煎汁，两种汤汁合并在一起，去渣滓，过滤，煎熬成膏剂。

（3）大复方人参膏：多用作治疗特定的疾病，一般是 30~50 味中草药的大复方。方中除了人参、山参、红参、生晒参、西洋参（一种或数种），还需要加入三七、党参、太子参、南北沙参、玄参、丹参等等。

单方人参膏适宜于夏季进补，小复方、大复方人参膏适宜冬令进补。

5. 人参熬成粥

做法：取人参片 3 克，可选用西洋参或生晒参，冷水浸泡，加红枣 10 枚、粳米 150 克，加水适量，煮沸后，再小火慢慢煮烂至熟即可。喜欢甜食的人可加入适量冰糖。

人参粥可用各种类人参，在炎热的夏季不宜服用。

6. 人参浸酒法

做法：可用形态、质量较佳的整枝人参浸泡在 40~60 度的白酒（500 毫升）中。最好选用高质量白酒，浸泡一星期后即可服用。浸泡的时间越长，人参酒越浓。饮完后可以再重复浸泡一次。

人参中有效成分的溶解在酒精中没有沸水充分。因此从进补的角度来讲，浸酒不及煎食。但人参酒的药力更强，因浸酒能借助酒力，会发挥更大的药力。特别是对劳损性腰背酸痛、骨关节炎酸痛等，人参酒更为有效。因此，在祛风湿、壮筋骨、补肝肾、活血脉的药酒中，常常会放入各种人参。

✿ 健康提醒

服人参的五不宜：

1. 服用人参必须循序渐进，不可操之过急，更不能过量服食。

2. 服用人参时，不要喝咖啡、浓茶等。

3. 不要吃生萝卜。

4. 发热、咳嗽时不适宜服用。

5. 健康的儿童不适宜服用，防止性早熟。

◎ 长吃灵芝助长寿

灵芝是一种很名贵的药用及食用菌，俗称"灵芝草"，自古享有"诸药为个病之药，灵芝为百病之药"的美誉。根据我国第一部药物专著《神农本草经》记载：灵芝有紫、赤、青、黄、白、黑六种，但现代文献及所见标本，多为多菌科植物紫芝或赤芝的全株。

据现代医学研究表明和有关资料记载，灵芝除了对人类三大死因的癌症、脑溢血、心脏病确有疗效外，还可辅助治疗肝炎、肝硬化、肾炎、肾盂肾炎、风湿性关节炎、慢性支气管炎、哮喘、胃病、十二指肠溃疡、心脑血管疾病、心肌炎、神经衰弱、鼻炎、糖尿病、前列腺增生、高山病、心悸、手足冰冷、高血压、低血压、湿疹、汗疹、尿急尿频、盗汗、脑震荡后遗症、失眠、痔疮、便血、盆腔炎、子宫内膜炎、宫颈糜烂、营养不良等症。

灵芝还具有嫩肤美容白净皮肤的作用，特别是在消除面部雀斑、色斑、黄褐斑、粉刺及调剂内分泌失调方面有很好的效果，长期食用可清除人体血中杂质，降低胆固醇，促进血液循环，治疗更年期疾病，提高人体免疫力，防止老年性痴呆。

灵芝有病能治病、无病能强身，久食轻身，延年益寿，是理想的天然药品和保健食品。

根据灵芝的特点，现介绍几种既简便，效果又好的使用方法：

1. 灵芝泡水法

把灵芝剪成碎块，放在茶杯内，用开水浸泡后当茶喝。一般一朵干灵芝能泡一杯，可用来喝一天。或是取灵芝 10 克，绿茶少许，将灵芝草切成薄片，用沸水冲泡，加绿茶饮用，既补中益气，增强筋骨，又能保持肌肤白嫩。

2. 灵芝水煎法

将灵芝剪碎，放入罐内，加水，像煎中药一样煎水服。一般可以连续水煎 3 次，装入温水瓶慢慢喝。

3. 灵芝酒

将灵芝剪碎放入白酒瓶中密封浸泡，3 天后，白酒变成棕红色时即可喝，还可加入一定量的冰糖。

4. 灵芝汤

取灵芝 100 克，羊肚菌 100 克，白糖 20 克，水 4000 毫升，煎煮至 2000 毫升左右即可喝汤了，此方法的药用效果和营养价值都很好。

5. 灵芝炖肉

无论猪肉、牛肉、羊肉、鸡肉，都可加入灵芝炖，按各自的饮食习惯加入调料喝汤吃肉就可以了。

6. 灵芝粥

灵芝 15 克，大枣 10 枚，花生仁 10 克，粳米 100 克。灵芝切碎，水煮取汁，放入大枣、花生仁、粳米煨煮成稠粥，加入白糖后一次服完。长期服用，具有补气养血、健脾安神等功效，能治疗血小板减少症。

❋ 健康提醒

游崂山捡回棵大灵芝

青岛市民周女士和家里人去爬崂山时，无意间发现了一朵"大蘑菇"躺在草丛边。觉得稀罕，她把灵芝拿回了家，放在花盆中栽培。记者在周女士家里见到了这棵灵芝。灵芝的整体呈黄褐色，根茎部呈深褐色。记者拿起灵芝掂量了掂量，这棵灵芝的重量有两斤左右。灵芝的伞盖看起来就像一朵大蘑菇，用卷尺量了一下，发现灵芝伞盖的直径可达 25 厘米，可见是具有一定年份的大灵芝了。记者随后咨询了青岛园林技术学校园林专家江颢老师，他告诉记者，灵芝的大小表示着生长年龄的长短，灵芝伞盖的直径越大，那么灵芝的寿命则越长。野生灵芝具有较高的药用价值，可以安神补血、提高免疫力。另外，灵芝对光线比较敏感，市民如果捡到野生灵芝可以将它放在无光的环境中，有利于它快速生长。（摘自《青岛早报》）

◎ 中药三七，止血化淤

具有"金不换""南国神草"之美誉的三七，所含的有效活性物质高于人参与西洋参，因此被现代中药学家称为"参中之王"。

中药三七，又名田三七、参三七，味甘、微苦，微温。《本草纲目》中记载，三七"止血、散血、定痛，金刃箭伤、跌扑杖疮血出不止者，嚼料烂涂，或为末掺之，其血即止"，并说"亦主吐血、衄血、下血、大肠下血、妇女血崩、产后出血、产后血多、男妇赤眼、无名痈肿、虎咬虫伤"等。三七在清朝药学著作《本草纲目拾遗》中亦有记载："人参补气第一，三七补血第一，味同而功亦等，故称人参三七，为中药中之最珍贵者。"三七是伤科必用之品，著名的"云南白药"就是以三七为重要原料。

三七的块根入药，治疗各种出血、瘀血和跌打损伤等。据研究，三七含有多种皂甙，丰富的铁质、钙质、蛋白质和糖类，具有缩短凝血时间、增加血小板的作用，能像漆那样把伤口粘合起来，所以又叫山漆。因为它对各种出血症有止血功能，又叫它血见愁。

三七既有止血又有活血的功效，有"止血不留瘀"之说，为伤科之要药。

在化瘀止血方面,可用于多种出血,兼有瘀滞者疗效更佳。单用即有效,或配其他止血药共同使用。在活血定痛方面,可用于外伤引起的瘀痛及胸痹引起的心绞痛,多配活血药共同使用。用量一般为3~10克,也可研末吞服,每次1~1.5克。外用可按照需求使用。但血虚无瘀的病人,是要忌服三七的。

临床中,三七主要用于组成活血化瘀的方剂,中成药有三七片、三七胶囊等,患者可以根据遵照医嘱服用。在此介绍几种三七简便的日常使用方法:

三七药膳是一种兼有药物功效和食品美味的特殊膳食,其中最便于制作的就是三七炖鸡或炖排骨了,制作方法是:三七主根用冷水浸泡半小时左右,将其敲碎成蚕豆大小,用纱布包好,与鸡肉或排骨一起放入锅中(每500克肉类用三七20克),盐少许,文火炖1~2小时即可食用,可以起到益气养血,治疗崩漏、产后虚弱、自汗、盗汗的作用。

另外,我们也可以自制简便实用的三七药酒:以1:10的比例将三七加入酒中浸泡8天以上,睡前饮5~30克,同时用药酒擦拭患处感觉起热即可。使用药酒比例大约为饮7分擦3分。具有消肿定痛、活血散瘀、舒筋止痛的功用。

三七是根茎入药,但它的花叶也能入药或当茶饮。三七花茶具有润口、止渴等特点,主要功效跟三七相似,每天喝几杯可以起到降血压、降血糖、降血脂的作用。

应该提醒大家的是,人们常常把土三七混淆为三七,主要是因为二者在功效上确有相似之处。但是,土三七完全不同于三七。土三七别名菊三七,又名三七草,为菊科。两者虽然在功效上有相似之处,均有散瘀、消肿止痛、清热解毒功效,但来源于不同科植物,更重要的是毒性不同。土三七内含吡咯烷生物碱成分,可造成肝窦和肝小静脉的内皮细胞损伤,导致肝小静脉阻塞,肝细胞不同程度液化坏死,晚期可见肝纤维化。患者出现肝大、右上腹痛、腹水和黄疸等症状,而且这种损害一经形成,常常无法逆转,最终发展为肝功能衰竭或顽固性腹水。

土三七容易生长,而且价格便宜,所以也有不法人员以土三七冒充三七,要提高警惕。两者鉴别方法如下：

土三七：表面暗棕色或紫棕色。质脆，易折断，断面中空。根圆柱形或略带圆锥形。不易干燥，干后质较疏松，暗褐色，表面不平坦，呈剥裂状。

三七：茎直立，主根呈类圆锥形或圆柱形，表面常见有土红色和灰褐色，顶端周围有瘤状突起，质坚实，断面呈灰绿色、黄褐色，微呈放射状。

✿ 健康提醒

三七以颗粒大、坚实、光滑、无枝者为优。三七是多年生植物，要种三年以上才能收，种植的年头越长，个头越大，质量越好。三七中的"春三七"为最佳，特点是：颗粒大而圆，俗称猴头、狮子头；根部粗壮，表面灰褐带绿，无裂隙，俗称铜皮铁骨。如果三七主根上细下粗，俗称"疙瘩七"；主根上下粗细均匀，俗称"萝卜七"，两者均为质次。

三七分级按头数（个数），即500克中的头数。所谓"头"是指多少个三七有一斤，如20头是指新鲜的三七20个有一斤。头数少的等级高，如20头的比30头的好，价格也相应要贵。一般情况下三七个头大的要比个头小的价格高。

家庭贮藏三七要注意防虫蛀。一是可与白茅根饮片同贮于瓷缸内，白茅根为三七的2~3倍；二是将三七包好，与细辛共放一处。

◎ 枸杞益寿能治病

枸杞，性甘、平，归肝、肾经，中医很早就有"枸杞养生"的说法，认为常吃枸杞能"坚筋骨、轻身不老、耐寒暑"（《神农本草经》）。所以，它常常被当作滋补调养和抗衰老的良药。

《本草汇言》认为枸杞能使"气可充，血可补，阳可生，阴可长，风湿可去，有十全之妙焉"。根据中医理论，其主要功能是通过补肾而生精血，精生则充髓，骨髓充盛则阴血得以滋生，肝血自能随之充盈。

枸杞由于其延年益寿的功效，又名"却老子"，擅长明目，俗称"明眼子"。

现代研究表明，枸杞有降低血糖的作用，能降低血中胆固醇，阻止动脉粥样硬化的形成，从而达到预防冠心病的目的。

以下介绍枸杞的吃法与挑选方法：

1. 零食

一般超市中卖的枸杞是枸杞果实的干制品，很多人也知道它有明目的功效。枸杞以宁夏出产的质量最好，又红又大，当地人更喜欢买来当零食。枸杞生吃味道很不错，但不能吃太多，否则容易上火。古人有句说法："离家千里，勿食枸杞。"原因是枸杞补益精气，强阴益精，对于男士们因为肝肾亏虚而引致的腰酸背痛，甚至早泄遗精的问题，均会起到治疗作用，因此那一句古话的含义就不言而喻了。

2. 药酒

用枸杞泡酒喝有增强细胞免疫力的作用，能促进造血功能，还能抗衰老、保肝及降血糖，并对于视力减退、头晕眼花均能起到一定疗效。

3. 自制枸杞茶

（1）枸杞八宝茶：取贡菊2朵，金银花8朵，红枣1颗，胖大海1颗，莲子芯8粒，枸杞5颗，西洋参1片，陈皮2片，冰糖适量，以沸水冲泡，当茶饮用。此为一天用量，可反复冲泡。八宝茶不仅对稳定血压有一定辅助效果，而且可起到生津润肺的作用。

（2）枸杞红枣茶：枸杞一小把，红枣3~4粒。直接将枸杞和红枣放入大水杯中，以开水冲泡服用，或以锅水煮服用。

（3）菊花枸杞茶：菊花要用杭菊花。每次用杭菊花10克、枸杞10克，放入大茶壶内，加入热开水，10分钟后便可饮用。菊花有疏风清热、解毒明目的作用，枸杞能养阴补血，益精明目。脾胃虚弱者在饮用时可以放上几枚大枣，加强健脾作用。

4. 煮粥或蒸米饭

在煮粥或蒸米饭时,待水开后,将洗净的枸杞放入,煮熟后即可食用,色、香、味非常独特。

5. 煲汤、炖肉

煲汤、炖肉时加入适量枸杞,既增添了色、香、味,又起到了食补的作用。

枸杞虽然具有很好的滋补和治疗作用,但也不是所有的人都适合服用。由于它温热身体的效果相当强,正在感冒发烧、身体有炎症、腹泻的人最好别吃。最适合吃枸杞的是体质虚弱、抵抗力差的人,而且一定要长期坚持,每天吃一点,才能见效。

枸杞的叶、花、根都是宝。枸杞苗和嫩叶可作为蔬菜食用,在广东、广西等地非常流行。比如,枸杞苗快炒后,与烧好的黄鱼搭配食用,或用来炒肉丝、笋丝,或凉拌、氽汤、煮菜肉粥等,都很营养美味。枸杞花、枸杞根可入药,均有滋补强身的功效。

6. 挑选方法

在挑选枸杞时要仔细辨别,才能买到真正的高品质枸杞。众多产地中,宁夏产的枸杞质量较好。但现在市面上,枸杞的质量参差不齐,如何挑选呢?宁夏大学农学院教授刘敦华对此进行了总结,教大家五招挑选枸杞的技巧,希望能对大家有帮助。

(1)看:好枸杞看起来呈暗红色,但不会过分鲜艳,大小基本统一整齐,不会显得潮湿,并且没有黑头。一般宁夏枸杞呈纺锤形,端头会有一个自然的白点,头茬枸杞白点处为空心状。

(2)捏:好的枸杞抓在手里不黏,没有明显的结块。如果手感有些涩,则说明枸杞的质量不好。

(3)泡:好枸杞通常颗粒饱满。泡水后,好的枸杞大部分会浮到水面上。

(4)闻:不法商贩通常会使用硫黄对枸杞熏制以达到颜色鲜艳的效果,熏后的枸杞一般闻起来会有明显的酸味或刺激性。

(5)尝:好的枸杞吃起来甜而不腻,略带酸味。

✿ 健康提醒

任何滋补品都不要过量食用,枸杞也不例外。一般来说,健康的成年人每天吃 20 颗左右的枸杞比较合适;如果想起到治疗的效果,每天最好吃 30 克左右。枸杞一般不宜和过多药性温热的补品如桂圆、红参、大枣等共同食用,另外还不可与绿茶一起饮用。

◎ 养心益智吃龙眼

龙眼是岭南四大佳果之一,具有很高的药用价值。李时珍就说过:品食以荔枝为贵,而滋补则龙眼为良。

龙眼又叫桂圆,俗称圆眼。龙眼性平、味甘,有开胃益脾、补心长智之功效。

中医认为,心主血脉与神志,与精神、意识思维活动有关。脾为后天气血生化之源,提供全身的营养供应。

如果人们思虑过度,劳伤心脾,就会导致心悸怔忡、失眠健忘、神疲乏力等症状,此时食用龙眼肉,可补益心脾,而且甜美可口,不滋腻。久病体虚或老年体衰者,常有气血不足之证,而表现为面色苍白或萎黄,倦怠乏力、心悸气短等症,此时食龙眼肉,既补心脾,又益气血。

1. 巧食龙眼以养心

（1）中老年人思虑过度,劳伤心脾,有神疲乏力,食欲不振,心悸气短,失眠健忘者,取龙眼肉 30 克,生晒参 10 克,黄芪 15 克,酸枣仁 10 克,大枣 10 枚,将诸药水煎 2 次,每次 40 分钟,合并药液,分早中晚服用。有补益心脾、益气养血的功效。

（2）老年人消化不良,脾虚腹泻,用龙眼肉 10 克,山药 10 克,莲子 10 克,薏米 10 克,粳米 100 克,同煮成粥,早晚服,有健脾止泻的功效。

（3）神经衰弱患者全身乏力,失眠多梦,记忆力减退,取龙眼肉 10 克,酸枣仁 10 克,五味子 5 克,大枣 10 个,水煎服,有养血安神的功效。

（4）身体虚弱,兼有虚火、不宜用人参、黄芪等温热药补益者,可用龙眼肉20克,西洋参5克,水煎2次,合并药液代茶饮,有益气养血、清热生津的功效。

2. 睡前吃龙眼能有益睡眠

龙眼有益心脾、补气血的作用。龙眼可用于心脾虚损、气血不足所导致的失眠、健忘、惊悸、眩晕等症。吃龙眼安神补气,以下是几种吃法,大家不妨一试。

（1）生食法:每天晚上临睡前可直接生食10个龙眼,可以养心安神,减少心悸、失眠的情况。

（2）煮荷包蛋法:每天早晨,用10粒龙眼肉与鸡蛋一起煮,空腹吃。可以补血养心,生血益气。

（3）配枣泥煮粥法:取30个剥好的龙眼,剥了皮的红枣10个,粳米100克,煮成粥。每天早晚各喝一碗,喝时还可适量放些红糖,特别有助于老年人补脾生血,养心安神。

（4）喝龙眼酒法:用200克的龙眼肉,加500毫升的高粱米酒,放在密封的坛子里泡1个月。每天晚上睡觉前喝15毫升,可以缓解疲劳并帮助安神。

3. 孕妇忌吃龙眼

龙眼对于孕妇,特别是对早孕妇来说,是一种"禁果"。龙眼虽然能滋补气血,益心脾,但它性温、味甘,能助火化燥,但凡具有阴虚内热的人就不宜使用。因为孕妇受孕后,阴血聚以养胎,故大多阴血偏虚;阴虚常常滋生内热,孕妇通常会出现大便燥结、口苦口干、心悸燥热、舌质偏红等胎热盛、虚火旺的症状。

因此,中医有"胎前宜凉"的主张,常用一些清凉、滋润的药品。而龙眼性温、味甘,甘温极易助火,动胎动血,易致孕妇气机失调,出现胃气上逆、呕吐等症状。

因此,对于孕妇来说,龙眼不宜吃。除龙眼外,像人参、鹿茸、鹿角胶等性热的药物,孕妇都应慎用。如需进补,应选用一些清、平的补品为宜。

除了上面说的孕妇不宜吃龙眼外，以下几种人也要注意：

（1）龙眼性温，多吃容易上火，因此体内有痰火、湿阻中满者忌食。

（2）风寒感冒、消化不良、舌苔厚腻者忌用。

（3）儿童、青少年不宜多食，多食易使鼻、齿龈出血。

（4）肝火亢盛者不宜食。

✿ 健康提醒

桂圆贴脐能缓解胃痛、腹泻

不少脾胃虚寒的患者经常感到胃部凉凉的，甚至胃痛、腹泻，需要多喝热水，或者放个热水袋在肚子上，才会感觉舒服一些。若想彻底告别这些症状，不妨试试花椒艾绒桂圆贴。

具体做法是：取桂圆肉一个，花椒六七粒，加上适量艾绒（晒干艾叶碾碎成绒，拣去硬茎及叶柄，筛去灰屑即成），一并捣烂，每晚睡前取药团填放在肚脐里，以纱布覆盖，胶布固定即可。贴敷后若配合热熨，则效果更好。此方宜在睡前贴用，次日早晨取出，以免因久用刺激引起肚脐发炎。

此方不仅可治疗一般的肠胃病（如胃脘不适、胃寒痛、腹泻、寒性便秘等），而且对失眠、痛经、手足冰凉、风寒感冒等疾病也有一定疗效。但患有脐病、脐部感染者禁用。

◎ 养阴润肺数百合

百合又名蒜脑薯，因其地下茎块由数十瓣鳞片抱合而成，故以"百片合成"而得名。历代本草都有记载，家种、野生均有。《本草纲目》载："百合之根，以众瓣合成也。"故百合又有"百年好合""百事合意"之意，被中国人自古视为婚礼必不可少的吉祥花卉。其花、鳞状茎均可入药，是一种药食兼用的花卉。

中医认为,百合性甘、微寒,归肺、心经,可润肺止咳、清心安神,主要用于治疗肺热咳嗽、劳嗽咯血、虚烦惊悸、失眠多梦等症。百合入药以野生为佳,更是清补之品。现代研究表明,百合具有明显的镇咳、平喘、止血等作用,能提升人体免疫功能,抑制肿瘤生长。将百合洗净,煮熟,放冰糖后冷却食用,既可清热润肺,又能滋补益中。

1.百合如何食用最有效

(1)对于久咳、痰中带血、虚烦惊悸者,取百合 60 克洗净,粳米 250 克,用适量的水煮,待熟烂时,加适量的冰糖搅匀,可有润肺止咳、清心安神之功效。

(2)对于胃痛、心烦失眠者,取百合 100 克,加入适量的糯米、红糖一同煮为粥。每日 1 次,连服 7~10 日。具有补中益气、健脾养胃、清心安神的功效。

(3)对于肺结核久咳、咯脓痰、低热烦闷者,取干百合 100 克,蜂蜜 150 克,放入碗中,隔水蒸 1 小时,趁热调匀,冷却后装入瓶中待用。每次用 15 克,每日 3 次。有润肺止咳、清心安神之功效。

(4)对于神经衰弱、更年期综合征者,取百合 50 克,用清水浸一夜;再取枣仁 15 克,加水煎,然后取汁与百合一同煮熟,连汤服用。常食有清心安神的功效。

2.百合食疗能养阴

(1)百合鸡蛋汤:取百合 10 克,鸡蛋 2 枚,白糖适量。将鸡蛋用水煮沸后去壳,放入锅中,置于火上,加入清水适量,加入百合,用大火煮沸后改用小火煮至百合烂熟,加入适量的白糖调味即成。此菜有滋阴润肺、安神清热、润肺止咳的功效。可用于失眠、心悸、精神不宁、虚烦惊悸等症的辅助食疗。

(2)瘦肉炒百合:百合 200 克,瘦猪肉 100 克。分别洗净切片,用盐、蛋清和湿淀粉拌匀,一并在油锅中翻炒调味即成。此菜具有益补五脏、养阴清热之功效。

(3)百合银花粥:百合 50 克,洗净;再取银花 l0 克,焙干为末备用。先将 100 克粳米淘净,煮至粥浓稠时再放百合煮 10 分钟,起锅前放入药末及适量白糖即可食用。此粥适合于咽喉肿痛,易于"内火"旺盛的人群,具有清热消炎、生津解渴的功效。

（4）蜜汁百合：百合 60 克，蜂蜜 30 克放碗内拌匀，入锅隔水蒸熟食用。此品适用于秋冬肺燥咳嗽咽干、肺结核咳嗽、痰中带血、老年人慢性支气管炎干咳及大便燥结等症。

（5）百合荸荠羹：百合 15 克，荸荠 30 克，雪梨 1 个。将荸荠洗净去皮捣烂，雪梨洗净切碎去核，三物混合水煎，加适量冰糖煮至熟烂即可，放温食用。此羹具有滋阴润肺、清热化痰之功效。适用于治疗慢性支气管炎阴虚之症。

（6）百合蒸鳗鱼：百合 100 克，鳗鱼肉 250 克，黄酒、葱、姜、精盐、味精各适量。鲜百合洗净放碗内；鳗鱼肉放少许盐，用黄酒渍 l0 分钟后放于百合上，撒上姜葱末、味精，上笼蒸熟即食。此菜适用于体质虚弱者和慢性肺部疾病患者。

✿ 健康提醒

秋天气燥，而百合有润肺的作用，因此这个季节吃百合是最好的。百合对于燥咳很好，但对于寒咳的病人就要慎用了。此类病人的主要症状就是遇冷即咳，痰多，且痰呈稀白泡沫状。百合性偏凉，脾虚便溏者也不宜选用。

◎ 补脾抗衰话茯苓

茯苓为多孔菌科植物茯苓的菌核，寄生于松科植物赤松或马尾松等树根上。中医认为，茯苓性味甘、淡、平，入心、脾、肺、膀胱经，有利水渗湿、健脾补中、宁心安神之功，可以治疗水肿尿少、脾虚食少、便溏泄泻、心神不安，适宜体虚调理，特别适合平时脾胃不好、食欲不振、经常腹泻、长期忧郁思虑、四肢无力的人服食。

历代医家及养生学家都很重视茯苓延年益寿的功效，被视为"中药八珍"之一。如《本草纲目》言其"主胸胁逆气，忧恚惊邪恐悸"。《名医别录》言其"益气力，保神守中"。《药性论》言其"开胃止呕逆，善安心神"。

它的功效与作用十分多,将它与各种药物配伍,能够共同发挥独特功效,故而又有"四时神药"的美誉。唐宋时服食茯苓已是很普遍的事情,宋代文学家苏东坡就很会做茯苓饼。他曾指出,做茯苓饼"以九蒸胡麻,用去皮茯苓,少入白蜜为饼食之,日久气力不衰,百病自去,此乃长生要诀"。据说苏东坡年已六旬还有惊人的记忆力和强健的身体,这可能和他十分注重饮食养生有很大关系。

现代药理研究表明,茯苓有缓慢而持久的利尿作用,能促进钠、氯、钾等电解质的排出,此外,还有镇静和降低血糖的作用。

茯苓不仅可显著提高机体免疫能力,而且可使血液中氧合血红蛋白释放更多的氧,以供给组织细胞。同时,还可使细胞组织(包括皮肤、黏膜、毛发等)活性增强,活力增大,处于健康状态,从而使我们的皮肤、毛发显得更加滋润,达到美容的效果。平时可在家自制面膜使用达到其美容功效,其具体做法是:白芷粉 1 茶匙、茯苓粉 2 茶匙、薏仁粉 2 茶匙,几种粉混合。每次敷 20 分钟。

茯苓吃法多样,最简单的当属熬粥。可选些温性、平性的食材,如用具有补脾、生津、补肾作用的山药,与茯苓一同熬制米粥。也可以在制作米粥时,添加茯苓、薏仁、生姜等一同熬制。因为茯苓和薏仁具有健脾利湿的功效,而生姜可以温胃散寒。所以这款粥不仅助消化,对胃寒也有缓解作用。如果将茯苓和黑芝麻打成粉,与面粉一起做成面条食用,还有养发乌发的效果。下面提供一些美味与健康兼得的茯苓吃法供大家参考:

1. 茯苓膏

将茯苓 500 克研成细末,加入炼蜜 1000 克拌和均匀,用文火熬成膏状,装入瓷罐备用。每次温开水冲服 10 克,1 日 2 次。能健脾渗湿,减肥防癌,可用于老年性浮肿、肥胖症和癌症的预防。

2. 茯苓酒

将茯苓 60 克泡入白酒 500 克中,7 天后即可饮用。能利湿强筋,宁心安神,适用于关节炎、四肢麻痹、心悸失眠等。

3. 茯苓芝麻粉

茯苓、芝麻（黑芝麻为佳）各等份。先将茯苓研成细末,过筛去杂质。另将芝麻炒熟,冷后研细粉。将二者混匀,贮存瓷缸内。每天早晚各取 20~30 克,用白水或糖水冲服。有健脾益智、防老抗衰功效。常服有延迟衰老,防老年痴呆、记忆力衰退等作用。

4. 莲子茯苓糕

茯苓、莲子、麦冬各等份。将茯苓、莲子、麦冬共研细末,加入适量白糖、桂花拌匀,用水和面蒸糕食用。有宁心健脾的作用,适宜于因心阴不足,脾气虚弱而引起的干渴、心悸、少食、神疲等。

5. 栗子茯苓粥

将茯苓 15 克洗净入锅,加冷水,用小火煎半小时,弃渣留汤,加入栗子 10 枚、糯米 30 克,再煮成粥食用。健脾益肾,利湿止泻,适宜于小便不利、慢性肾炎者。

6. 山药茯苓肚

将猪肚 1 只洗净,茯苓、淮山药各 100 克装入猪肚内,淋上黄酒 2 匙,撒细盐适量,扎紧口,入锅内加水慢炖至猪肚烂熟,之后将猪肚捞出剖开,倒出茯苓、山药,冷却后烘干,研末装瓶。每次服 6~10 克,日服 3 次,温开水送服。猪肚切片,适当调味后食用。补肾益胃,健脾渗湿,尤适合糖尿病患者服用。

7. 当归茯苓炖鸡汤

当归 50 克,茯苓 20 克,乌鸡一只,生姜一块,水适量,文火共炖,至肉烂汤浓时,调味装盘即可食用。具有益气健脾、宁心安神的作用。

8. 茯苓鸡肉馄饨

茯苓 50 克,鸡肉适量,面粉 200 克。茯苓研为细末,与面粉加水揉成面团,鸡肉剁细,加生姜、胡椒、盐做馅,包成馄饨,煮食。源于《奉亲养老书》。本方以茯苓补脾利湿,鸡肉补脾益气,姜、椒开胃下气,可用于脾胃虚弱、呕逆少食、消化不良等。

9. 茯苓冬瓜鲤鱼汤

茯苓 15 克,红枣 15 个,冬瓜 300 克,鲤鱼 1 条,生姜 4 片。茯苓稍浸泡;红枣去核;冬瓜去皮切块;鲤鱼宰杀洗净,煎至微黄。将茯苓、枣置于煲汤盒或袋中下锅,加水 2000 毫升(约 8 碗),武火滚沸后改文火煲约半小时,放入冬瓜、鲫鱼继续煲 40 分钟,弃药袋,下盐便可。这是 3~4 人的量。茯苓冬瓜鲤鱼汤是具有健脾益气、利水消肿功效的药膳汤饮,除了暑热时用来利水、下气、消肿外,还能对慢性肾炎所引起的肢体水肿进行辅助调理。

✿ 健康提醒

口腔溃疡:敷穿心莲茯苓粉

有人经常患口腔溃疡,发病的时候吃什么都疼。现在介绍一个偏方:穿心莲 20 克,茯苓 15 克,研细粉,用棉签蘸搽患处,每日 3 次即可。此偏方对口腔溃疡症状确实有一定的缓解作用。穿心莲可以清热解毒、凉血消肿,对一般的感染性疾病都有缓解作用。除了口腔溃疡,穿心莲还可以用于缓解牙周病。茯苓可以利水渗湿,出现在此方中主要是因为很多复发性口腔溃疡都是由脾胃湿热引起,而茯苓有助于改善湿热体质,对因心脾两虚,湿热内蕴引起的失眠、心悸、食欲不振、头晕乏力、腹痛腹泻等症状有很好的疗效。因此,湿热体质的人平时可以多吃一点茯苓膏。

◎ 山药补身药用价值高

山药亦食亦药,主产于河南、河北、山西、山东、陕西等省。其中河南怀庆、新乡地区所产的山药质地坚实、肉质洁白,药用价值最高,故又称怀山药。俗话说:"冬吃山药,胜吃补药。"山药披着土褐色的外皮,长着杂须,可谓其貌不扬,但其肉质洁白细嫩。山药可以果腹,唐朝诗圣杜甫就有"充肠多薯蓣(山药原名薯蓣)"的名句。山药也可以入药，《神农本草经》谓之"主健中补虚，除寒热邪气，补中益气力，长肌肉，久服耳目聪明"。我国食用山药已有3000多年的历史，被誉为补虚佳品，备受称赞。

1. 山药的挑选

市场上最常见的山药主要有身材较粗的水山药和牛腿山药，还有个头瘦长的铁棍山药和小白嘴山药。

水山药身材比较粗壮，直径能够达到五厘米左右，不过却十分匀称，从头到脚一般粗细，十分挺拔。因为含水分大、很脆，最适合炒菜。

牛腿山药与水山药一样，身材比较粗壮，但是并不匀称，通常是一边粗一边细。这种山药比较面、黏，更适合煮粥、煲汤。

铁棍山药又细又长，头尾的粗细差别不大，表面有黄棕色细毛，肉比较紧，煮熟后，口感绵密细腻、又沙又面，是山药中的上品。

小白嘴山药和铁棍山药长相极为相似，同样是细长的山药，不仔细鉴别，很容易和铁棍山药混淆。不过小白嘴山药粗细没有那么均匀，也不如铁棍山药直，价格则比铁棍山药便宜很多，也是物美价廉的选择。

在选购的时候，大小一样的山药，较重的较好。同一品种的山药须毛越多口感更面，含山药多糖更多，营养也更好。最后再看横切面，肉质颜色雪白，有黏液，说明新鲜。如果黏液化成水，有硬心，肉色发红，就不要买了。

2. 山药的功效

（1）补脾止泻：山药能够较好地改善脾胃虚弱、食欲不振、大便稀溏、经常腹泻等症状。山药不热不燥，虽然滋补，但又不会像其他补品一样引起食滞、腹胀，作用和缓，为平补脾胃的良药。一般来说，脾胃不好的人，可经常食用山药，150克山药可替代25克主食。

（2）养肺益阴：肺肾阴虚的患者，如不少慢性呼吸道疾病、结核病患者，表现为长期咳嗽、午后低热、容易盗汗等，可服用山药、沙参、百合等。

（3）补肾益精：一些中老年患者，肾气逐渐亏耗，出现了腰腿酸痛、下肢无力、尿频、遗精、早泄、带下白浊等症,使用山药与熟地、龙骨等配伍,治肾阴虚损。

打算冬季进补的人,进补前吃点山药,更有利于补品的吸收。

由于每100克山药只含脂肪0.2克,比米、面等主食的脂肪含量都低,故有"零脂肪主食"的称谓。还有,山药的热能很低,每100克山药提供热能56千卡,加上山药含有丰富的膳食纤维,容易产生饱胀感,从而控制进食欲望。因此,肥胖症、高血压、冠心病及糖尿病患者可将山药作为部分主食。

3. 山药的吃法

人们最常接触的也是最简单的山药的烹饪方法便是清蒸。将山药去皮、切段,放入锅中蒸熟,然后蘸白糖食用便香甜可口。饭店里深受儿童和女士青睐的山药泥,则是将蒸熟的山药压成泥,加入盐、牛奶丰富其口感,然后将山药泥塑形后淋上果酱。

山药的烹饪方法很多,与不同食材搭配也能产生不同的滋补和保健疗效。

(1)炒山药:山药一定要选脆嫩的水山药,搭配木耳。黑白两种食材,都脆嫩可口,可以说是相得益彰。

用料:山药200克、木耳150克、大蒜、植物油、盐

制作方法:

a. 木耳泡发备用。山药去皮切片,放入开水里汆一下。

b. 锅里加油,烧至七成热,放入蒜瓣炒香。放入木耳和山药,炒1分钟后放盐炒匀起锅装盘即可。

(2)山药煲:牛腿山药俗称面山药,适合同排骨或鸡一同炖煮,十分滋补。山药易熟,在与肉同炖的时候,一般在出锅前几分钟放入山药就可以了,千万不要把山药放的时间太早了,否则山药就炖化了。另外汤水要一次性加足,讲究"一气呵成",中途加水会使温度突然下降,有损汤的美味。

用料:土鸡1只、山药1根、枸杞1小把、葱姜适量、料酒、盐

制作方法:

a. 将土鸡洗净剁成小块,姜切片,葱切段备用。

b.将鸡块放入锅中,加入足量冷水。开锅后撇去浮沫,加入料酒、姜片、葱段,再次开锅后转小火、加盖慢炖半小时至鸡肉成熟。放入去皮的山药块,炖至软烂。

c.将枸杞用清水冲洗后加入,继续加盖炖5分钟,加盐调味即可。

（3）山药粥：这是一道传统的药膳,在民间有"神仙粥"之美誉。以铁棍山药最为适合,煮粥时放入山药块,再加上几颗红枣,十分适合孩子和老人食用。因为这两类人群的牙口都不太好,而且消化系统比较弱,而山药粥十分易于消化。此外还可以做花生山药粥、枸杞山药粥、桂圆山药粥、南瓜山药粥等。

用料：小米100克、铁棍山药150克、清水1.5升

制作方法：

a.把小米淘两遍,淘洗的次数不要多,否则会造成小米营养物质的流失。将山药洗净、去皮、切小丁备用。

b.锅中加水烧开,因小米比山药难煮,所以先下小米煮10分钟,然后放入山药一起煮,大火烧开,再转小火煮至米汤黏稠即可。

最后介绍药用山药饮片的几种用法：

（1）**山药黄连汤**——降糖。山药15克,黄连6克（或用天花粉15克）,水煎服用,可治口渴、尿多、易饥的糖尿病。

（2）**山药人参白术粉**——健脾。山药、炒白术各100克,人参75克,共研细粉,瓶贮备用。每次服10克,开水或者米汤调下,日服2~3次。

（3）**山药杏仁乳**——养肺。山药磨成粉末；杏仁放入锅中煸炒,炒出香味后研成碎末。将鲜牛奶倒入锅中煮开,再将杏仁粉和山药粉倒进牛奶里调匀,然后上火煮,开锅后加入蜂蜜,具有养肺补血的作用。

✿ 健康提醒

山药配芝麻,补钙效果佳

芝麻是补钙的"高手",和山药一起搭配来吃,补钙功效会更好。这是因

为每100克白、黑芝麻含钙量分别为620毫克和780毫克,是同等重量牛奶的六七倍,而山药则有促进钙质吸收的作用。山药芝麻泥的制作方法也不难。首先,准备100克山药、1大匙炒熟的芝麻,而且最好是黑芝麻;然后,将山药洗净、去皮、切块,上锅蒸熟后捣成泥状,然后把炒好的芝麻放在研钵中捣碎,这样比在市场上直接买的碎芝麻营养更丰富;最后,把山药泥和碎芝麻混合在一起,按个人口味调味即可食用。特别提醒,芝麻捣碎后容易被氧化,所以一定要现吃现做。山药芝麻泥除了能补钙,还能使人精力充沛,因为其含有丰富的锌和硒,在疲劳时来一碗山药芝麻泥,有助于快速恢复体力。

◎ 呵护女人一生的好中药

女性历来是一道亮丽的风景,但她们在特殊的生理期也需要特别的呵护。这时,中草药常常能发挥一定的作用,帮上大忙。

1. 当归、薏仁适用青春期

青春期女性常见的问题有月经不调和带下病。由于此时子宫刚开始发育,功能还不稳定。加上正处于求学阶段,精神压力大,生活环境变化大,还有生活不规律,就容易导致月经不调、痛经、白带增多等病症。

当归可调经止痛、补血活血,研究发现,当归还可促进雌激素分泌,降低血管阻力,增加循环血量,营养皮肤。如气滞血瘀,致月经错后、痛经,可配伍香附、柴胡、川芎等行气活血药水煎服用,或选用中成药血府逐瘀胶囊;如气血亏虚,致月经量多色淡,心悸气短,可配伍黄芪、党参、白术等水煎服,或选用中成药归脾丸。

带下异常一般多由脾虚引起。常见带下色白或淡黄,质黏稠,无臭气,且绵绵不绝,面色发白或萎黄,四肢不温,神疲食少,可选用薏苡仁、白术配伍山药、苍术、茯苓等一起水煎服用,或选用中成药参苓白术散(片、颗粒)。

2. 产后多用阿胶、益母草

妇女产后多因分娩时产创和失血，导致血虚和血瘀。

产后血虚多表现为头晕、发热、大便困难、缺乳、身痛、手足抽搐等。阿胶为补血佳品，可用阿胶 15 克，配以其他补气血、活血安神的中药，如党参 15 克、红枣 15 克、龙眼肉 20 克使用。注意阿胶应烊化后加入药液中服用。

产后血瘀型多表现为腹痛、发热、恶露不尽等症。益母草是非常适合产后服用的中药，取 20 克加丹参 15 克、当归 15 克、川芎 10 克，煎水服。也可选用中成药益母草膏或益母草颗粒。

3. 更年期选服葛根、藏红花

女性进入更年期会出现身心疲惫、烦躁失眠、皮肤干燥、头发枯黄、月经紊乱等，影响生活与工作。据有关调查，目前，在 30~40 岁的白领女性中，27% 的人有不同程度的更年期提前。因此，中年女性除了在饮食中增加富含雌激素的食品，如大豆、豆腐、黑米、红薯、松仁等，也可用当归、葛根、甘草、藏红花等中药泡水喝，或将其加入食物中食用，既能减缓更年期症状，又有美容养颜之功。

葛根中富含黄酮类化合物，对雌激素有双重调节作用，具有美体、养颜、调节内分泌等功效。甘草提取物有雌激素样作用，具有促进表皮发育，促进头发黑色素生成的功效，还可防止头发干燥、变白。藏红花有"女性保护神"的美誉，对更年期综合征、月经不调、失眠、烦躁等有很好的疗效。

日常可用 10 克左右的当归、葛根或甘草煎水，代茶饮，能改善雌性激素减少带来的症状。因甘草味甜，与当归、葛根一起泡水饮用，可增加甜味。藏红花取一小撮（约 50 毫克）泡水，每天早晚各喝一杯。也可以用葛根粉直接冲水服用。此外，将 100 克大米蒸熟成干饭备用，取当归 10 克，切碎，清水煮开，再把干饭放入当归水中慢熬半小时至汤稠米开，即成当归粥。也可取葛根 30 克，粳米 50 克，粳米洗净浸泡一宿，与葛根一同放入砂锅，加水 1000 毫升，用文火煮至米开粥稠，即做成葛根粥食用。

第九章

从头到脚都要养：中医教你生理保健

人体就像一部机器，只有各个部件正常运行，才能正常工作。如果部件出了问题，就可能影响到全身，甚至使机器停止运转。因此，要想健康长寿，就要保护好身体的每一个器官，从头到脚、从里到外都要悉心呵护。养是为了全面提高自身的抗病能力，增强免疫力。《黄帝内经》上说："治未病，不治已病。"这就是说高明的医生注重的是疾病的预防。可见，中医最注重生理保健，自我调理。只有这样，才能让身体这部机器正常地运转下去。

◎ 科学养护脑，有助防衰老

人到老年，身体各器官的代谢能力逐步呈下降趋势，大脑也不例外。脑科专家称，人进入 30 岁以后，每天大约损失 10 万个脑细胞。特别是到了 60 岁以后，脑组织必不可少的脑蛋白合成也开始减少，通过大脑的血流量显著减少，从而使神经传导速度减慢，思维迟钝，智力退化，记忆力减退，接受新鲜事物的能力减弱。

出现这种情况的老年人，如果不及时注意脑保健，不但老得快，发展到最后甚至会得痴呆症。为了早日防止智力下降，延缓大脑功能的老化，老年朋友要学会科学地用脑和健脑。

1. 饮食健脑

丰富的饮食营养可以健脑，自不待言。《黄帝内经》上说："神者，水谷之精气也。"除了众所周知的饮食有节，注意营养，不抽烟，不喝酒外，还要注意食物种类多样化。老年人牙齿不健全,消化功能减退,宜进食容易消化的食物,油腻不宜过多,但也须注意各种荤菜食品的合理搭配,不挑食,不偏嗜,要合理安排进食量。还要足量饮水。水是许多营养物质的溶剂,是消化、吸收、运输和进行化学反应的媒介,能稀释血液,减低黏稠度,增加血流量。饮水还能利尿,有助于代谢废物的排泄。所以日常生活中必须饮足量水。

2. 健脑用脑

不要害怕用脑,用脑越多,大脑内各种神经细胞之间的联系越多,形成的条件反射也越多,脑子就更灵活。科学家经过测试,发现勤用脑的人,大脑不易疲劳,脑神经细胞保养良好,尽管年龄增长,却能避免日后出现老年性痴呆。而整天无所事事,无所用心的人,不仅智力降低,而且大脑容易萎缩和早衰。据有关资料报道,勤于用脑者的智力比用脑少的人要高出50%。有些人虽已步入老年,仍然思维敏捷,思路清晰。相反,有的人刚到中年,就记忆力减退,思维迟钝,这和是否勤用脑有很大关系。古人主张"博学强记","博学"可增强记忆,"强记"又可促进"博学",二者相辅相成,要想达到这样的目的,关键是培养浓厚的学习兴趣。老年人积极有效地参加脑力运动,不仅可以延缓大脑衰老,而且可以预防老年性痴呆症的发生。

3. 节欲健脑

脑萎缩是由于脑退行性变化,大多是在正气不足,机体衰老中不注意自我保养、自我预防而产生的一种病症。中医认为肾为先天之本,主骨生髓,通于脑,脑为髓之海。脑又为元神之府,脑髓不足则头晕耳鸣,目无所视。大脑的活动有赖于肾精的充养。人老则气血衰竭,肾精枯槁,面黄发白,筋骨无力。节欲可养精,养精才能健脑养神,延缓大脑衰老。反之,性生活过度,则伤精耗神,未老先衰,头脑昏昏,智力减退,精神萎靡,百病丛生。

4. 健脑锻炼

每日清晨起床后,可以到户外散步,做保健操或打太极拳等等。清晨空气新鲜,大脑可得到充分的氧气,唤醒尚处于抑制状态的各种神经机制。在学习、工作疲劳时,应调节一下环境,如听听悦耳的音乐、美好动听的鸟语,或观赏一下绿草、鲜花等,这些活动能使人心情愉快,精神振奋,提高大脑的活动功能。

5. 手指运动健脑

手指功能的技巧锻炼可促进思维,健脑益智,如用健身球锻炼。即手托两个乒乓球或两个核桃,不停地在手中转动,长期坚持会有良好的健脑作用。经常进行手指技巧活动,能给脑细胞以直接刺激,可以增强脑的活力,使其功能发达,保持整体平衡。俗话说"十指连心""心灵手巧",就是这个道理。

6. 按摩健脑

清晨起床,将两手十指从前发际到后发际,做"梳头"动作12次;然后两手拇指按在两侧太阳穴,其余四指按住头顶,从上而下做直线按摩12次;最后,两拇指在太阳穴用稍强的力量做旋转活动,先顺时针转,后逆时针转,各12次。上述按摩早晚各做一次。经常坚持按摩,可收到提高智能,养神健脑的效果。

此外,提到关于大脑的保健,大家可能马上就会想到脑中风。脑中风是脑血管破裂出血或血栓形成等脑血管意外的俗称,也叫脑卒中。一般来说,每年秋冬季节是脑卒中发病的高危时期。因为身体在低温状态下,外围的血管会收缩,这使得血管阻力及血压上升,心脑负荷加重,脑出血性中风发作的机会大大增加。同时,寒冷的刺激能使血液中的纤维蛋白原升高,导致血液黏稠度增加,容易形成凝血块,从而大大加重因动脉粥样硬化所造成的脑供血不足,引发脑缺血性中风发作。寒冷的时候,很多人都喜欢待在家里,不喜欢外出运动。活动减少,脑血液灌注就会减少,同时冬季室内的缺乏通风也加剧脑部缺血缺氧,所以脑血管疾病发生的几率增加。特别是已经患有高血压、糖尿病、动脉硬化等病的中老年人,突发脑血管病的危险性更高。

那么是不是其他季节脑血管就会相安无事呢?其实,天热,脑血管也容易"闹情绪"。

炎热的天气出汗多,人体水分通过汗液大量蒸发,血液黏稠度升高,达到一定程度时,可出现血凝倾向,严重时可引起脑卒中。因此人们不可忽视夏季脑血管疾病发病的特点，做好预防。

夏季不要等到渴了才喝水，应及时补充水分，如有条件可以常喝绿豆汤、菊花茶、荷叶茶等饮料，既可补充水分，又能清热解暑。夏季，人的消化道功能减退，食欲下降，饮食宜清淡，多吃一些新鲜蔬菜、水果，如苦瓜、西瓜等，可适当吃一些黑木耳、银耳、豆制品、瘦肉、鱼类、鸭肉等，尽量少吃油腻食物。英国伦敦的研究人员发现，富含维生素 C 的饮食有助于防止脑卒中的发生。

高危脑中风患者，平时生活中应注意养成良好的生活习惯，适度运动，保持良好的精神状态，防范疾病的发作，一旦发生言语不清，一侧肢体麻木、无力，突发视力下降、失明，突发头痛、眩晕等情况应及早就医，争取早诊断、早治疗，以免救治不及时，错失治疗的最佳时机，给身体带来更大的伤害。

✽ 健康提醒

老咬舌头可能提示有脑血管病变

频繁咬伤舌头、咬嘴，可能是脑血管病变的前兆。有些已经出现脑血管前期病变的人，由于中枢神经已不灵敏，当病变发生在大脑左侧时，就可能频繁咬伤右侧的舌头，而病人的主要感觉仅仅是整天头昏沉沉。很多脑梗塞患者发病初期并无明显的半身不遂症状，只是出现一侧口角流涎、咬舌头、吃饭时总掉筷子等一些不易被人察觉的轻微症状，大多数病人和家属没有引起警惕，因而失去了治疗的最佳时机，导致病情加重。

所以，老人如果发现最近常咬自己舌头，或伴有头痛、记忆力下降、手脚麻木、行走不稳、言语不清等，应赶紧就医，接受正规检查。

◎ 呵护耳朵，享受健康听力

中医认为，耳为肾之窍，通于脑，耳的功能与五脏六腑有关系，而与肾脑的关系尤为密切。耳的听觉能力能够反映肾、脑等脏腑的功能。因为"耳通天气"，是人体接受外界音响刺激的重要途径，外界环境因素对耳的影响很大。早在《黄帝内经》中就有"视耳好恶，以知其性"的说法。随着现代工业的发展，噪声污染、环境污染和药物的副作用等都不同程度地损害人的听力。人们常把耳聪作为长寿的标志，因为人的衰老往往从耳朵听力下降开始，所以在日常生活中一定要注意耳朵的保健。

1. 不要经常掏耳

掏耳容易损伤外耳道皮肤，把细菌带入外耳道，引起发炎，不仅痛苦，而且难治。如果造成鼓膜穿孔，则易引起感染，患上中耳炎，影响听力。

耵聍(耳垢)并不是需要及时清除的坏东西，相反，它对耳朵有很好的保护作用。如果在耳朵里堆积得多了，当人活动时，就会自行脱落，排出体外，所以不用经常去掏。

2. 远离噪声

不规律、强刺激的噪声，不仅会引起心理不适，而且会损伤听力。噪声损伤听力是缓慢的，属于进行性损伤，很难治疗。强烈刺激的音乐也会使听力下降。

3. 预防药物中毒影响听力

可以致聋的药物主要有链霉素、庆大霉素、卡那霉素、新霉素等，这些药物易损害内耳、耳蜗(听觉感受器)、前庭(平衡感受器)，造成耳聋和平衡失调。

耳蜗中毒症状主要有：用药期间或停药以后，出现高调耳鸣，听力下降，并且逐渐加重，直到全聋。

前庭中毒的症状主要有：眩晕、恶心呕吐、走路不稳和平衡失调。

致聋药物可母婴感染，所以怀孕期间应避免使用各种耳毒性药物。

另外，耳聋还有家族易感性，如果家族中有人发现容易致聋，其他人应注意。

4. 感冒后乘飞机要注意护耳

卡他性中耳炎是一种常见的耳病。此病主要症状是耳内堵塞感、头部沉重感，听力减退。那些患上呼吸道感染、鼻炎或鼻咽炎的病人，如果咽鼓管功能不良,很容易患上此病。而感冒后乘飞机则更容易引发。这是因为当飞机处于上升状态时,外界气压下降,中耳内的空气可以自然地经咽鼓管排出;当飞机急速下降时,外界气压急速上升,而中耳内气压则相对变为负压,咽鼓管软骨部又受到周围较高气压的影响,而不易开放,致使咽鼓管堵塞,从而加剧中耳负压的情况。中耳负压进一步引起黏膜下组织的血管扩张,导致出血,形成中耳积液或积血,而鼓膜会随着中耳负压的加重,出现内陷、充血甚至穿孔。那么,感冒了就不能坐飞机了吗? 如何降低飞机起降对耳朵的伤害? 在起降前10分钟,乘客最好向两个鼻孔内各滴3滴呋麻滴鼻液,以使鼻腔保持通畅,然后咀嚼口香糖,目的都是对抗负压对咽鼓管的扩张作用。

5. 观耳即可知健康

中医早就有通过观察耳朵的色泽、形态的变化来辅助诊断及鉴别病症的方法。中医有"耳有宗脉之所聚"的说法,清代的《杂病源流犀烛》强调:"肺主气,一身之气贯于耳。"人体的各个部位都可以在耳朵上找到相应的位置。当身体出现问题时,耳朵的相关区域也会出现反应。

正常人耳朵红润而有光泽,这是先天肾精充足的表现;耳朵干枯没有光泽,可能是由于机体肾精不足;耳朵颜色淡白者,常表现为怕冷恶风,手脚冰凉;耳朵红肿者,多是"上火"的表现,常见于肝胆火旺或湿热;耳廓干枯焦黑,多发于传染病后期或糖尿病;耳朵的某些局部呈点状或片状红晕、暗红、暗灰等,则有可能是胃炎、胃溃疡等消化系统疾病的表现。当人体内脏或某系统发生病变时,会通过经络影响到耳部,在耳廓的一定部位出现压痛敏感点,局部皮肤出现变色,或出现鳞屑、充血、丘疹等反应,这些现象既可作为诊断疾病时的参考,又可刺激这些部位以防治疾病。

特别需要提醒的是,望耳只是中医"望诊"的一部分,判断身体健康状况、诊断疾病,应当结合全身的其他表现。四诊合参,必要时要结合相关的现代医学检查结果。如果自己发现耳部有异常,切不可盲目诊断,怀疑自己得了某某病,必要时要及时去医院就诊,避免杞人忧天、徒增烦恼。

6.养成科学的饮食习惯

多食含锌、铁、钙丰富的食物,可补充微量元素,从而有助于扩张微血管,改善内耳的血液供应,防止听力减退。

叶酸是一种B族维生素,在机体产生新细胞的过程中发挥作用。现代研究发现,老年性听力衰退或失聪,可能与缺乏叶酸有关。补充叶酸可以缓解老年人对低频声音的听力衰退程度。50岁以上者每天摄取0.5毫克的叶酸,有利于缓解老年性听力衰退。研究发现,人体对叶酸的代谢和吸收与遗传基因有关。人体内可利用的叶酸越少,听力衰退速度也越快。一些老年人本身叶酸含量较低,在摄取叶酸后,听力恢复的程度更为明显。

7.按摩耳朵保健康

"一身之气贯于耳",小小的耳朵上有多个穴位与全身经络联系在一起,对耳朵施以柔和正确的按摩,手法用搓、擦、提、压、捏、捻等都可以,强度要适当,只要长期坚持,不仅能调节气血,还可以防病、保健、美容。下面给大家介绍几种常见的按摩耳朵的方法。

(1)扫擦外耳:两手伸直,两掌四指贴耳,拇指端抵耳垂部,前后摆腕带掌如扫,四指由耳前擦至耳后,再折耳壳扫擦由后至前,往返多次,出现热感即可。

(2)拔耳:两食指伸直,分别插入两耳孔,旋转180度,往复3次后,立即拔出,耳中"吧吧"鸣响。一般拔3~6次即可。

(3)鸣天鼓:鸣天鼓是一种流传已久的自我保健方法,相传最早是道士丘处机在《颐身集》中介绍的道家养生方法,后来被"易筋经""八段锦"等健身功法吸收,也为后世养生家所重视。古医籍《河间六书》就说:"双手闭耳如鼓音,是谓鸣天鼓也。由脉气流行而闭之于耳,气不得泄,冲鼓耳中。故闻之也。"

"鸣天鼓"的操作方式:每天起床和睡前,双手手掌分别紧贴于两耳耳部,掌心将耳孔盖严,用拇指和小指固定,其余三指一起或分指交错叩击头后枕骨部,即脑户穴、风府穴、哑门穴处,共60下。然后紧按脑后枕骨不动再骤然抬离,耳中"咚咚"鸣响,如击鼓声。如此连续开闭放响9下。以上算做1回。

每次可做3回,每天可做3次。此法有提神醒脑、宁眩聪耳之功效,可预防耳鸣、眩晕、失眠和头痛等病症。

（4）提拉耳垂法：用双手食指、拇指上下提拉耳垂,手法由轻到重,牵拉的力量以不感到疼痛为限,每次3~5分钟。

（5）手摩耳轮法：双手握空拳,以拇指、食指侧沿耳轮上下来回推摩,直至耳轮充血发热。

（6）提拉耳尖法：用双手拇、食指夹捏耳廓尖端,向上提、揪、揉、捏、摩擦15次~20次,使局部发热发红。

（7）搓弹双耳法：两手分别轻捏双耳的耳垂,再搓摩至发红发热。然后揪住耳垂往下拉,再放松。每天2~3次,每次20下。

（8）全耳按摩法：双手掌心摩擦发热后,向后按摩耳正面,再向前反折按摩耳背面,反复按摩5~6次。

按摩耳朵除了可以起到日常保健的作用外,如果偶有牙龈肿痛、打嗝等小恙,也可以通过按摩耳朵的特定部位来减轻病痛。

如当因"上火"导致牙齿、牙龈肿痛或脸上长小疙瘩时,可以用拇指和食指揉捏耳垂,或者去医院在耳垂上点刺放血,有很好的治疗效果；如脾胃虚弱或者进食过急、过凉或者暴饮暴食后出现打嗝时,可以按压上耳窝,即耳甲腔上方的耳甲艇,耳甲艇的对应处相当于人体腹腔,按摩此处有助于消化,并有健脾强肾之功；如有颈肩腰腿痛等躯体疼痛时,可多按压耳廓的外周耳轮。

✽ 健康提醒

提防"耳中风"

耳中风属于耳朵的听觉神经突然失调。此症与耳朵的血管、神经病变相关。可能因病毒感染,或是情绪波动、气压改变等造成听力减退,甚至会出现突发性耳聋。耳中风常见于3天之内听力突然降低30分贝以上,同时会伴有耳鸣、恶心、呕吐、耳朵发胀等。通常越早治疗,治愈的机会就越大。

可以配合中药茶饮方治疗:柴胡5克、远志6克、山药9克,用800ml水泡制,放凉饮用,能舒肝解郁、健脾养肾,聪耳通窍。

◎ 百物养生,莫先口齿

牙齿是人体的重要器官,承担着保护消化道的重要任务。古代养生家对护齿很重视,总结出许多有关固齿保健的方法。其中,"叩齿"和"咽唾液"是其中重要的两项。《修齿要旨》中介绍长寿经验时说:"每晨醒时,叩齿三十六遍。"

中医认为,牙齿与肾脏关系密切。"肾主骨,齿为骨之余"。意即肾脏能支持骨骼生长和骨髓的生成。牙齿是人体骨骼的一部分,牙齿松动,与肾气虚衰及气血不足有关。常叩牙齿,能强肾固精,平衡阴阳,疏通气血,畅通经络,从而增强机体的健康。现代医学研究证实,叩齿能对牙周组织进行生理性刺激,可促进牙周组织的血液循环,兴奋牙神经和牙髓细胞,增强牙周组织的抗病能力和再生能力,使牙齿变得坚硬稳固,整齐洁白。

叩齿方法很简单:精神放松,口唇微闭,心神合一,轻重交替,节奏有致。叩齿,每日早晚各做一次。从传统养生观点来看,叩齿结束,辅以"赤龙搅天池",即叩齿后,用舌在腔内搅动,先上后下,先内后外,搅动数次,可按摩齿龈,加速牙龈部的营养血供,然后可聚集唾液,分次吞咽。

在这里,向大家再介绍三种叩齿养生保健的方法。

1. 摩腰叩齿法

具体方法是:精神放松,口唇轻闭,两手掌搓热放在后腰部,上下摩动。同时上下牙齿有规律地叩击运动,手应在最大范围内摩动,摩一次叩动一次牙齿。最好每天进行2~3次的叩齿,每次叩齿36次,叩齿时要稍用力使其发声,这样可以使牙齿坚固,防止脱落,促进气血运行畅通,达到固齿强肾、防病健身的目的。

2.擦足心叩齿法

具体做法是：在早晨起床后或临睡觉前，坐于床上，将两足心相对，足跟相接。两手搓热左右交叉，右手在上左手在下，左手掌放在右足心上，右手掌放在左足心上，向前下方来回搓摩两足心，同时叩动牙齿，叩、搓36次后，再换为左手在上右手在下，同样叩、搓36次。搓摩足心与叩齿上下对应，既有局部作用又有远端相应，起到协同治疗的效果。

唾液能维持口腔的清洁，帮助浸湿、软化食物以利吞咽，其中含有淀粉酶，对食物有消化作用。现代医学研究证实，唾液中含有免疫球蛋白、氨基酸和维生素等，这些物质能参与机体新陈代谢和生长发育，增强免疫机能。中医养生学家把唾液称之为"金津玉液"，同精、血一样重要。《黄帝内经》曰："脾归涎，肾归唾。"唾液与脾、肾二脏密切相关，对人体健康长寿、摄生保健起着重要作用。李时珍认为唾液有滋阴降火，生津补肾，润泽肌肤毛发，滑利关节孔窍等重要作用。《红炉点雪》指出："津既咽下，在心化血，在肝明目，在脾养神，在肺助气，在肾生精，自然百骸调畅，诸病不生。"

叩齿咽唾的养生方法，贵在持之以恒，以达健身延年的目的注意养成保持口腔清洁的好习惯，坚持早晚刷牙，饭后漱口。

✽ 健康提醒

叩齿主要目的是健齿、固齿，属于保健性质；咀嚼主要目的是利用牙齿将食物研碎，属于生理功能。如果不正确使用牙齿和使用过大力量，就会造成牙齿损伤，如咬瓶盖、咬筷子等。叩齿与咀嚼的区别主要有两点：

（1）力量不同：叩齿是轻微的力量，叩齿震动牙根周围的组织，有利于提高牙根抵抗疾病的能力。咀嚼力量可大可小，与咀嚼的食物种类、软硬度有关。

（2）作用效果不同：叩齿效果是健齿、固齿，减少疾病发生，具有预防效果。咀嚼不具有叩齿效果，如果长期使用一侧牙齿咀嚼可产生牙合创伤。

◎ 老年养生,重在补髓

中医自古就有"髓满身自健而去疾神畅,髓空精自竭而血败脑空"的理论。民间对髓的认识为"树老心空,人老髓亏""树茂盛是因为根深,人健壮是因为髓足"。

1. 中医认为髓有三大功能

（1）养脑：脑为"髓之海""诸髓者皆属于脑",髓可以对人脑补充营养。精髓充足,髓海营养就充足,脑的发育就会健全,就能充分发挥其"精明之府"的生理功能。反之,就会出现相应的病理变化。

（2）充骨：骨的生长发育有赖于骨髓充盈及提供营养。《黄帝内经》说,"肾生骨髓""其充在骨"。精髓不足,骨失充养,则出现骨骼的病变,如骨软无力,易于骨折,中老年骨质疏松等。

（3）化血：血具有很高的营养和滋润作用,是构成人体和维持人体生命活动的基本物质之一。肾中精髓充盈时,可对肝补充营养,使血液充盈。

2. 常补三髓,延年益寿

（1）脑髓：中医认为,脑髓不足是引起衰老的主因。《黄帝内经》记载:"脑海有余,则轻劲有力……髓海不足,脑转耳鸣,目无所见,懈怠安卧。"有些中老年人耳聋耳鸣、眼花目眩、齿摇发落、眉疏鬓白、脑鸣健忘,虽无大病,但却显示出脑海营养不足。因此,补脑是防止衰老的关键。

（2）脊髓：脊髓是人的中枢神经指挥系统。脊髓的三十一对脊神经分别控制着人体的内脏和身体的一系列活动。大脑发出的命令必须通过脊髓传到身体各部位。因此,脑髓和脊髓相互沟通,互相补充,共同维持着人体的生命活动。脊髓不足就会出现行动迟缓、腿脚不便、肢体活动障碍等现象。

（3）骨髓：骨髓是人体的重要造血和免疫器官。它不仅诱导产生活性酶 SOD、GSH-POA 等因子抗衰老,还日夜不停地制造红细胞、白细胞、K 细胞等,抵御细菌和病毒的侵袭。骨髓不足就会导致免疫力下降,贫血等症状。

由此可见，脑髓、脊髓、骨髓各司其职，缺一不可。因此在健康养生上，补三髓也应是补的根本。中医养生理论指出，补髓，以牛、羊、猪等动物的骨髓、脊髓为原料，简单煲汤进补即可。其他常见的补髓类食物还有黑枣、芝麻、黑豆、木耳、甲鱼、海参等。建议老年人除了注重日常的养生保健外，还可多食用以上食物。

3. 补髓填精除智障

中医认为，老年性痴呆多为年老体虚，肾阴亏虚，精血不足，髓海空虚，脑脉失养所为，故步入花甲之年后，应注意填精补髓，以改善记忆，增强智能，消除疲劳，以防止老年性痴呆的发生。可选用下列药膳食疗方。

（1）羊骨粥：羊骨 1000 克，大米 100 克，细盐少许，葱白 2 根，生姜 3 片，莲子 10 克（细研）。将羊骨洗净，加水煎汤，以汤代水，加大米、莲子煮粥，待熟时调入细盐、葱白、生姜，早晚温热服食。可补肾填精，聪脑安神，壮骨生髓，适用于肾精亏乏，脾胃不足者。

（2）核桃首乌炖猪脑：核桃仁、何首乌各 15 克，枸杞 10 克，猪脑 1 副，调味品适量。将首乌布包，猪脑去筋备用，锅中放清水，加首乌及诸药，文火炖沸后，下猪脑，煮至脑熟，去药包，调味服食。可以脏补脏，以形活形，养血补肾，育阴填精，适用于老年人五脏亏虚，髓海不充所引起的心悸、失眠、健忘等。

（3）猪脊髓甲鱼汤：猪脊髓 200 克，甲鱼 1 只，调味品适量。将甲鱼用沸水烫死，去甲壳、内脏、头、爪，与猪脊髓洗净备用。将甲鱼肉与葱、姜同放锅中，武火烧沸后，改文火煮至甲鱼肉待熟时，下猪脊髓，煮沸，再下胡椒、味精、精盐、料酒等，煮熟服食。可补气血，填肾精，强腰脊，聪脑目，对老年性痴呆、脑动脉硬化、脑萎缩等有良好的补益食疗作用。

4. 谈谈阿尔茨海默症

在生活中，经常会有碰到这样的情况：老人突然不会用手机发短信了；离家一两百米就不识回家的路了；见到熟悉的老朋友喊不出名字；不久前刚吃完饭却不记得吃了什么；出门买菜常常忘记带钱包；经常头昏脑涨、变得疑心重重……老人出现这些症状,常常被家人当作是"老糊涂",殊不知这些都可能是阿尔茨海默症的前兆。

阿尔茨海默症,就是我们平常称呼的"老年性痴呆"。当然,并不是所有的老年性痴呆都是由阿尔茨海默症导致的,脑血管疾病等原因也会造成老年性痴呆。阿尔茨海默症是继心血管病、脑血管病和癌症之后,危害人类健康的"第四大杀手"。数据显示,我国老年性痴呆的发病率逐年增高,多数是阿尔茨海默症患者,65 岁以上老年人群中,患病率为 5%~7%,约有近 1000 万的患者,且随着人口老龄化的加剧,这个数据还在逐年攀升。

阿尔茨海默症是一种发生于老年和老年前期、以进行性认知功能障碍和行为损害为特征的中枢神经系统退行性疾病。每年 9 月 21 日是"世界阿尔茨海默症日",全球每 3 秒钟就有一位阿尔茨海默症患者产生,陷入记忆的烦恼。

阿尔茨海默症主要表现为记忆力减退及社会功能下降。可分为初期、中期和后期三个发展阶段。

早期症状可以归纳为"四不":

一是"记不住事",表现为对刚发生的事、刚说过的话不能记忆,而对年代久远的逝去记忆相对清楚。比如患者可能不记得昨天晚餐吃了什么,刚才做了什么事情,但却能很准确地描述出多年前某件小事的全部细节。同时做事丢三落四,不能完成过去熟悉的工作。

二是"算不清数"。如买菜算不清账,多给钱或少给钱。

三是"认不得路"。独自外出可能回不了家,尤其是在不熟悉的地方。

四是"说不清话"。一件很简单的事啰里啰嗦就是说不明白。经常忘记简单的词语,或者话到嘴边却不知道如何表达。

患病早期是最有治疗价值的时期,一般会持续 2 年至 5 年,但很多家属都认为患者是"老糊涂了",未能及时就诊,从而耽误了最佳的治疗时机。

中期会出现远记忆力的下降,比如老人多大年龄结婚,什么时候有的孩子，他会记不起来。该阶段老人在熟悉的地方也会出现迷路，比如找不到自己家的楼，找不到自己房间，会把熟悉的人认错。此外，还会出现明显的精神症状，比如脾气大、吵闹、幻觉以及疑心，或者睡眠不规律，白天睡晚上闹。

晚期患者会完全依赖照护者，仅存片段的记忆，日常生活不能自理，大小便失禁，还可能出现褥疮、骨折、肺炎、营养不良等后果。

阿尔茨海默症虽然目前还不能根治，但早期发现及时治疗，可以明显延缓病情的发展。一方面可以提高患者生活质量，另一方面也可以减轻家属的照料负担。

阿尔茨海默症常常是从健忘开始的，因此治疗的关键是早期发现，不要把老人最初的记忆力下降归于"糊涂"了。

每个人都会衰老，年龄大了也会出现记忆力衰退等现象。但阿尔茨海默症的区别在于异常老化，而非正常的衰老过程。正是我们常误认为年纪大记性变差是自然而然的事，很多患者在明显记忆减退、情绪异常、生活无法自理后才就诊，从而错过了早期治疗疾病的机会。

阿尔茨海默症有发病年龄提前的趋势，中年人特别是高危人群，也要做好预防工作。可以说，65岁之前、之后都有发病的可能性。

外界因素的作用，如抑郁、封闭、生活方式单一、精神刺激等引起机体代谢功能减退也是阿尔茨海默症发生的重要原因。因此，要避免疾病的发生，就要避免老年人自我封闭、遭受精神刺激，就要让老年人摆脱焦虑、恐惧等不良情绪，并且经常性地进行旨在训练脑思维的益智活动。但是从现实情况看，不容乐观。

许多老年人已经成为空巢老人或者留守老人，他们享受不到年轻人的精神抚慰，形单影只，孤独自闭，性格越来越孤僻，心理越来越脆弱，许多老年人表现出的脾气暴躁、倚老卖老，就是这种心理的反映。

由于目前年轻人生活压力较大，"啃老族"不断涌现，老年人既要照顾自己，又要为子女生活担心、分心，焦虑情绪难免发生，在这种不良情绪的干扰下,发病概率无疑就增大了。

因此,关注老年人的心理健康,其实是一项巨大浩繁的工程。既需要关注老年人本身的精神心理问题,也需要关注年轻人的生存压力,从而让老年人摈弃后顾之忧,真正快快乐乐,高高兴兴地颐养天年。

在日常饮食上,除了前面讲到的之外,研究表明,多吃鱼对预防阿尔茨海默症有益。

因为鱼油中含有丰富的不饱和脂肪酸,特别是含有较多的DHA,即二十二碳六烯酸。例如,加拿大科学家朱莉·康克尔教授与两家医院合作,通过对70多位老年痴呆患者的血液检测,发现患者血液中DHA水平比正常人低,脑部的DHA含量亦低于正常人。

DHA是一种多价不饱和脂肪酸,它有调节血脂的作用,尤其能显著降低血中的甘油三酯,减少患心脑血管病的几率。DHA也是脑神经细胞必需的营养物质,有助于延缓大脑萎缩、改善记忆力减退。

由于人体内不能直接合成DHA,因此DHA主要应从食物中获取。在海洋生物中DHA的含量均较多,尤其是海鱼,如鲭鱼、鲱鱼、鲑鱼、金枪鱼等鱼的鱼油,含有丰富的DHA,多吃这类海鱼,对预防阿尔兹海默症有益。我国医学科学工作者通过研究发现,我国常见的几种淡水鱼,如鲢鱼、鳊鱼、鳙鱼等鱼的鱼油中亦含有较多的DHA,常食这些鱼也能补充DHA。

✱ 健康提醒

《黄帝内经》里说:"液脱者……色夭,耳数鸣。"中医认为"液"是指稠厚的液体,髓属于液。色夭,是指面色憔悴,不华。耳数鸣,是指经常耳鸣。意思是说,属于人体液的骨髓,若不足,既不能濡养面容,造成面色不泽,或萎黄,或苍白,或发青,也不能聪耳而产生耳鸣。由此看来,要想人体颜面美,也需要补髓。

◎ 健康从"心"开始

中医认为，心是"君主之官"，也就是说心在五脏中处于最重要的地位。为什么这么说呢？因为心掌管着人体中最重要的东西——"神明"。"神明"指精神、思维和意识活动。心主神明的功能正常，则精神健旺，神志清楚；反之，则可致精神异常，出现惊悸、健忘、失眠、癫狂等症，也可引起其他脏腑的功能紊乱。心的另外一个功能是主管血脉。人的血和经脉都是由心来主导的。心就像一个泵，把血液送往身体的各个器官。心的正常工作是靠心气的作用。如果一个人的心气旺盛，血液就能流注并营养全身，面色也会变得红润有光泽；如果一个人的心气不足，则血行不畅或血脉空虚，就会出现心悸气短的现象。因此，保养身体，首要的是养好"心"。下面我们就来介绍几种最主要的心脏保健方法：

1. 保持好心情

中医认为"心在志为喜"，指心的生理功能与七情中的"喜"关系密切。喜即高兴愉快的情绪，对机体的精神状态是一种良好的刺激，有益于心脏，也有益于身心健康。现代医学研究也证明，性格开朗、精神愉快、对人生充满乐观情绪的人多能健康长寿，其心血管病的发病率也明显降低；而情绪急躁、精神抑郁、对人生充满悲观情绪的人则体弱多病，其心血管病（如冠心病、心肌梗死等）的发病率也明显升高。善于调整自己的情绪，使自己总是保持乐观愉快的好心情是养护心脏的最好方法。

2. 通过饮食来保护心脏

心脏饮食保健的基本要求是：营养丰富，清淡多样。提倡高蛋白、低脂肪、高维生素、低盐饮食。心肌的发育和血脉运行都需要消耗高级蛋白质，要及时补充；脂肪食品食用过多，易引起动脉硬化，在饮食中宜适当食植物蛋白、牛奶、瘦肉之类，并选用能降血脂的食物，如大豆、蘑菇、生姜、大蒜、洋葱、茶叶、酸牛奶、甲鱼、海藻、玉米油、山楂等；少吃含胆固醇高的食物，如猪脑、猪肝、蟹黄、鱼子、奶油等。饮食习惯提倡混合饮食,这样维生素和微量元素吸收比较广泛,饮食中要适当多选食谷类、豆类、粗糙米面等,并多食绿叶蔬菜和水果。例如,黑木耳是天然的抗凝剂,能防治动脉硬化、冠心病、高血压和高脂血症。凡心血管疾病导致的心悸者,宜经常服食,颇多裨益。现代营养学认为,红枣含有环磷酸腺,可以扩张血管,增强心肌收缩力,加速新陈代谢,改善心肌营养,对于保养心脏十分有益。葡萄中所含的葡萄糖、有机酸、氨基酸、维生素很丰富,对大脑神经有补益和兴奋作用,同时铁的含量较高,对体弱贫血者有补血效果。心气不足和心血不足型心悸者,以及神经衰弱及贫血体弱者、心悸心慌者,常食葡萄,尤为适宜。低盐饮食对预防心血管疾病大有好处,钠盐食用过多,增加心脏负担,又易引起高血压等,故清淡饮食为宜。总之,科学配膳是预防心血管疾病的重要环节。

3. 通过穴位按摩来护心

内关穴是冠心病人日常保健的重要穴位,经常按揉该穴位,可以增加心脏的无氧代谢,增强其功能。平时既可以边走边按揉,也可以在工作之余,花两分钟左右按揉,有酸胀感即可。

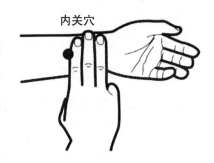

内关穴

内关穴还有止住打嗝的作用。生活中,很多人都有打嗝不止的经历,一般都会在短时间内停止,也有的长时间不停。这时,可以用拇指在内关穴上一压一放地按,很快打嗝就能止住。

内关穴的具体位置在前臂内侧,腕横纹上 2 寸(三指宽)处,两筋之间。

另外一个保健心脏的重要穴位是神门穴。神门穴有宁心安神的作用,对于心慌、心悸以及失眠都有很好的保健作用,因此是中医医治心脏系统疾病首选的大穴。

神门穴位于手腕内侧(掌心一侧),小指延伸至手腕关节与手掌相连的一侧。图示参见本书第 121 页。

因为神门穴十分好找，所以可以作为日常按揉的穴位，无论是走路还是闭目养神，都可以操作，对于调节心律失常有良好作用。需要注意的是，按揉此穴不必太大力气，稍微有酸胀感即可。

4. 夏季尤其要注意保护心脏

按照中医理论，季节和五行五脏是相对应的。夏季属火，对应的脏腑为心，所以养心也成为夏季保健的一大关键点。生活中要注意戒烟限酒，不要饮浓茶，保证充足的睡眠。

要多喝水，因为夏季出汗较多，如不注意及时补充水分，会引起血液中水分减少，血液黏稠度增加，致使血流缓慢，造成血管栓塞，极易引发急性心肌梗死和心脏猝死。

天气渐热，人们常感觉到虚烦燥火，食欲不振，口干口渴，如果再加上思虑多，操劳费心，更容易损耗心阴，津液一少，各种器官都会比较"干"。不过这并不是什么大事，咽干、口渴的时候，都会泡一款滋阴润燥的好茶，喝一喝就相当于给久旱的身体下一场雨，立马缓解身体的旱情，身体干燥的情况就不见了，自然也就不会咽干口燥了。

给大家一个小方——西洋石斛茶：西洋参3克，石斛10克，泡水代茶饮。每次只要喝上2~3天就起效了，阴虚火旺，口渴咽干的情况就能得到很大的缓解。

这是因为西洋参补气养阴，清火除烦，养胃生津，不管是因为气候干燥或者是自身消耗过度等原因而出现的津液耗损、咽干口燥、喉咙疼痛的现象，都可以用西洋参泡茶喝来缓解这种"干"症。而石斛也是益气养阴、生津降火的良药，适用于心阴虚所致的各种津液不足、口渴咽干之症。

说到西洋参，的确为夏季补益佳品。西洋参，又名洋参、花旗参，为五加科植物西洋参的根，主产于美国、法国、加拿大，我国亦有栽培。中医认为，西洋参性苦、微甘而寒，入心、肺、肾经，有补肺降火，养胃生津之功。《本草从新》言其："补肺降火，上津液，除烦倦，虚而有火者相宜。"《医学衷中参西录》言其：

"性凉而补,凡欲用人参而不受人参之温者,皆可以此代之。"凡虚烦燥火、咽痛失音、倦怠乏力、咳嗽喘促、胃燥津伤、咽干口渴以及烟酒过多、食欲不振等,皆可用之。

有趣的是,名为"西洋参",而最青睐它的却是亚洲人,尤其是我国香港地区,食法也多种多样。炎炎夏日,炖上一煲西洋参鸡汤,慢慢品尝,可谓药食相宜,为人间一大快事。现介绍几种服食方法,供选用。

(1)含化法:将无皮西洋参放在饭锅内蒸一下,使其软化,然后用刀将其切为薄片备用,每次口含 1 片,每天用量 2~4 克。

(2)冲粉法:将本品研为细粉状,每次 5 克,用纱布或滤纸包好,放入沸水中冲泡后代茶饮服。

(3)炖服法:将原皮西洋参切片,每天 2~5 克放入瓷碗内,加适量水浸泡 3~5 小时,再将碗密封,放入锅中蒸 20~30 分钟,早饭前半小时服用。

(4)蒸法:将本品研成细粉状,每次用 1 个鸡蛋拌入本品 5 克,蒸熟后服食。

(5)汤食法:将原皮西洋参切成薄片,做菜汤时每次放入 5 克共煮,汤、药同食,每日 1 次。

(6)煮粥法:取大米 50 克,煮为稀粥,待熟后加入西洋参粉 5 克,再煮一二沸即成,每日 1 次,早餐服食。

(7)泡酒法:取本品 30 克,加米酒 500 克浸泡 7 日后饮服,每日 2 次,每次空腹饮 20~50 毫升。酒尽再续,至味尽后取参咀嚼服食。

进食西洋参要注意以下两点:一是服时不宜饮茶,因茶中含有鞣酸,能与西洋参的有效成分结合使吸收率下降;二是服后不宜吃萝卜,因萝卜是破气的,而西洋参是补气的;三是畏寒肢冷、腹泻、胃有寒湿、舌苔腻浊者不宜选用。

✿ 健康提醒

心脑疾病患者锻炼应适时

人体生物钟的规律是：早晨5~6点，交感神经开始兴奋，人由睡眠状态渐渐醒来。此时，肾上腺激素分泌增加（约比晚间高出4倍），人体新陈代谢亢进，血压增高，体温上升，心跳增快。这个时候做激烈的运动，特别容易出现心脏停博，尤其在心脑血管系统本身存在病变的情况下，更易出现心脑血管意外，甚至猝死。

另外，早晨树林里的空气中，二氧化碳成分居多，空气污染，空气中的有害颗粒对肺部有很大损害。一般上午9点钟以后，污染物质下沉，空气会变得清新，待太阳出来了，日光与叶绿素起反应，产生氧气，才可以在户外进行锻炼。

其实，早在中医经典《黄帝内经》中就载有："故智者之养生也，必顺四时而适寒暑……"的说法。体育锻炼、运动养生也应"顺四时而适寒暑"，一年有四时，一天也有四时，什么时候适合做什么，是天地自然、是人体生物钟规定好的了，不能反其道而行之。

切记一套运动养生口诀：

冬季最好不晨练，不见日出莫户外；

锻炼最好在傍晚，饭后三刻最当时；

紧走慢跑都可行，有氧运动最重要；

弛张有度量力行，循序渐进贵以恒。

◎ 人到老年要"补肺"

老年养生，除了注重心、脑血管保健外，肺部也应作为重点。《黄帝内经》曰："诸气者，皆属于肺。"清代名医江笔花有句名言："肺气之衰旺，关乎寿命之短长。"可见，注重肺部养生，实为祛病延年之关键。

"肺者,气之本"。肺的主要生理功能是主气,司呼吸,朝百脉。肺气以宣发肃降为基本运行形式。肺在五脏六腑中位置最高,故有"华盖"之称。肺叶娇嫩,不耐寒热燥湿诸邪之侵。肺又上通鼻窍,外合皮毛,与自然界息息相通,易受外邪侵袭,故有"娇脏"之称。《黄帝内经》说:"天气通于肺。"通过肺的呼吸作用,不断吸进清气,排出浊气,吐故纳新,实现机体与外界环境之间的气体交换,以维持人体的生命活动。

人的衰老为何与肺相关呢? 中医学认为,肺为人体十二经脉之始,如果肺气虚衰,功能下降,必然导致气机宣降失常,影响呼吸,不仅使人气短喘促,而且易感外邪,引发疾病。而现代医学研究表明,人的寿命长短与肺活量大小密切相关,肺活量的大小是衡量一个人健康状况和精力的标志之一。人进入老年期以后,由于肺组织肌肉和胸腔的弹性逐渐减弱,功能慢慢衰退,肺活量逐渐下降。由于呼吸功能减退,机体获得的氧就少,难以满足各组织器官的需求。尤其是大脑,耗氧量约占全身的25%,如果供氧不足,则影响脑组织代谢,脑细胞缺氧会变得死气沉沉,失去活力,加速大脑的衰老,从而使人的寿命缩短。

老年人肺气虚,肺功能衰退,易患感冒、肺炎、慢性支气管炎、肺气肿、肺心病等症,危及健康及生命。很多人关注度最高的是心脑血管和肿瘤,而往往忽视了呼吸系统。其实呼吸系统疾病已经成为我国居民慢性病致死的主要病因之一。慢性气管炎、慢阻肺、哮喘、肺纤维化,这些呼吸系统疾病,我们都不陌生。很多人到了老年,轻微活动后就会喘气不顺、呼吸困难等,这是呼吸系统老化的表现。据介绍,在呼吸系统的老化中,肺脏的变化最明显,一个60岁健康人的肺泡残气量,几乎是30岁健康人肺泡残气量的一倍。通气功能大大下降。在临床上,大约50%以上的老年人是因为各种原因引起的肺部感染离世的。

特别是出现重污染天气的时候,各大医院呼吸系统疾病患者明显增加,有些人出现了鼻炎、鼻窦炎、咽炎、哮喘以及复发的慢性咳嗽等症状。在重污染天气下,如何清肺养生成了很多市民关注的话题。那么,有没有好的抗霾方法呢?

1. 喝水时小口咽

呼吸道黏膜的纤毛细胞像扫帚一样，每时每刻在清理我们的呼吸道分泌物，而这把扫帚必须要一定的温湿度才能更好地发挥功能。如果呼吸道的内环境太干燥就会损伤这些细胞的纤毛，无法正常清扫，病毒就会乘虚而入。因此，首当其冲的就是要"保水"，防干燥。要小口咽，让水有慢慢滋润咽部的感觉。主动饮水对预防呼吸系统疾病很重要。最好每天主动喝6~8杯水。其中，晨起一杯水最为重要，因为经过一夜的睡眠，排尿、皮肤蒸发及口鼻呼吸等都使不少水分流失，人体已经处于脱水状态，小支气管内的痰液变得黏稠不易咳出，甚至堵塞，从而引起肺部和支气管炎症。清晨饮水可以很好地缓解呼吸道脱水情况。清晨饮水以温开水为好，也可以加少量蜂蜜。

2. 经常腹式呼吸

吸气的时候，身体哪个部位扩张了？是胸腔还是肚子？如果是胸腔，那么你就和大多数人一样，方法错了。著名呼吸疾病专家、中国工程院院士钟南山教授指出，用腹部呼吸是最好的。什么是腹式呼吸？不妨观察一下婴儿是如何呼吸的。婴儿的呼吸又深又缓，腹部起起伏伏。在进行腹式呼吸时，呼气时要使腹部下陷，并应避免用力。吸气时要鼓腹，时间要比呼气稍长。每次吸气后要稍停片刻，不要立即呼气。吸气、吐气动作完成后，可主动咳嗽几下，可促使肺部清洁。

3. 即使掉光了牙也要刷牙

老年人即使牙齿已完全脱落，也应该用柔软的牙刷刷洗牙龈、牙槽，这对预防呼吸道感染有十分重要的作用。刷牙时，牙刷刺激牙龈、牙槽引起的兴奋传入中枢神经系统，可使中枢神经所支配的吞咽反射和咳嗽反射功能增强，有利于保护呼吸道。

4. 定期测肺功能

建议45岁以上人群把肺功能测试作为常规体检项目。尤其两类人最需要定期查肺功能。一类：有长期吸烟史和处于高污染粉尘环境中工作生活的人；另一类：是家里直系亲属都被确诊患有慢性呼吸道疾病的人。这两类人的肺功能往往更脆弱，建议每年到医院进行肺功能检测。

5. 饮食保肺

饮食调配科学合理，保肺效果也很好。把营养丰富的滋补食物融入到日常的饮食当中去，在不知不觉中养就一个健康强壮的肺。很多人认为应该吃些"清肺食物"。中医学中的"清肺"并不只是"清除肺部有害物质"，前面一般还有"养阴"，意思是滋养肺部阴液，清除肺热、肺火。因此，清肺实际包括清肺、润肺和养肺的三重效果。

中医学强调，肺喜润而恶燥，肺脏向来不喜欢燥气，在燥的情况下，容易导致毒素积累。润肺食物能及时排出肺部吸入的毒素，保养肺部，保证人体肺部健康。好的润肺食物有罗汉果，罗汉果茶可以防治雾天吸入污浊空气引起的咽部干痒，有养阴润肺的良好功效，尤其是午后喝效果更好。百合具有养阴润肺，清心安神的功效，在中医学中是用于保肺的常用药。其他效果好的润肺食物还有梨、木耳、银耳、荸荠、山药、莲藕等，食用这些食物，具有润肺和养肺的效果。

清肺排毒食物可以及时清除人体内的毒素。例如白萝卜、胡萝卜、苦瓜、芥蓝、白菜就是极佳的肺脏排毒食品。中医认为，大肠和肺的关系最密切，肺排出毒素程度取决于大肠是否通畅，白萝卜、胡萝卜能帮助大肠排泄宿便，生吃或拌凉菜都可以。

菌类食物养生效果好，是很好的抗过敏食物，多吃此类食物。一定程度上能提高抗过敏能力，避免因雾霾导致的哮喘等呼吸道疾病。可以多吃一些金针菇。金针菇中的覃菌多糖有提高人体免疫力，抗菌消炎的作用，另外金针菇菌柄中有一种蛋白，能缓解哮喘、鼻炎等过敏性症状。

天气不好时也是各种细菌病毒大量活跃的时期。这时要多吃一些杀菌食物。如大蒜和葱都有杀灭体内细菌的作用，因此雾霾天气和流感高发季节，如果每晚能生吃少许大蒜，可有效预防流感等呼吸道传染病。

6. 药膳补肺

中医将老年人的肺虚分为肺气虚和肺阴虚。肺气虚者常表现为痰液清稀、呼吸气短、声音低怯、自汗畏风、面色淡白、易患感冒；肺阴虚者常表现为口燥咽干、干咳少痰、形体消瘦、五心烦热、盗汗颧红，甚至声音嘶哑、痰中带血等。上述症状都有的老年人则为气阴两虚型。肺气虚者可选用黄芪、人参、党参、蛤蚧、五味子、核桃仁等药食兼补之品，可用红枣、核桃仁、生姜煎汤饮用，也可选用瘦羊肉加当归、生姜煮食；肺阴虚者可选用沙参、太子参、百合、麦冬、玉竹、银耳、冬虫夏草、蜂蜜、鲜梨汁等进补，可以用银耳加鲜梨炖汤服用，或取糯米、花生、百合煮粥食用，也可用百合、花生配猪肺煮食。气阴两虚者可视具体情况灵活选用上述药物。

7. 锻炼补肺

锻炼持之以恒，有利于延缓肺组织老化。老年人可根据体质选择慢跑、步行、打太极拳、跳健身舞、做广播体操等锻炼项目，都可改善肺活量。无论采用何种锻炼方法，都应做到坚持不懈。

日常保健中，老年人应保证睡眠质量，起居有度，防寒保暖，心胸豁达，不吸烟，这样才能保肺防虚，促进健康。

✱ 健康提醒

白菜治感冒

白菜具有较高的营养价值，有"百菜不如白菜""冬日白菜美如笋"之说。民间还有用白菜治感冒的验方，其方法是用白菜根加红糖、姜片、水煎服，或用白菜根三个，大葱根七个，煎水加红糖，趁热饮服，盖被出汗，感冒即愈。大白菜洗净切碎煎浓汤，每晚睡前洗冻疮患处，连洗数日即可见效。白菜子则可解酒，对于酒醉不醒者，可用白菜子研末调服。

◎ 健康生活,拒绝"肝扰"

中医理论认为,肝主要有两大功能,主藏血和主疏泄。肝主藏血,一部分是滋养肝脏自身,一部分是调节全身血量。血液分布全身,肝脏自身功能的发挥也要有充足的血液滋养。如果滋养肝脏的血液不足,人就会感觉头晕目眩、视力减退。肝主疏泄,喜条达,也就是说肝气具有疏通、条达的特性。这个功能其实与肝主藏血的功能是相辅相成的。"气为血之帅",肝气疏通、畅达,血液就能顺利地流向身体各处。如果肝气瘀滞,则血流不畅,不能供给全身,就会导致全身乏力、四肢冰冷等。

另外,肝还与人的心情有很大关系,肝的疏泄功能正常,心情则舒畅,肝的疏泄功能太过,则会出现急躁易怒、心烦不寐、多梦、头痛等肝气上亢的症状;肝的疏泄功能不足,则会出现情绪低落、郁闷等症状。因此,养肝护肝是不容马虎的。

1.调节情志

肝主疏泄,在志为怒,恶抑郁而喜调达。因此要培养开朗的性格,使情保持积极乐观、豁达大度的状态。要少发脾气,避免剧烈的情绪波动而伤及肝气。坏情绪,特别是生气发怒,容易导致肝脏气滞血瘀而引发疾病,正所谓"暴怒伤肝"。

2.保证睡眠时间

《黄帝内经》记载,"卧则血归于肝"。中医认为,当人睡着时,体内的血就会归到肝里,肝的功能之一就是藏血。现代医学研究证实,睡眠时进入肝脏的血流量是站立时的 7 倍。流经肝脏血流量的增加,有利于增强肝细胞的功能,养肝护肝。同时还能提高解毒能力,并加快营养物质的代谢和体内积聚毒素的排出,从而维持机体内环境的稳定。如果休息过晚,血不养肝,就表现为气色不好甚至发青,长期下去对肝肾的损伤都很严重。上班族,尤其是平常熬夜多的人,就应该注意调理自己的身体。现代人阴阳颠倒的生活习惯对于肝脏的损害尤其严重,现在很多人的肝病其实是"熬"出来的,一般熬了夜的人大多双目赤红，这是肝火上升的症状。

养肝先要睡得香，这样才能润养肝脏阴血，使肝的各项功能正常。

什么时候睡觉对养护肝脏最好呢？那就是丑时一定要处于熟睡的状态。丑时是凌晨1点到3点这段时间，此时是肝经当令，也就是肝的气血最旺的时候，这时人体内部阴气下降，阳气继续上升，我们的一切活动也应该配合这个过程而不要违逆它。这样的话，晚上11点上床睡觉才能保证凌晨1点进入熟睡状态。

3. 春季特别注意养肝

几场春雨之后，草木全绿了，一派欣欣向荣、阳气升发之气。春季是养肝保健的好时机。中医认为，"肝者，通于春气"。在阴阳五行理论中，肝属木，应自然春生之气，宜保持柔和、舒畅、升发、条达，既不抑郁也不亢奋的冲和之象，才能维持正常的疏泄功能。

《黄帝内经》说："春三月，天地俱生，万物以荣。生而勿杀，予而勿夺，赏而勿罚，此春气之应，养生之道也。逆之则伤肝……"这是中医在春季养肝的重要原则。这种季节和气候特点，与肝主疏泄，喜欢伸展条达，喜欢向上向外，不喜欢受压抑的特点是一致的。如果违背了这个自然规律，就会伤肝。所以说春季既是养肝护肝的最佳时节，也是肝病的多发时节。如果不注意调养，肝气升发太过或是肝气郁结，都易损伤肝脏，生出许多病来。此时应多参加一些户外活动，如散步、踏青、打球、打太极拳等，既能使人体气血通畅，促进吐故纳新、强身健体，又能怡情养肝，达到护肝保健的效果。服饰要宽松，形体得以舒展，气血不致瘀积，肝气顺畅，身体自然强健。

运动确实有助体内阳气的升发，对肝脏有好处。"夜卧早起，广步于庭。披发缓行，以使志生。"古人说得十分清楚，春季就是活动起来，这大概也是为什么要此时踏青春游的道理。万紫千红总是春，明媚的春光，娇艳的花朵，在这样的美景里走一走，浑身舒畅。

春季宜食辛甘发散之品，不宜食酸收之味。食辛甘发散之品可顺应肝气之生发，有利于调护阳气，如葱、韭菜、香菜、生姜、香椿、薄荷、豆芽、荠菜、花生、枸杞子等。但肝火旺的人不适合食用。由于春季肝旺容易克脾（木克土），当春之时，食味宜减酸宜甘，以养脾气，吃一些甘味食物以培补脾土，如春笋、芦笋、大枣、薏苡仁、菠菜、胡萝卜、红薯、南瓜、栗子、山药、扁豆等。在众多的蔬菜之中，最适宜养肝的是菠菜。中医认为，菠菜有补血止血、利五脏、通血脉、止渴润肠、滋阴平肝、助消化、清理肠胃热毒的功效，对肝气不舒并发胃病的辅助治疗常有良效。对高血压引起的头痛目眩和贫血等也有较好的治疗作用。

中医有"五味入五脏"之说，酸味入肝，所以对中医理论有一定了解的人会联想到多吃些酸味食物，最常见的如乌梅、山楂、柠檬、橙、橘等水果以及醋等，以此"补肝"，多多益善。酸味入肝是没错，但认为春季养肝应多吃点酸，却是一知半解，容易落入误区。酸味食物有助收敛肝阴，对于肝阴虚的人群，春季养肝适当吃些酸味食物，使阴血更足。但从门诊的观察来看，有不少人是肝火过旺，如果再用酸味补肝，无异于"火上浇油"，反易因肝火过旺容易伤脾，影响胃肠功能，不利于消化吸收。所以，唐代孙思邈在《千金方》就建议春日宜"省酸增甘"以"养脾气"，而中医认为"脾胃为后天之本"。性味甘平的食物，无论肝火旺还是肝阴虚的人群都可以适当多吃，有助健脾。

4. 花茶粥膳也可以护肝

通过各种茶饮、粥膳的调养，也可以实现清肝、柔肝、疏肝、护肝的功效。

肝火旺的人比较亢奋，易发怒，如患有高血压则容易头晕。肝火本来就旺的人，到了春天随着自然界阳气和体内阳气的进一步升发，易出现口苦、目赤，甲状腺功能亢进的人在这个季节就容易加重病情。这类人要适当疏肝泻火，避免肝火太旺，可试试以下两款茶饮：

菊花玫瑰茶

材料和做法：菊花 10 克，玫瑰 5 克，用开水泡开当茶饮。

功效：菊花清热解毒、清肝明目，玫瑰偏温，且有疏肝理气、安神助眠的作用，两者以 2：1 的比例入茶，有助清肝火，又不至于太寒凉。

决明菊花茶

材料和做法：炒决明子15克，菊花10克，用开水冲泡当茶饮用，可重复泡多次。

功效：清肝泻火兼明目，有助降压降脂。

而肝阴虚的人容易出现口燥咽干、心烦、潮热、盗汗等症状。这类人一般睡眠不好，容易烦躁，不少人长期熬夜，脸色发青，给人感觉"气色不好"。中医认为，肝主藏血，夜间血归于肝脏。滋养肝血，在调养上，要避免熬夜，调节好睡眠，提高睡眠质量是关键。可适当吃些疏肝养阴、安神的粥膳：

百合枸杞粥

材料和做法：百合30克，枸杞10克，粳米100克，洗净加水同煮，至粥成时加入适量冰糖。可早晚服用。

功效：百合有清热安神的功效，枸杞子养阴补血、滋补肝肾。

猪肝绿豆粥

材料和做法：新鲜猪肝100克，绿豆60克，大米100克，食盐、味精各适量。先将绿豆、大米洗净同煮，大火煮沸后再改用小火慢熬，煮至八成熟之后，再将切成片或条状的猪肝放入锅中同煮，熟后再加调味品。

功效：此粥补肝养血、清热明目、美容润肤，可使人容光焕发，特别适合那些面色蜡黄、视力减退、视物模糊的体弱者。

桑葚粥

材料和做法：桑葚30克（鲜桑葚用60克），糯米60克，冰糖适量。将桑葚洗干净，与糯米同煮，待煮熟后加入冰糖。

功效：该粥可以滋补肝阴，养血明目。适合于肝肾亏虚引起的头晕眼花、失眠多梦、耳鸣腰酸、须发早白等症。

5. 按摩太冲穴

太冲穴是肝经上重要的穴位，是治疗各种肝病的特效穴位，能够降血压、平肝清热、清利头目，与菊花的功效很相似，而且对女性的月经不调也很有效。

它的位置在脚背上大脚趾和第二趾结合的地方,足背最高点前的凹陷处(图示参考本书第122页)。那些平时容易发火着急、脾气比较暴躁的人要重视这个穴位,每天坚持用手指按摩太冲穴3次,每次3分钟,直到产生明显的酸胀感,用不了一个月就能感觉到体质有明显的好转。

只要做好上述几点,并持之以恒,就可以养好肝脏。揉按时,一般用拇指揉按,每次时间为3~5分钟,每日2~3次。揉按此穴不但能调理肝胃,还可以消解怒气,对高血压患者也有一定降压效果。

✿ 健康提醒

患有肝炎的人,不论是恢复阶段或急性期,都不宜多看电视节目。否则,可导致干眼病与夜盲症。

人的肝脏,是多种维生素如维生素A、维生素D、维生素E等的存贮仓库。人的视觉主要是依靠眼内视网膜中两种感觉细胞,其中杆状细胞对弱光敏感,在傍晚或暗处视物时起作用。杆状细胞内含有感光物质——视紫红质,视紫红质的构成物之一是靠维生素A转化而成的。当肝脏发生病变时,肝所贮存的维生素A的数量明显减少;肝炎也使肝脏分泌的胆汁减少,这会导致包括维生素A在内的脂溶性维生素吸收障碍;视网膜内的杆状细胞因缺乏维生素A,也不能合成视紫红质。肝炎病人如果常看电视,视紫红质的消耗量增大,则视觉模糊、视力减退现象更加明显,久而久之,就会产生干眼病和夜盲症。

肝炎病人宜少看或暂时不看电视,并注意多进食一些含维生素A较高的食物,也可以多吃点蔬菜、水果。

◎ 不同情况,不同"保胃"

俗话说,十病九胃,意指人患胃病几率高。常见的胃病,包括胃食管反流病、功能性消化不良、慢性胃炎、消化性溃疡、胃癌,并以这5种病为代表。

　　胃食管反流病就是指胃里面的内容物反流到食管内，第二就是所谓胃酸反流到食管内，包括反胃、泛酸水、烧心都归这个病的范畴，发病率非常高，门诊经常看到。其发病机制主要有两方面，一是胃动力不行；二是食管和胃交界部位正常有一个开关性质的东西，如果食管下段括约肌功能消失，就会出现关闭不全，正常吃完饭之后它应该关上，当出现紊乱就导致胃处的食物反流，出现反胃、反酸等症状。幽门螺杆菌感染、食管黏膜屏障削弱、胃酸与胆盐对食管黏膜的损伤，这些都会进一步引起胃食管反流病。烧心和反酸是最常见的症状，常在餐后 1 小时出现。建议这类病人吃完饭之后要适当活动一段时间，睡觉前要把床头抬高一下，同时晚饭和就寝时间的间隔尽量长一些。

　　门诊常见的还有功能性消化不良，几乎占 1/3。主要症状是上腹部的疼痛或不适，包括腹部胀满、嗳气、早饱、恶心、胀气等等。其发病机制是：（1）胃酸分泌及十二指肠黏膜对酸高敏感性。（2）胃肠运动和胃排空功能的改变。（3）胃的感受性和感觉过敏。（4）幽门螺杆菌的感染。（5）心理社会因素和应激。（6）神经因素。（7）更年期和内分泌紊乱。很多临床医生把这个病当成慢性胃炎治，病人吃了好多药，治疗效果并不好。这是一种功能性疾病，在我国发病率 30% 左右，除了做胃镜有明显出血、糜烂、溃疡，需要开药治疗之外，实际不需要吃药，多掌握一些保健知识，基本上自己就可以调理好。

　　消化性溃疡是一个老病，溃疡就是在胃里面烂了一个洞，比较浅就叫糜烂，比较深就叫溃疡。溃疡一般分胃溃疡和十二指肠球部溃疡。40 岁以后大多数是胃溃疡，年轻人一般是十二指肠球部溃疡。通常来讲，十二指肠溃疡不会癌变，胃溃疡就要高度重视，随着年龄的增加癌变率比较高。

　　如果预防溃疡病呢？一是药物方面，阿司匹林不能吃，激素、利血平尽量少吃。很多病人离不开阿司匹林，那吃时一定要同时配合胃黏膜保护剂。还有好多溃疡病病人把烟戒除就可以彻底治愈。第二是合理膳食，减少精神刺激。因为压力比较大容易引起溃疡病。

　　另外，还有一个病人普遍忽视的吃药时间问题，胃药到底饭前吃还是饭后吃? 有一些药品说明书上模棱两可。比如,像吗丁啉、胃服安,应该饭前吃。再如奥美拉唑,一天吃两片,早饭前吃一片,睡觉前吃一片。

"胃靠三分治,七分养"。可见,注重胃的保养是治疗胃病的关键之一。而中医养胃又讲究"细水长流",要慢慢调理。

中医认为,人体的气血是由脾胃将食物的精华转化而来,故脾胃乃后天之本。所谓"后天之本",就是人生存的根本。人从出生之后成长,长大以后学习、工作、娱乐等都需要大量的能量,而这些能量都是要通过饮食而来,但是饮食必须要由脾胃共同工作才能正常地转化为气血能量。然而生活中的饮食不节、过食肥腻、忧思过度、偏食偏嗜、饥饱不均等都可能伤及脾胃。而"脾胃内伤,百病由生"。中医讲的百病生,是指如果胃阳不足,脾的运化能力就会降低,水谷所化生的清阳之气便难以散布全身。所以胃气虚弱,五脏、六腑、经络、四肢都会失养,人就会极易受病。《黄帝内经》讲道:"有胃气则生,无胃气则死。"

中医调理胃病有优势,针对不同的症群,中医治疗的手段多采取辨证论治的原则,因时因人制宜,且用药灵活。

中医认为,胃脘痛大都不离肝,故胃病治肝,本是成法。舒肝解郁、行气止痛,既治疗了胃炎,也治疗了气积的疾病。从这一点来说,中医的疗效非常独特。中医指的"胃"实际上包括食管、胃、十二指肠等上消化道的解剖部位与生理功能。中医药在治疗胃病方面有其独特的优势。根据辨证论治的原则,采取"寒者温之、热者寒之、虚者补之、实者泻之"的方法调节体质,并根据"通则不痛"的原理以理气、活血、和胃、止痛,达到治疗的目的。

中医讲究"药食同源",中医养胃是根据人的不同体质、不同季节、所患的不同胃病进行辨证调养,以达到未病先防、有病早治、尽快康复、减少复发的目的。根据门诊常见症状,可将其分为以下四类:

1. 肝胃郁热

常见症状:胃脘胀闷,口苦、口干、有异味,大便偏干,胃痛、心烦,舌苔黄厚腻,年轻人脸上长痤疮。

药物推荐：胃脘胀满、嗳气吞酸者选用加味左金丸，胃痛窜及两肋、情绪抑郁时加重者选用胃苏冲剂，食积引起者可用消食导滞的沉香化滞丸。

饮食调理：避免辛辣食物和烟酒、浓茶，少吃方便快餐、肉类和煎炸之品，多食银耳莲子羹、小米粥等汤类。每天要吃适量蔬菜水果，如苦瓜、黄瓜、丝瓜、荸荠等清热泻火通便食物。部分口中有异味者是幽门螺旋杆菌感染造成的，可到医院做个碳 14 呼气实验，如阳性需做治疗。

2. 脾胃不和

常见症状：进餐后胃中饱满，打嗝泛酸，腹胀，食欲差。

药物推荐：具有消胀除满、导滞消积作用的香砂养胃丸和六味安消胶囊。

饮食调理：犯病期间可喝些白萝卜汤，或将萝卜切细丝加花椒、大茴香炒炖，至软烂食用。对于胃酸分泌过多者，应禁用肉汤，可喝牛奶、豆浆，吃馒头或面包以中和胃酸，也可将肉类煮熟去汤后再烹制。因情志不舒胸腹胀满，嗝声不断者，用橘皮 15 克，柿蒂 10 克，姜汁适量，水煮取汁，频频服用。

3. 胃阴亏虚

常见症状：进食无味，口燥咽干，手脚心热，舌红少苔。

药物推荐：具有滋阴养胃作用的养胃舒，或益胃汤加减。

饮食调理：此型胃炎多见于萎缩性胃炎，胃酸分泌减少。犯病期间可进食肉汤、鸡汤等味道鲜美的食物，以刺激胃液分泌，帮助消化。口干咽燥者可将鸭梨去皮去核，切片放入凉开水中，再放少许冰糖，加盖浸泡 4 小时，口干即饮，不拘时。长期调理者，煮粥时可加些山药、枸杞、玉竹等生津健脾药。上腹胀满者，粥快熟时，加玫瑰花 5 克，稍煮片刻食用。

4. 脾胃虚寒

常见症状：腹胀腹满，食欲差，乏力，怕冷，受凉或吃油腻食物易犯病，舌淡苔白。

药物推荐：具有温胃止痛作用的温胃舒、附子理中丸。

饮食调理：避免生冷和含纤维较多的食物，如芹菜、韭菜等。烹调方法以炖、煨为主。虚寒体质，手脚怕冷者多吃助阳之物，如当归枸杞炖鸡汤、红萝卜羊肉汤等。冬季可在家自己烹制砂锅炖菜，如砂锅炖鱼、砂锅炖鸡等。食少便溏、四肢乏力者可在煮粥时加些山药、桂圆、红枣等。

"没胃口一定是'上火'了。"有些人时常吃不下饭，吃饭后上腹部饱胀得厉害，甚至喝点水都胀，吃点辛辣、油腻、生冷的食物，还会拉肚子。很多人以为是上火了，或是食积了，就买些清热或消食的药物服用，但越吃越严重。其实，这些人很有可能属于脾胃虚寒证。中医认为，人体的气血是由脾胃将食物转化而来，故脾胃乃后天之本。若是脾胃虚寒，则易消化不良，从而引起食欲下降。

脾胃虚寒证是中医的一种病证名，主要病因是饮食习惯不良，如饮食不节制、经常吃冷饮或冰凉的食物等，再加上过度劳累，精神压力大，思虑太过等所致。脾胃虚寒证的典型症状是遇到天气变化尤其是变冷后，或吃了寒凉食物后，就会出现胃部疼痛或者腹胀。

要预防脾胃疾病，关键在于保护脾胃正常功能的运转。建议平时应注意保养脾胃：

（1）情感因素对食欲、消化、吸收都有很大影响。中医讲，"忧思伤脾"。因此保养脾胃，首先要保持良好的情绪。据研究，不良情绪可导致食欲下降、腹部胀满、消化不良等，而良好的情绪则有益于胃肠系统的正常活动。

（2）注意冷暖。俗话说"十个胃病九个寒"。这的确是经验之谈，因此注意冷暖十分重要。在气候变化无常时，有虚寒胃痛的病人要注意保暖，避免受冷。

（3）饮食调摄是保养脾胃的关键。因此，饮食应有规律，三餐定时、定量、不暴饮暴食。以素食为主，荤素搭配。需常吃蔬菜和水果，以满足机体需求和保持大便通畅。少吃有刺激性和难于消化的食物，如酸辣、油炸、干硬和黏性大的食物，生冷的食物也要尽量少吃。

脾胃"最喜欢的颜色是黄色"。中医认为脾胃五行属土，属土，土系器官出现问题，对应的就是黄色食物。黄色食物能加强脾脏之气，促进和调理新陈代谢,还有维护脾胃安康,维持脾主运化、升清、统血的功用。脾胃"最喜欢的味道是甜"。中医认为"甘味入脾",吃甜食具有补养气血,补充热量,解除肌肉疲劳,调和脾胃等作用。黄色食物大多也具有甘味的属性。具有健脾养胃功能的黄色食物如南瓜、红薯、胡萝卜、芒果等。

提到饮食养胃,大家会想到粥。粥是流质饮食中的佼佼者,不需经过大量咀嚼与胃部蠕动即可快速进入小肠,分解为葡萄糖并被人体吸收利用,这样就大大降低了肠胃的负担,还能快速升糖,因此,人们认为喝粥能养胃。而且粥易于烹制,制作成本低,原料取材广泛,品种多样,成为受大众欢迎的养生佳品。特别是炎热天气身体排汗增多,老年人应多食粥,既可补水,又养胃、护胃。

推荐两个健脾养胃、补血安神的良粥佳品：

南瓜胡萝卜小米粥

材料：小米、南瓜、胡萝卜、红枣。

做法：(1)将南瓜去皮切小块,胡萝卜洗净切小块。(2)小米洗净,放入锅中加水煮沸后转小火。(3)将南瓜块和胡萝卜块放入锅中,和小米用小火一起熬煮即可。

三宝粥

材料：红薯20克、南瓜50克、山药30克。

做法：(1)山药洗净去皮,切滚刀块。(2)将南瓜去皮切小块,红薯洗净切小块。(3)锅中加入两碗水。(4)把山药、红薯、南瓜放冷水中,盖上盖子中火煮开。(5)煮开后把大米放进去。(6)米放进去后,用勺子把融化开的米搅拌一下,防止粘锅。(7)边煮边搅拌,过10分钟粘糯浓稠的粥就煮好了。(8)盛到碗中,就可以享用了。

煮粥小窍门,方法在这里： 将大米洗净,放到小碗内或者保鲜袋都可以,放入冷冻室,冻成冰块。煮粥的时候,等锅中的水烧开,把冻好的大米放锅中煮,边煮边搅拌,10分钟就可以煮出黏糯浓稠的粥了,而且营养还不会流失。

不过,"喝粥养胃"不一定适合所有人 。对于患有反流性食管炎的病人,不太建议进食过多流质食物,会刺激胃酸的分泌,应该进食半流质或固体食物。而胃酸分泌过多的消化性溃疡患者,更应当减少喝粥的频率,以免加重病情。

粥由于消化吸收速度快,因此餐后血糖反应激烈,对于糖尿病患者来说不利于控制血糖。营养专家实验证明,加入一半以上的豆类(芸豆、红小豆、绿豆、干扁豆等)之后,粥的餐后血糖反应就会大大下降,也就是说,糖尿病和高血脂患者可以喝粥,但必须在熬粥时使用燕麦、大麦、糙米等血糖反应较低的食材。

对于胃病病患,还可以做到以下几点来养生:

中药脐敷:(1)肝胃郁热证人群,可用黄连、黄芩、大黄各等分,磨粉后用水调成糊状敷脐;(2)寒湿困脾、脾气虚、脾阳虚证人群,可选用干姜、肉桂、豆蔻各等分,磨粉后用生姜汁调成糊状敷脐。

中药足浴:(1)脾胃湿热证人群,可用黄连、藿香各20克,六一散(滑石、甘草)30克;(2)脾胃不和证人群,可用紫苏、陈皮各20克,藿香30克;(3)胃阴亏虚证人群,可用北沙参、玉竹、麦冬各20克;(4)脾胃虚寒证人群,可用白术、干姜、茯苓各20克。

养肠胃可以多按以下穴位:

神阙:位于脐中部,揉按时,一般以手掌按摩为主,每次时间为5-10分钟,每日2~3次。对脾胃虚弱、不能耐受寒凉的胃部疼痛及便秘、腹泻等患者都有良好疗效。

中脘:位于上腹部前正中线上,脐中上4寸,相当于胸骨下端与肚脐连接线的中点。揉按时,一般以手掌按摩为主,每次时间为5~10分钟,每日2~3次。对胃痛、恶心、呕吐、泛酸等消化道症状都有良好疗效。此穴也是灸法常用穴位。

足三里:位于外膝眼下3寸,距胫骨前嵴1横指,在胫骨前肌上。取穴时,由外膝眼向下量4横指,由胫骨旁量1横指即为该穴,是"足阳明胃经"的主要穴位之一。图示见本书第119页。揉按时,一般以拇指揉按为主,每次时间为3~5分钟,每日2~3次。揉按此穴对各种消化系统疾病都有良好疗效。

✿ 健康提醒

麦门冬粥养胃清心防口臭

些人口臭，一味刷牙、嚼口香糖，其实这不治本。中医认为，口臭的发生多与内脏有火相关，如肝胃郁热，因此清胃火、泻肝火、益胃生津的药膳是非常适合的。

做法：取麦门冬10克，莲子10克，决明子10克，大米50~100克，冰糖适量；将麦门冬、莲子、决明子洗净，入锅加水煎熬，弃渣取药汁待用；大米淘净放入铝锅内，加水适量，再将药汁和冰糖同入锅内，置大火上烧沸，用小火煮熟即成。

◎ 欲得长生，肠中常清

有人问，我们为什么要清肠呢？清肠清除的是什么东西呢？中医认为，清肠是"泻污浊而去毒"，也就是说除掉体内产生毒害的污滓腐物。肠内的污滓腐物，自然非粪便莫属了。

中医认为："五味入口，即入胃，留毒不散。"这些"留毒"便成为大肠传导的糟粕——即粪便的主要组成部分，糟粕"积聚既久，致伤冲和，诸病生焉"。粪便是大量经过消化、代谢后的食物残渣和人体内新陈代谢产生的废物以及肠胃分泌物的混合体，这些都是对人体有害的毒素，如不及时排出，一旦在体内停留超过24小时，就会在肠道内腐烂变质，滋生出大量细菌，污染人体内部环境。而且其中的毒素有可能被肠道重新吸收，对人体造成二次危害。

我们正常人每天至少需排便一次，排便2~3次的人，可以及时清除肠内毒素，从而减轻肝脏、肾脏、皮肤等排毒器官的负担，对养生大有裨益。结肠的袋状结构使得正常的排便并不能干净彻底地清除粪便，这些留存的粪便——现代医学称之为宿便——会造成自体中毒和静脉血液回流不畅，因此必须清除。

宿便是肠道内长期停滞淤积的陈旧粪便。我们知道人体的肠道是一个绵长而多褶皱的,这既方便了对营养物质的消化吸收,也为残余的废物提供了一个很好的隐蔽所。因此在肠道褶皱内,新陈代谢产生的废物很容易残留,无法排出而形成宿便。

无论是中医还是西医,对宿便危害人体的观点是一致的。在中医看来,宿便是万病之源,西医则认为宿便是毒素的集结体,是体内毒素的主要来源。

宿便滞留在肠壁内,其中的水分会逐渐被肠壁吸收,缺乏水分的粪便太干硬,更难以排出。现代人由于纤维、水分摄取不足,缺乏运动,压力过大等原因,造成宿便的大量积聚,阻碍了粪便的正常排出,从而形成便秘。

便秘不像急症、绝症那样直接危及性命,所以常常被人们排除在疾病的行列,即使承认它的疾病血统,也只把它归为小病之类。这可大错特错了。大便秘结不畅,会直接影响到毒素的排泄,排毒不畅,会引发诸多疾病。

遗憾的是,人们对便秘的认识仅仅停留在"排便困难"的肤浅层面,而且由于便秘的私密性,导致人们往往在身体出现病症时才发现这个不起眼杀手的厉害。

有首顺口溜说得好:"废渣糟粕不去,肯定断肠遭殃。"一语道出便秘的危害和肠道畅通的重要性。那么,我们应该如何保持肠道的通畅呢?以下是六种防治便秘、保障肠道畅通的方法:

1. 多吃粗粮和根类蔬菜,摄取充足的食物纤维

我们日常所进食的主要是经过精细加工的食品,如精小麦、精米、精面粉等,粗粮(糙米、麦、豆类等)的摄入越来越少,而粗粮中富含的食物纤维是通便排毒的利器。

除粗粮外,牛蒡、胡萝卜、土豆、芹菜、萝卜等根茎类蔬菜食物纤维含量也很丰富,所以我们在平时的饮食中应注意增加粗粮和根类蔬菜的摄入。

2. 摄取充足的水分

水也是软化大便、保证肠道通畅的利器,我们每天至少要喝7~8杯(每杯300毫升计),当然8杯以上更好,但不宜过多,以免给肾脏造成负担。在各种

水中,最好的选择还是 20~30℃的温开水。

3. 揉腹通便

仰卧位,以腹部为中心,用自己的手掌,适当加压按顺时针方向按摩腹部。每天早晚各 1 次,每次约 10 分钟。

4. 大笑放松身心

人们受到惊吓或紧张时,会嘴巴干涩、心跳加速,肠子也会停止蠕动。而我们在大笑时,一方面振动肚皮,对肠子有按摩作用,能帮助消化,防止便秘;另一方面,大笑能缓解压力和紧张情绪,促进肠道蠕动,保障肠道畅通。

5. 随"意"而为,专心排便

如果经常忽视便意或强忍不便,粪便在肠道滞留时间过久,大便容易干燥,从而引起或加重便秘。排便时要专心致志,心无杂念,有些人在排便时喜欢看手机、报纸或书,殊不知这会促进或加重便秘。因为排便行为是一个神经反射的过程,而以上的行为分散了排便时的注意力,干扰了这一反射活动,使肠子蠕动不协调,增加了排便时间,甚至抑制了便意,时间久了,肛门、直肠对粪块的刺激反应就会减弱,造成或加重便秘。

6. 规律排便时间

最容易产生便意的时间是晨起后的 30 分钟内,这个时期是结肠的活跃时刻。要养成定时排便习惯,排便时间以 5 分钟内为宜,长时间的排便会造成肛门局部充血,易患痔疮。

7. 多运动

运动量不足的人,肠道蠕动也很迟钝,使得粪便停滞不下,从而阻碍肠道畅通;运动量大的人,肠道蠕动加快,不利于粪便的停滞,保障了肠道畅通。

8. 寻找病因很重要

虽说"大便不通心事重重,大便一通浑身轻松",不过发生便秘时,不要滥用泻药,应首先查明原因,针对病因进行治疗。滥用通便药很容易引发肠扩张和损害肠功能,造成依赖性而加剧病情。

另外,大便常规检查不可忽视。通过大便常规检查,我们可以了解自身消化道有无细菌、病毒及寄生虫感染,可及早发现胃肠炎、肝病,可作为消化道肿瘤的诊断筛查。大便常规化验包括检验粪便中有无红血球和白血球、细菌敏感试验、潜血试验以及查虫卵等。便常规检查对于判断人体健康状况是一项必要的检查项目。

目前,在三大常规检查中,除了血常规已经受到人们的重视外,很多人尤其是年轻人都不太愿意做尿常规和大便常规检查。

对于大便常规,尽管医生会向病人宣传它的好处,但做的人还是远远少于血常规。实际上通过大便常规检查,可以发现不少问题,做到防患于未然。

如今,随着人们膳食结构的改变,多吃肉少吃菜,加上生活作息不规律,导致直肠癌发病率呈上升趋势。同时,原本是中老年多发的这种恶疾,在青壮年人群中也开始增多。对于不爱检查大便常规的年轻人来说,这项检查有助于及早"揪"出肠道癌症的蛛丝马迹,体检时不应该"跳"过这项检查。

人体的排便是一个机械运动,肠道中一旦出现肿瘤或者"癌前病变",大便通过肠道时就会和肿瘤等发生摩擦,细胞脱落可产生少量血,有的时候肉眼是看不见的,也就是所谓的"潜血"。

不过便中带血也不绝对就是肿瘤。比如人要是长了痔疮、牙龈出血咽后,吃动物血等多种因素,大便"潜血"也会呈阳性。大便常规检查结果出来后,仍需要配合进一步的细致检查才能确诊。

大便化验常规包括 5 项内容,各种结果代表的临床意义各不相同。

粪便颜色: 成人粪便的正常颜色呈黄褐色,没有血和黏液;婴儿为黄色或金黄色。如果粪便是柏油样黑色,可能是上消化道有出血或者服了活性炭、铁剂等药物。如果粪便是鲜红色或暗红色,可能是消化道出血,尤其是结肠、直肠或肛门有病的人,可能是痢疾、结肠癌、痔疮引发的出血等。如果粪便的颜色是陶土色或灰白色,可能是胆道梗阻等。粪便呈绿色,见于婴儿消化不良等。黄绿色则见于伪膜性肠炎等。

粪便形态：正常形态为成形软便。粥样或水样稀便,见于急性胃肠炎、食物中毒、伪膜性肠炎等。黏液性或脓血性便,见于痢疾、溃疡性结肠炎、大肠炎、小肠炎、结肠癌、直肠癌等。凝乳块便,见于婴儿乳汁消化不良等。细条状便,见于结肠癌等所致直肠狭窄。米汤样便,见于霍乱、副霍乱等。

粪便细胞：正常参考值为红细胞 0/HP,白细胞偶见 / HP。红细胞出现和增多,见于痢疾、肠炎、结肠癌、痔疮出血等,白细胞增多,见于肠炎、细菌性痢疾。

粪便潜血：正常参考值为阴性。结果为阳性,见于胃肠道恶性肿瘤、伤寒、溃疡病、肝硬化等所引起的消化道出血。

粪便细菌培养加药敏：正常参考值为阴性(无致病菌)。结果为阳性,见于细菌性痢疾、伤寒、肠结核、急慢性肠炎等。同时可根据药物敏感,选择有效的抗生素。

◎ 调养肾脏,小便通畅

中医认为,肾为"先天之本""肾主纳气,肾主水液""肾司二便"。明朝张介宾所著《景岳全书》中说:"二便之开闭,皆肾脏之所主。"即二便的正常排泄,都与肾脏功能的正常与否密切相关。当然中医讲的"肾"和西医讲的"肾"并不完全相同。后面我们会讲到。

人体每时每刻都在进行新陈代谢。肾脏将新陈代谢所产生的有害物质通过尿液排出体外,以调节机体水、电解质和酸碱的平衡,并保持生命活动的正常进行。

多数肾病患者初期通常没有明显症状,但一旦有下列 10 项症状,应提高警觉,从速求医。这十项症状包括:

(1)眼皮和足踝浮肿;(2)血压高;(3)腰腹疼痛;(4)血尿;(5)蛋白尿;(6)尿路感染;(7)小便赤痛;(8)小便不顺;(9)尿量增多或减少及夜尿(夜

尿在 3 次以上）；（10）小便排出小沙石。

长期的劳累更有可能患上肾脏疾病。因此，我们应加强肾脏保健。以下介绍的一些肾脏保健方法，希望可以给大家以帮助。

1. 不乱吃药

许多市售的止痛药、感冒药有肾脏毒性，不要不经医师处方乱吃，对医师处方的抗生素、止痛药也应知其副作用有哪些。

2. 不暴饮暴食

吃太多蛋白质和盐分，会加重肾脏负担。此外，运动饮料含有额外的电解质与盐分，有肾病的人需小心这类饮料。

吃猪腰子非但不补"腰子"（肾脏），反而会加重肾脏负担造成肾结石。猪腰中含有较高的尿酸和嘌呤，尿酸和嘌呤是引起结石的主要因素。这些有害成分吃得越多人体吸收就越多，肾脏内含量就高，久而久之就容易形成结晶而发生肾结石。

3. 治疗感冒

若感冒去了又来，或是感冒后，出现高血压、水肿、解小便有泡泡，最好找肾脏科医生做筛检。

4. 反复发作的扁桃腺炎要小心

喉部或扁桃腺遭链球菌感染时，务必治疗，否则容易导致肾脏发炎。

5. 适量饮水不憋尿

尿液潴留在膀胱，就如同下水道阻塞后容易繁殖细菌一样，细菌会经由输尿管感染肾脏。

6. 控制糖尿病和高血压

血压控制不好、糖尿病太久都会造成血管硬化，而肾脏就是由数百万个微血管球组成，血糖、血压控制不好，肾脏坏得快。

7. 不喝成分不明的井水和河水

以免铅、镉、铬等重金属太高而损害肾脏。

8. 泌尿道结石要处理

结石不痛不代表好了，尤其是输尿管结石很容易造成肾积水，长久下来，肾脏会完全损坏而不自知。

9. 定期检查

每年做一次尿液和血液肌酸酐和尿素氮检查；女性怀孕时肾脏负担会加重，应该监测肾功能，以免因妊娠毒血症而变成尿毒症。

10. 要保持小便通畅

小便通畅，说明肾脏的排泄功能正常，如果发生尿道阻塞，小便不通畅，就会增加肾盂和肾实质发炎的机会，加重肾脏负担，甚至发生尿中毒。常见的小便不通畅的原因有尿路结石，前列腺增生、肿瘤、结核等。

11. 防止感染

细菌和其他病原微生物可以直接由尿路逆行上升，进入肾脏，使肾脏感染发病。为了防止细菌逆行使尿路感染，要保持会阴部及尿道口的清洁卫生。另外，微生物通过血液循环和淋巴液循环的途径也可以感染肾脏。因此，当身体其他部位有感染性病灶存在时，例如扁桃体炎、龋齿、疖肿、结核等，都应及时治疗处理。

12. 防止疾病损害肾脏

有些疾病，例如过敏性紫癜、系统性红斑狼疮、大量脱水、失血等，都可以损害肾脏，当发生这类疾病时，除了及时治疗外，还要加强保护措施。

13. "肾虚"要搞清

说起肾虚，很多中老年人并不陌生。日常中常听到的肾虚，是中医的说法。中医里的肾和西医里的肾不一样，并不是单单指人体的肾脏器官，而是一个庞杂的功能群体，涵盖了西医学中生殖系统、泌尿系统、内分泌系统的综合功能，可谓牵一发动全身。

《黄帝内经》说："肾者主蛰，封藏之本，精之处也。"中医认为，肾是生命之根，"先天之本"，决定着寿命的长短，主持生殖系统功能；肾是封藏之本，人体精气的藏蓄之器；肾是作强之官，决定着人的体力与智力；肾开窍于耳与二阴；五色之中，黑色是入通于肾的，因此中医认为补肾的药物通常都是黑色的。

什么叫作肾虚？肾为先天之本，藏精。"精"相当于人体的固定资产。也就是说，这笔固定资产中有相当一部分是父母给的，所以有的人天生肾精足，好比"富二代"，有的人则天生孱弱。无论穷富，都要节约，若挥霍无度，都会肾虚。

中医的肾虚，并不仅仅表现在泌尿生殖系统上，如性功能降低、尿频、尿等待、小便清长等，肾虚的症状还有：

早衰，如健忘失眠，食欲不振，骨骼与关节疼痛，腰膝酸软，不耐疲劳（不提重物走到三楼就两腿无力），乏力，视力减退，听力衰减，头发脱落或须发早白，牙齿松动易落等；容颜苍老，如眼袋、黑眼圈、肤色晦暗无光泽，肤质粗糙、干燥，出现皱纹、色斑、中年暗疮，肌肤缺乏弹性；嗓音逐渐粗哑，女性乳房开始下垂，腰、腹脂肪堆积；男性早秃等。

肾虚病症有阳虚、阴虚之分，对人体各个脏器活动起温煦、推动作用的称之为肾阳；对各个脏器活动起滋补、润泽作用则称之为肾阴。

肾阴虚是指肾阴不足，虚火内扰所表现的证候。临床表现：头晕耳鸣，失眠多梦，健忘，腰膝酸软，性欲亢奋，遗精，女子经少或闭经，或崩漏，形体消瘦，咽干口燥，潮热，五心（双手脚心、胸口）烦热，盗汗，颧红，舌红少苔或无苔，脉细数。

肾阳虚是指肾阳亏虚，功能衰退所表现的证候。临床表现：腰膝酸软而痛，或阳痿，精冷，妇女宫寒不孕，性欲减退；或大便久泄不止，完谷不化，五更泄泻；或浮肿（腰以下肿甚），按之凹陷不起，甚则腹部胀痛；心悸喘咳；面色㿠白或黧黑，畏寒肢冷，尤以下肢为甚，头晕目眩，精神萎靡，小便清长或夜尿多，舌淡胖苔白滑，脉沉迟无力或弱。

肾阴虚与肾阳虚的区别要点：肾阳虚多有寒的表现，如畏寒肢冷，精神萎靡，小便清长，舌淡胖苔白，脉沉迟无力。肾阴虚多有虚热的表现，口燥咽干，潮热，颧红，五心烦热，盗汗，舌红少苔，脉细数。

区别阳虚阴虚最关键的是区分寒热，阳虚则寒，阴虚则热。任何情况下，肾阴和肾阳的动态平衡遭到破坏而又不能自行恢复时，就会导致疾病的发生，即形成肾阴虚、肾阳虚和肾阴肾阳俱虚的病理变化。"

肾虚多为长期积累成疾，切不可以急于求成而用大补之药进补，或者用成分不明的补肾壮阳药物。找到肾虚的病因，就找到预防的途径。

如果肾虚且不及时正确地补足，极可能引发多种并发症状。诸如：肾虚会引发慢性支气管炎、肺气肿、高血压；中医认为，冠心病也主要是心脉瘀滞、心肾不交造成的；老年人慢性腹泻与脾肾阳虚密切相关；肾虚还可以引起男性前列腺增生。此外，糖尿病、慢性肾炎等也与"肾虚"有关。

补肾也应当针对肾阳、肾阴盛衰的不同，采用对症的方法。具有代表性的就是，肾阴虚者当服六味地黄丸，肾阳虚者则服金匮肾气丸。

不过，虚才要补，如果肾不虚，千万不要乱吃补药。

对于补肾来说，药补不如食补，通过饮食方面的调理，可以改善体质，从而避免疾病的产生。唐代医药学家，被后人誉为"药王"的孙思邈云："安身之本，必资于食……不知食宜结，不足以生存也。"

能够温补肾阳的食物都有哪些呢？想要温阳，自然要选择一些温热性质的食物，这对身体虚寒者尤其有益。温热的肉类有羊肉、鹿肉、雀肉等，水产类如黄鳝、大虾等，瓜果蔬菜类有韭菜、胡萝卜、香菜、龙眼、荔枝、核桃、栗子、木瓜、李子、杏等。平时想要温肾阳，市民可以选择多食用羊肉羹、荔枝粥、韭菜炒虾仁、韭菜炒鸡蛋等菜品，温热性质的食物不仅能让身体温暖，还可以补肾，手脚也能不再冰冷。

如果身体出现了阳虚的表现，那么平时生活中还要注意尽量少食或者不食生冷、黏腻、性寒的食物，如鸭肉、兔肉、甲鱼、阿胶、西瓜、苦瓜、生藕、菊花、金银花等，还要忌食冰镇的饮料、冰激凌等。

肾阴虚者，可以用海参、银耳、干贝、枸杞、山药、桑葚、绿豆、银耳、肉皮冻、莲子、鱼汤、蛤蜊等等进行滋补。

中医认为："万物皆生于春，长于夏，收于秋，藏于冬，人也亦之。"冬天是一年四季中保养、积蓄的最佳时机，是对身体"进补"的大好时节，俗称"补冬"。冬季在五行属水，对应人体五脏为肾，即与人体的肾气相通应。冬季，万物生机都被藏起来了，人体的阳气也会因抵御寒邪而内敛，人体的生理活动也有所收敛。此时，肾既要为维持冬季热量支出准备足够的能量，又要为来年贮存一定的能量，另外冬季寒气最重，容易损伤肾中阳气，因此冬季养肾至关重要。

冬天人们食欲大增，脾胃运化转旺，此时进补吸收率高，更能发挥补身的作用。冬令进补不仅能调养身体，还能增强体质，提高机体的抗病能力。

咸味入肾，过咸伤肾，寒凉之品则易损阳气，因此冬令饮食不可过咸，并忌寒凉。北方冬季，室内供暖后，更为干燥，人体也会缺水，此时不宜吃得过咸，否则会加重肾脏负担。

冬宜食"黑"。中医认为，黑色食品能入肾强肾，可选择黑米、黑豆、黑芝麻、黑木耳、黑枣、蘑菇、乌骨鸡、紫菜等食物。

推荐一款黑芝麻红枣粥。

配料：粳米150克、黑芝麻20克、红枣25克、白砂糖30克。

做法：将黑芝麻下入锅中，用小火炒香，研成粉末，备用；粳米淘洗干净，用冷水浸泡半小时，捞出，沥干水分；红枣洗净去核；锅中加入约1500毫升冷水，放入粳米和红枣，先用旺火烧沸，然后改用小火熬煮，待米粥烂熟，调入黑芝麻及白糖，再稍煮片刻，即可盛起食用。

黑芝麻具有补肝肾、润五脏、益气力的作用，可用于治疗肝肾精血不足所致的眩晕、须发早白、脱发、腰膝酸软、四肢乏力、五脏虚损、皮燥发枯、肠燥便秘等病症，在乌发养颜方面的功效，更是有口皆碑。

《黄帝内经》中谈到："冬三月，此谓闭藏，水冰地坼，无扰乎阳，早卧晚起，必待日光，使志若伏若匿，若有私意，若已有得，去寒就温，无泄皮肤，使气亟夺，此冬气之应，养藏之道也。逆之则伤肾。"进入冬季以后，早卧晚起，以待日光是养生的要点，意思是说人们在寒冷的冬天，一定要早睡晚起。早睡以养人体阳气，保持温热的身体。退休的老年人起床时间最好在太阳出来以后，这时人体阳气迅速上升，此时起床，则头脑清醒，机智灵敏。但上班族晚起可能很困难，这就要尽量做到早睡，不熬夜。

生活规律，心情相对平静，这样就会使身心得到恢复和调理。作息要规律，熬夜最伤肾。冬日切忌紧闭门窗，室温不宜过高或过低，这是因为室温过低易伤人体元阳，过高则室内外温差大，外出活动很容易感冒，所以室温保持在18到22摄氏度为宜。

常言道，"寒从脚下起"。中医认为，足是人之根，具有重要治疗价值的反射区就多达75个，所以建议大家每天晚上进行温水泡脚，尤其是中药泡脚效果更好，可调和经络，促进气血运行，有助于平衡阴阳，解决肾虚问题。

冬天经常叩齿有益肾、固肾的作用。冬天以舌抵上腭，上下叩齿，待唾液满口后，慢慢咽下，能够滋养肾精。"齿为肾之余"，保护好牙齿就是保护好肾。牙齿不好，说明肾已经虚亏了。

当人体患有疾病时会在耳廓上出现反应点，故按摩耳廓能调节肾的功能。用搓热的两手心搓揉耳廓，然后用拇指和食指搓揉耳廓3分钟，再用两手交替经头顶拉扯对侧耳廓上部12~18次。

腰为肾府，刺激腰部的肾俞穴和命门穴可壮腰健肾。将两手搓热，捂于双侧肾俞穴（第2腰椎棘突下旁开1.5寸）上，再以命门穴（腰部，当后正中线上，第2腰椎棘突下凹陷处）和肾俞穴为中心，左右搓腰，也可上下搓。

擦丹田：此丹田即下丹田，与人体生命活动关系最为密切，可健脾益气，柔肝补肾。将两手搓热，右手掌心捂于右侧耻骨结节外上，距正中线约2寸的气冲穴处，左手掌心沿大肠蠕动方向绕脐做圆周运动。

按摩涌泉穴：涌泉穴位于足底中心，涌泉穴为足少阴肾经井穴，中医认为体内肾经的经水是由此外涌而出的，故对这个穴位适当按摩，有助疏通肾经，让肾经之气输送到全身，帮助滋养肾脏及其他器官。尤其在泡脚之后，用右手中间三指按摩左足心，左手三指按摩右足心，两侧交替进行，各按摩50次，或者按摩到足心发热为止，对心悸失眠、双足疲软无力等效果良好。

✿ 健康提醒：

芝麻桑叶补肾乌发

人人都渴望有一头乌黑亮泽的秀发，头发过早变白无疑会带来苦恼。头发早白多与遗传、过度劳累、睡眠不足、营养不良和精神刺激等因素有关。中医认为，发为血之余，肾其华在发。白发以肾虚血亏为根本，血热也会导致此症。因此，治疗上应以养血补肾、清热凉血为主。

推荐一个方子：取桑叶 500 克、黑芝麻 500 克、制首乌 200 克、蜂蜜适量，将桑叶淘洗干净，晒干后碾碎，再将黑芝麻、制首乌碾碎，或者直接将三味药打成粉，混合后放入干燥容器内保存。每天取 10 克左右，加点蜂蜜，用温水冲开饮用。

◎ 呵护乳房，做健康女人

女性乳房是集哺乳功能、性感及特有的女性美象征为一体的器官。随着现代文明的发展及服饰的变化，女性乳房"美"正逐渐被人们重视。资料显示，中国女性有 50%~60% 患有不同程度的乳腺增生。那么，女性该如何呵护一对丰满、挺拔的乳房，少患病呢？

1. 愉悦心情

女性的乳房健康与心情紧密相关，不良的心情不仅会导致乳房出现如疼痛、包块、增生等良性的疾病，还会让这些良性疾病慢慢恶化。

紧张的情绪会导致乳房疼痛及乳腺增生，本来性格内向、长期郁闷的女性，更容易招来乳腺疾病。

当人爽朗大笑时，可令心血管系统强健地加速运行，胸肌伸展，胸廓扩张，肺活量增大，血液中的肾上腺素会增多。保持愉悦的心情有利于开发右脑，帮助女性增加创造性思维，克服思维的局限性。

2. 健康饮食

遵循"低脂高纤"的饮食原则,女性要多吃全麦食品、豆类和蔬菜,控制动物蛋白摄入,同时注意补充适当的微量元素。

饮食中应摄取富含维生素 C、钙、镁及维生素 B 族的食物。少吃油炸食品、动物脂肪、甜食及进补食品,要多吃蔬菜和水果类,多吃粗粮。多吃核桃、黑芝麻、黑木耳、蘑菇。不吃或少吃咸辣的食物。高盐的食物易使乳房胀大,来月经前的 7~10 天尤应避免这类食物。

3. 适当运动

体育运动可使女性患乳腺癌的概率降低 40%。对于 20 岁之后参加工作的女性而言,体育运动的效果尤为明显,所以建议,女性应该每天坚持半个小时的体育锻炼。有效的运动方式能够使你远离乳房疾病。多做一些有氧运动,比如单车、慢跑、哑铃等等。水中运动对乳房也很有帮助。

就算是平日忙得不可开交,没有专门的时间做运动,但在日常生活中总有办法增加运动量。比如,可以早点下车徒步上下班,这些都是很好的运动机会。整个身体的血液流通畅快了,乳房的健康自然就有了保障。

4. 正确清洁

女性朋友淋浴时应给乳房特别的关照,女性朋友可用专门的浴刷清洗乳头乳晕,这对先天性乳头凹陷的女性来讲尤为重要。然后以乳头为中心,用体刷对乳房做旋转式按摩,这不仅能刺激血液流通,还可轻微蜕掉上层的死皮。另外,还可以用冷热水交替冲洗乳房,以增强乳房的血液循环,这对保持乳房的弹性和挺拔很有帮助。

建议不要用香皂清洗乳房,香皂在不断地使皮肤表面碱化的同时,还促进皮肤上碱性菌丛增生,更使得乳房局部酸化变得困难,此外,用香皂清洗,还洗去了保持乳房局部皮肤润滑的油脂物质。

5. 温柔按摩

平时轻轻按摩乳房,可使过量的体液再回到淋巴系统。按摩时,先将温和的沐浴液涂在乳房上,沿着乳房表面旋转手指,约一个硬币大小的圆。然后用手将乳房压住再弹起,这对防止乳房不适症有极大的好处。

6. 舒适文胸

各种化学纤维、尼龙面料的内衣,看起来确实很艳丽,很性感。然而,蕾丝、尼龙质地过多地接触皮肤,容易导致皮肤过敏,甚至可能造成泌乳障碍或形成乳腺炎。而且,花样各异的文胸很多并不适合穿戴,要么过紧,要么过松。这些不太适合乳房形状的文胸会使局部血液循环受到影响,还会阻碍乳房及其周围组织器官的发育,如长出纤维瘤、乳房变形、乳房下垂、乳房扁平、乳头粗糙内陷等。选择合身的、质地良好的文胸可以保护乳房不受压迫,更健康。

7. 和谐性爱

和谐的性生活能调节内分泌,刺激孕激素分泌,增加对乳腺的保护力度和修复力度,加速血液循环,避免乳房因气血运行不畅而出现增生。

8. 健康检查

女人的乳房是女性曲线美的亮点,"女人挺好",但挺的部位也是女人很脆弱的部位,身为女人,你应该时时检查自己的身体,让它健康地增添你的美。关爱自己是每个聪明女性应有的态度。知道吗? 80% 有触感的乳腺肿瘤都是被患者自己发现的。

因此时时关注乳房的变化对防治疾病至关重要。在临床中发现,来乳腺科看病的大多数人主要是因为乳腺胀痛,往往都是没有太大问题的,反而乳腺出现了大问题的人却很少到医院看病耽误了病情。原因就在于乳腺癌本身很少引起疼痛,多数病人患乳腺癌的典型症状是无痛性肿块,早期乳腺癌患者可摸不到肿块,需要拍片和彩色超声检查来协助诊断,而大多数女性朋友常常把"疼不疼"看作"病不病"的标志,所以乳腺癌的患者很容易忽略自己已经患有癌症。

周期性乳房疼痛与女性月经密切相关,一般月经前疼痛最为敏感,月经后疼痛感降低;也有的女性乳房疼痛敏感是从排卵开始的,并一直持续到月经来潮。在部位上,有的只是单侧乳房疼痛,有的会放射到腋窝等部位,这种疼痛往往会误导女性认为自己得了癌症,然而这其实是 95% 的女性都会患有的乳腺增生。早期乳腺增生是女性身体到了排卵期乳房生理性的胀大过程,是正常乳腺对体内激素变化的反应,如果没有受孕会恢复到正常状态。但是随着反复的胀大和收缩,加上内分泌问题,增生加重,疼痛就会加剧。只有重度的乳腺增生才可能出现癌变。如果女性朋友正常的乳房周期性疼痛转变为持续性疼痛,或者某个时期疼痛感突然加重,那么一定及时到正规医院做一下乳腺检查,确定乳腺是否出现了问题。

9. 科学对待

每年到了体检季,鉴于乳腺疾病的发病率不断增高,乳腺超声体检也逐渐成为常规项目。但每到这个时候,拿着体检报告来咨询的患者也随之增多,其中很多患者因乳腺增生而痛苦不已。

越来越多的人在体检后,医生会给出乳腺增生的诊断,这一比例甚至高达90%。

那么,当一个疾病,当周围几乎所有人都患上的时候,是否还能称为一种病?

事实上,在许多发达国家,临床上并无乳腺增生病这一诊断,乳腺增生的诊断仅作为一个病理学名词出现,即只有通过手术或穿刺等方法获取乳腺组织后才能诊断乳腺增生病,单纯靠触诊及超声检查并不能诊断乳腺增生。

乳腺增生本身是一种生理现象,就像女性的子宫内膜在每个月月经前会出现增生,月经后随着经血的排出,内膜增殖自然缓解一样,乳腺也有月经前增生,月经后缓解的现象,所以说,女性的乳腺受卵巢分泌的雌孕激素影响而在每个月经周期都呈现生理性增生和复旧的过程,这并非一种病理现象,一般无需进行治疗。临床上一般只有在出现明确的结节或周期性疼痛程度较重时才进行干预。

目前在国外多根据症状的不同,诊断为周期性乳痛症或乳腺良性结节。周期性乳痛症是指乳房疼痛常发生于月经前 1~2 周,通常表现为双侧乳房弥漫性的酸痛或沉重感,可放射至上臂或腋下,也可表现为一侧乳房比另一侧乳房严重，症状多随月经来潮而有不同程度的缓解，大多可以进行单纯临床观察随诊。一些患者疼痛程度较重、时间较长，或有乳腺肿瘤家族史、乳腺结节持续性增长，可以考虑进行治疗干预。

10. 中医防治

乳腺增生并不是一种可怕的疾病。中医药在乳腺疼痛的调节、乳腺结构紊乱、良性结节的增殖抑制方面有较大的优势。治疗分为内治和外治两种方法。此两种方法各有优势，口服药物全身调节作用较好，外治药物具有药物直达病所、乳腺局部药物浓度高、避免胃肠道刺激、副作用小等优点。

中医当然没有乳腺小叶增生之病名，但因在乳房部位可触到癥块，故名"乳癖"，古代文献早就指出其病因病机与忧思郁怒等情志变化密切有关，"妇人之病，多起于郁"。

在中医看来，乳房与经络的关系密切，足阳明胃经行贯乳中；足太阴脾经，络胃上膈，布于胸中；足厥阴肝经上膈，布胸胁绕乳头而行；足少阴肾经，上贯肝膈而与乳联。冲任两脉起于胞中，任脉循腹里，上关元至胸中；冲脉夹脐上行，至胸中而散。女子乳头属肝，乳房属胃。故乳房疾病与肝、胃二经及肾经、冲任二脉关系最为密切。

肝为刚脏，喜条达而恶抑郁。肝起着调节情志的作用。如果长期抑郁，就会导致肝气郁结，气机阻滞于乳房胃络，经脉阻塞不通，不通则痛，而引起乳房疼痛；肝气郁久化热，热灼津液为痰，气滞痰凝血瘀即可形成乳房肿块，常常会引起乳腺增生，甚至发生乳腺癌。

现代医学认为"压力山大"会导致心理应激。当今大多数女性承担着工作和家庭的压力，如果长期"压力山大"，就容易精神紧张，思想情绪不稳，产生急躁、忧虑、不安等情绪而导致肝气郁结，久郁化火，气血不畅，脉络阻滞，形成癥块，发为乳癖。

因此，要预防乳腺增生病，应注意情绪调节，保持乐观、放松的心态；适当控制脂类食物的摄入，少吃油炸食品、动物脂肪，多吃新鲜蔬菜和水果；适时婚育、哺乳；远离激素类药品和食品；劳逸结合，睡眠充足，适量运动；每年至少到医院进行一次正规检查。如果结节、肿块突然变大、变硬，要及时到医院就诊。

作为一种食疗方法，玫瑰花茶是可以使用的。因为玫瑰花具有理气解郁、活血化瘀的功效，且作为一种食疗方法，其药性温和，可在一定程度上起到调节情绪的作用，故可以每日少量玫瑰花泡水喝，对女性皮肤明艳也有一定的好处。

下面介绍国家级名老中医、湖南中医药大学附一院主任医师杨秉秀教授的**柴青乳癖方**：

药材：柴胡 10 克，青皮 10 克，赤芍 15 克，瓜蒌 10 克，王不留行 10 克，丹参 15 克，枳壳 10 克，橘核 15 克，蒲公英 15 克，橘叶 7~9 克(鲜者为佳)。

服法：每日一剂，常规水煎 2 次，分 2 次服，半月为一疗程。

功效：疏肝解郁，行气止痛，软坚散结。主治乳腺增生，对初起者疗效较佳。

方解：柴胡、青皮疏肝解郁，行气散结，为君药。王不留行、丹参、赤芍活血化瘀，为臣药，配蒲公英、橘核，解毒散结，加强活血散结功效。枳壳、瓜蒌行气化痰，为佐药。用芳香气味较浓的鲜橘叶为使，可引诸药入经，使气血顺调，为使药。

加减：乳头疼痛，舌质红，苔薄黄，肝经郁热者加丹皮 10 克，栀子 10 克，川楝子 8 克，延胡索 10 克，清肝热，解郁止痛；乏力，纳差，舌质淡，苔薄白，脉细弱，脾胃虚弱者加党参 15 克，黄芪 15 克，白术 10 克，茯苓 15 克，健脾益气；溢乳者，加炒麦芽 50 克，山楂 10 克，薏苡仁 15 克，消乳汁；有乳头溢血者，加仙鹤草 30 克，白茅根 30 克，地榆 15 克，凉血止血；冲任亏虚者，加鹿角霜 15 克，山药 15 克，补骨脂 10 克补益冲任。

而陕西省中医院的针灸名家郭诚杰教授根据多年的临床经验，认为有三个穴位对治疗乳腺增生有较好的辅助效果。

（1）按压膻中穴

中医讲，在人体前面正中循行的一条经脉叫任脉，是调节全身阴经气血的"统领"，与女性的一些特殊生理活动关系密切。女性的日常保健，调理任脉是必不可少的，而膻中穴则更是要穴。

膻中穴位于胸部,当前正中线上,平第4肋间,在两乳头连线的中点。由于它归属任脉,临近乳房,是预防治疗乳腺系统相关疾患必用的穴位。平时可自我按摩膻中穴。具体方法有揉法和推法,揉是指用中指端按揉,每次约2分钟;推是指用双手拇指腹自膻中穴沿着前正中线从下向上推,缓慢而均匀,每次约2分钟。

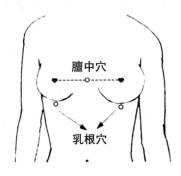

（2）按压乳根穴

这也是预防和治疗乳腺增生很重要的一个穴位,乳根穴在乳头直下,乳房根部,当第5肋间隙,距前正中线4寸。

（3）按压屋翳穴

一般人按压都会有酸痛的感觉,乳腺增生者按压,则有刺痛感。屋翳穴位于胸部,当第2肋间隙,距前正中线4寸。

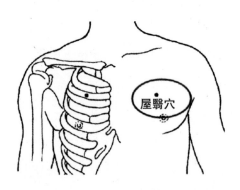

✿ 健康提醒

乳房日常自测很重要

女性要学会自己经常对乳房进行自我检查，如果出现不适，应及时就诊，以免耽误病情。乳房自查主要有如下四个步骤：

视：面对镜子双手下垂，仔细观察乳房两边是否大小对称，有无不正常突起，皮肤及乳头是否有凹陷或湿疹。

触：左手上提至头部后侧，用右手检查左乳，以手指之指腹轻压乳房，感觉是否有硬块，由乳头开始做环状顺时针方向检查，逐渐向外约三四圈，至全部乳房检查完为止，用同样方法检查右侧乳房。

卧：平躺下来，右肩下放一个枕头，将右手弯曲至头下，采用上述"触"法检查右侧乳房。用同样方法检查左侧乳房。

拧：除了乳房，还要检查腋下有无淋巴肿大，最后再以大拇指和食指压拧乳头，注意有无异常分泌物。

第十章

自然道养自然身：中医教你时令养生

"以自然之道，养自然之身。"我们生活在一个不断变化的大自然环境中，生命运动与四时节气有着密切的联系。正如《黄帝内经》所说："智者之养生也，必顺四时而适寒暑……如是则辟邪不至，长生久视。"人类只有在衣、食、住、行、动、静中，顺应周而复始的四季、昼夜变化规律，才能长养生息，多福多寿。天人合一，顺时养生，是每个人都应该遵循的，科学、健康的养生方法。

◎ "春捂"得法，有益健康

在一年四季中，气温、气流、气压等气象要素变化最无常的季节就是春季。经常是白天阳光和煦，让人有一种"暖风熏得游人醉"的感觉，早晚却寒气袭人，加上冷空气不时来袭，让人倍觉"春寒料峭"。这种使人难以适应的"善变"天气，就是通常所说的"倒春寒"。

俗话说"春捂秋冻，不生杂病"。"春捂"就是说春季气温刚转暖，不要过早脱掉棉衣。冬季穿了几个月的棉衣，身体产热散热的调节与冬季的环境温度处于相对平衡的状态。由冬季转入初春，乍暖还寒，气温变化又大，俗话说"春天孩儿脸，一天变三变""雨洒清明节，下雨下成雪"，过早地脱掉棉衣，一旦气温下降，就难以适应，会使身体抵抗力下降，病菌乘虚袭击机体，容易引发各种呼吸系统疾病及冬春季传染病。研究表明，在倒春寒期间，老年人高血压、动脉硬化、中风、心绞痛以及心肌梗死的发病率也明显提高。另外，消化性溃疡，慢性腰腿痛等慢性病，也会因气候的变化而导致旧病复发或病情加重。故倒春寒对老年人的身体健康威胁较大，人们切不可掉以轻心。

1. "春捂"有助养生

（1）"春捂"能调节人体的恒定温度：无论季节如何变化，人的体温总是维持在 37℃ 左右。人们保持这种体温，一方面靠血管收缩和皮肤出汗来调节，另一方面靠增减衣服来维持。春天的天气变化无常，如果过早地脱掉衣服，等到一降温就很难适应，这就会影响体内温度平衡，从而影响健康。

（2）"春捂"有助抵御"风寒"：《黄帝内经》说："风者，百病之始也。"人体如自然界一样，也是由春天开始复苏，处于"冬眠"状态的皮肤细胞活跃起来，毛孔也开始打开。此时，如果冷风袭来，人就会感到非常寒冷。"春捂"正好可以抵挡春天的寒气。

（3）"春捂"有助适应季节变化：初春时节，时常有冷空气南下，气温骤降。这种情况下，如果过早地把棉衣卸下，人体就很难适应温度大幅度变化，这样就会使身体的免疫力下降而导致病菌的侵入。

2. 如何"春捂"才科学

"春捂"是顺应阳气生长的养生需要，适应春季天气变化的特点，所以成了预防春季疾病的保健方法。那么，"春捂"该怎么"捂"呢？ "二月休把棉衣撇，三月还有梨花雪""吃了端午粽，再把棉衣送"，这些说法对于养生保健来说是远远不够的。专家建议，"春捂"应讲究科学。

（1）"捂"好部位：一到春季，许多爱美女性早早地卸下了厚厚的冬装，穿起了单薄的裙子、短裤等春装。从健康的角度来说，这样穿容易使初生的阳气被早春的寒气损伤。

《黄帝内经》说："春三月，此谓发陈，天地俱生，万物以荣，夜卧早起，广步于庭，被发缓形，以使志生，生而勿杀，予而勿夺，赏而勿罚，此春气之应，养生之道也。"这段话解释起来就是，春季自然界的特点就是天地俱生，万物以荣，强调一个"生"字，从人体角度来讲，也就是阳气从冬天的"藏"慢慢开始"生"，即生发。阳气生发有两个途径。一是从下往上，二是从内往外。从下往上生发后,会出现下肢冷,由内往外生发后,会出现皮肤毛孔打开,容易出汗,易受外界风寒。

因此,"春捂"并非是全身上下捂得严严实实。捂的重点,一是捂住下肢,不至于太凉;二是捂住体表,尽量少受风寒。人体的头部及上半身位置属阳,对风寒之邪的抵御能力较强,而下半身位置属阴,对风寒的抵御能力较差,而春天阳气是从下往上生发,"下容易寒",也就是说下肢容易受凉,而上半身阳气"充足"一些。因此春捂穿衣,应该遵循"上薄下厚"的原则。

《老志恒言》指出,"春冻未泮,下体宁过于暖,上体无妨略减",认为"春捂"要"捂"下身,上衣可以略减,这样既养阳又收阴,与自然气候协调一致。

从西医角度来说,手脚等部位离心脏远,血液循环比头部等部位差,是很容易受凉的部位,因此要做好腿脚的保暖工作,常用热水泡脚,睡觉时下半身盖厚一点。厚裤和厚袜不可过早减去,尤其是一些年轻女孩,迫不及待换上轻薄靓丽的春装,脚趾、踝关节、膝关节早早暴露在冷风中,容易出现下肢酸胀、沉重、关节僵直、走路酸痛等,严重的还可导致关节病、心血管疾病和各种妇科病等。

"上薄下厚"是一般性的原则,对于患者和体质不好的人来说,还要有针对性地采取保暖措施。如,对冠心病患者而言,中医认为,血遇寒则凝,寒冷刺激会使血管收缩、痉挛,增加心脏的负担,容易成为诱发心血管病的元凶。所以,冠心病患者这个时候一定要注意春捂,随温度变化增减衣服。前胸和后背是冠心病患者春捂的重点部位。

另外,对于颈椎、腰肾这些部位有不适的人来是说,也应做好保暖,因这些部位均处于人体阳气运行的主要交通枢纽,而且肌肉较少,血管丰富,更是支撑身体的生理砥柱,一旦受到风寒湿的侵入,便会引起相关部位的疾患。

颈椎本身就很娇贵,周围分布着大量的神经、血管及中枢脊髓。由于长时间低头及领部受凉,容易引起肌肉痉挛、血管收缩、神经水肿,从而诱发颈椎病。春捂的最简单办法就是穿高领衫、戴围巾,保护颈椎不露外边。如果颈椎受凉，颈椎病发作，早期应适度干预，以免颈椎病加重，可选择推拿、艾灸、热敷、药浴等疗法。

腰肾也需要"春捂"。肾阳虚时会出现腰部酸软、怕冷、尿频或精神倦乏等症状，特别在阴雨天气和气候变换时会加重。对女性来说，由于腰肾处于带脉区，腰部受寒易引起气滞血瘀，从而引发卵巢等生殖系统疾患。时常推拿或艾灸腰眼处的肾俞穴，可起到温暖肾阳、排毒养颜、改善体寒体质等作用。

神阙，俗称肚脐，是任脉冲脉循行之地，元气归藏之根，为连接人体先天与后天之养生要穴，该穴循环于胸腹正中，上连心肺，中经脾胃，下通肝肾。所以神阙穴为经气的汇海，五脏六腑之本。艾灸神阙有健脾强肾、和胃理肠、行气利水、散结通滞、活血调经、回阳救逆的功效。

再比如，宝宝头发少，头部血管比较丰富且位置浅，容易受风寒，双手着凉也容易导致全身供血不足，反射性地引起鼻、咽、气管等上呼吸道黏膜血管收缩，引发呼吸道感染。春季宝宝出门时应该戴一顶柔软舒适、薄厚适宜、通风透气的帽子和手套。腹部受寒会损伤宝宝脾胃功能，易发生腹泻、消化不良等疾病，可以穿件贴身小背心。脚部受凉可反射性地引起上呼吸道的毛细血管收缩，尤其是儿童呼吸道黏膜柔嫩，对外来细菌的抵抗力较弱，更易引起感冒。出门应该给孩子穿上舒适保暖的鞋袜。

（2）把握时机：冷空气到来前24~48小时未雨绸缪。研究发现，许多疾病的发病高峰与冷空气南下和降温持续的时间密切相关。比如感冒、消化不良，在冷空气到来之前便捷足先登。而青光眼、心肌梗死、中风等，在冷空气过境时也会骤然增加。因此，捂的最佳时机，应该在气象台预报的冷空气到来之前24~48小时，再晚便是雨后送伞了。

（3）注意气温：15℃是春捂的临界温度。研究表明，对多数老年人或体弱多病而需要春捂者来说，15℃可以视为捂与不捂的临界温度。也就是说，当气温持续在15℃以上且相对稳定时，则春捂可结束了。再捂下去，就容易引起"春火"，出现鼻腔、牙龈、呼吸道、皮肤等出血，以及头痛、眩晕、目赤、眼花等疾患，甚至产生口气和长青春痘。

（4）注意温差：春天的气温，前一天还是春风和煦，春暖花开，刹那间则可能寒流涌动，"花开又被风吹落"，让你回味冬日的肃杀。面对"孩儿脸"似的春天，你得随天气变化加减衣服。而何时加衣呢？日夜温差大于 8℃ 是该捂的信号。

（5）持续时间：7~14 天恰到好处。捂着的衣衫，随着气温回升总要减下来。而减得太快，就可能出现"一向单衫耐得冻，乍脱棉衣冻成病"。因为你没捂到位。那么，如何才算到位？气温回冷需要加衣御寒，即使此后气温回升了，也得再捂 7 天左右，体弱者才能适应。减得过快有可能冻出病来。

❋ 健康提醒

位于手腕的神门穴，可以说是"春捂第一穴"（图示参见本书第 121 页）。神门穴是心经的原穴。人的心脏主管全身的血脉，而原穴是主管各脏腑的元气和生命原动力所在的穴位，有强化各脏腑，特别是保护心脑血管的功能。神门穴位于腕横纹上，手小指一侧腕下方肌腱的里侧。除了避免该处受寒之外，按摩此穴位也有很好的保健作用。大家随时都可以用拇指指端点按神门穴，力量无需太大，也不必追求酸胀感。

◎ 赶跑"春困"，让你神清气爽

"春困秋乏夏打盹，睡不醒的冬三月。"在春天，会经常听到有人说："天气渐渐暖和了，按理说人应该很舒服，但是最近总有睡不醒的感觉。"春天，很多人会感到困倦、疲乏、无精打采、昏昏欲睡，还有人出现失眠、头晕、工作精力不集中等现象，这就是人们常说的"春困"。

春困，通常与季节变化有一定关系。冬季气温低，人体血液循环慢，大脑的血液和氧气供应相对增多，而春季则正好相反，气温回升，血液循环加快，大脑的血液和氧气供应相对减少，因而人们就会产生懒洋洋的感觉，无精打采，昏昏欲睡。

另外，春季人体的新陈代谢增强，耗氧量增多，而植物在此时光合作用所产生的氧气很少，也是导致人困倦的因素之一。

中医讲天人合一，而春困实际上也是身体顺应自然的一种表现。春季是自然界草木萌发生长的季节，人体的阳气也开始生发，肝气转盛。肝在五行中属木，而脾在五行中属土，根据五行相生相克的原理，肝气旺就会发生木克土的问题，脾主四肢肌肉，脾弱人就容易感觉困乏倦怠。

另外，按中医理论，冬天应该养藏，如没做好，没给来年春天打好基础，等到万物生发的春季，人的阳气相对不足也会导致精神不佳，困意频至。所谓"冬不藏精，春必病温"。然而人总是处于生活节奏很紧张的状态，不可能按季节调整作息时间表，所以春困症候群越来越明显。

下面就让我们一起来看看如何赶跑"春困"吧。

1. 多吃健脾食物

解决"春困"，要多吃些健脾的食物，如大枣和山药。南瓜、土豆、白薯、芋头，都是健脾的。有的地方有个习俗，立春要吃萝卜。其实不只是立春，整个春季适量吃点萝卜都很有好处。萝卜有调和肝脾，消食化痰的作用，春季吃一点萝卜，不管是水萝卜、青萝卜、白萝卜，都有利于肝气的调达，脾阳的生发。

对于阳气偏虚的人，容易犯困犯懒的，不想动的人，要顺应春升之气，多吃些温补阳气的食物，尤其早春仍有冬日余寒，可选吃韭菜、大蒜、洋葱、魔芋、大头菜、芥菜、香菜、生姜、葱、黑米、鸡肝等，能起到温阳散寒的作用。

从现代营养学的角度，钾元素能促进细胞新陈代谢，起到兴奋神经肌肉的作用，所以，适量补充点钾也能解春困。富含钾的食物如大枣、香蕉，备点当零食吧。

此外，提神醒脑，不妨饮杯冰糖薄荷茶。选用薄荷叶 5~10 片，建议药店选购,用冷水洗净后放到茶杯中,加入热水 200 毫升,加盖 15~20 分钟直到药香散出即可,等凉时根据个人的喜好加入冰糖、蜂蜜,使茶的口感得到提升。

2. 早睡早起

许多人在春困的时候会选择听从身体的感觉,想睡就睡,而且越睡时间越长。这样一来,反而不利于缓解春困,同时还会损害身体的健康。有春困感的人一定要早睡,至少要做到晚上 11 点前睡觉。同时还要早起,惊蛰之后,连小虫子都开始活动了,人更不能太懒散。"春困"不能单纯依靠多睡觉来解决,过度睡眠反而会使大脑皮层处于抑制状态,从而"越睡越困"。只有每天按时地睡觉起床,才能将身体调整到一个正常的状态,这样才有利于对抗春困。

3. 活动筋骨

春困的发生除了由于温度变化而引起,其实也还与人们一个冬天运动较少有关系。长时间不运动,会使血液循环量减少,大脑的供血自然也就不足,身体的各个器官功能也受到了限制,自然就会产生困乏感。所以适当地运动会让你的身体和大脑都兴奋起来,对缓解春困有着很好的效果。

春天想要做运动的话,不妨选择慢跑、室内游泳、放风筝、踢毽子等运动量中等的活动,既能稍稍出汗又不至于消耗过大。

4. 刺激神经

我们平时会感觉困,除了身体的需要以外,主要还是精神上不兴奋导致的。那么我们不妨在困了的时候,放下手中的事情,起身活动活动,放眼看看窗外的绿色景观,或者干脆就到户外走动走动,立马就会精神许多。或者在桌上摆放一盆鲜花,用花香来刺激你的感觉,也是不错的方法。

此外,"春困"还可以按揉两个养生穴:内关穴和三阴交穴,可起到安神定志的作用。

内关穴位于前臂掌侧,腕横纹上 2 寸(三横指宽)处,在掌长肌腱与桡侧腕屈肌腱之间(图示参见本书第 208 页)。内关穴的按摩养生方法很简单,用一只手握紧对侧手的手腕处,大拇指垂直按在内关穴上。用指尖有节奏地进行按压，按摩以产生酸、麻、胀的感觉为最好。

三阴交穴位于小腿内侧，当足内踝尖上 3 寸（四横指宽）处，在胫骨内侧缘后方。此穴为脾经、肾经、肝经交会之处，起到健脾益血、调肝补肾的作用。图示参见本书第 159 页。

这里还介绍一个醒神处方——头皮操。双手十指自然屈指并拢，将指尖皮肤轻触于头皮上，自前向后、自中向两侧，对整个头部皮肤有力地划摩数次，直至自我感觉头部皮肤放松，微热即可。再按照上述自前向后、自中向两侧的顺序，对整个头部皮肤进行较有力的一点一点按压 10 次。按压时宜用指腹，切忌用指甲按压，最好每天早晚各做一次。

5. 蒸汽浴

如果有条件的话，每周一次蒸汽浴，可以消除冬季留在体内的"废料"，从而使血管得以净化，血液循环重新振作起来。

但是应当注意的是——**春来常犯困，可能是"甲减"**！

春天里频频犯困并不都是"理所当然"，因为有些"困"，可能是由甲状腺功能减退症（甲减）引起的，只是这种病态的犯困，在春天显得尤为明显。

"甲减"是甲状腺功能减退症的简称，是由于甲状腺激素合成及分泌减少，或其生理效应不足所致机体代谢降低的一种疾病。由于市民对"甲减"缺乏科学认识，"甲减"患者中多数压根不知自己得了这种病，或误认为只跟季节更替有关。"甲减"患者一般有"懒""胖""弱"的典型表现，"懒"的症状酷似春困，患者常觉得无精打采、懒洋洋、特别容易困倦、不愿活动；而"胖"是指患者出现缓慢的体重增加，有时早晨或晚上会有颜面、四肢水肿现象；而"弱"则指患者常感乏力，没力气，甚至出现体力不支、怕冷等症状。

同样是甲状腺疾病，与"甲亢"不同的是，"甲减"没有突眼症状，但与"甲亢"相同的是会有大脖子表现。

甲状腺手术、自身免疫疾病、各种甲状腺炎、甲状腺破坏、碘过量等都有可能诱发"甲减"。一旦患了"甲减"，患者不必紧张，病发初期阶段，只要遵医嘱进行规范治疗,绝大多数患者都可以恢复正常生活与工作。除此之外,患了"甲减"千万不可盲目乱补碘,一来患"甲减"病因很多,不一定就是缺碘引起的,再者,对于滨海地区的人,海鲜类食物中,像贝类、海带等都是高碘含量食物,市民日常饮食中摄入的碘已能大大满足人体所需,不必再额外补充。

✱ 健康提醒

海带糖浆去老痰

春季冷暖交替频繁,正是慢性支气管炎、哮喘等容易急性发作的时节,之所以这些疾病迁延不愈,通常是由于老痰去除不了,因此"去老痰"可谓是治疗慢性支气管炎、哮喘的关键。

我们日常生活中常吃的海带,就具有去老痰的功效。海带在中药学里的学名叫昆布,最早记载于2千多年前的中药典籍《本草别录》中。书中记载海带性味咸寒,归肝、胃、肾经,可以消痰、软坚、利水。

海带糖浆做法:海带1斤,生姜45克,红糖适量。海带、生姜洗净后剁碎,加适量水,等煮沸后加入适量红糖,边熬边搅,直至黏稠为止,出锅放凉,置于密封瓶中。每日三次,每次两勺(大约15毫升),十天为一个疗程。

◎ 春食野菜　荠菜当先

每到春天,最惹人的是春景,最撩人的是春色,最令人向往的是春食。春食荠菜是我国民间由来已久的传统饮食习俗。踏青郊游之际,随手采一些山间的荠菜,回到家中择净切好,或凉拌,或做馅,或做汤,无论哪一种吃法,都会伴随着鲜美清香的荠菜味儿,让人胃口大开,整个身心和舌尖都感受到了春天的气息。

荠菜长在田野山间,农家的房前屋后也随处可见。它呈莲座状,叶是披针形,很好识别。荠菜不仅口感鲜美,营养丰富,更兼具独特的保健药用功效,含有丰富的维生素 C 和胡萝卜素，有助于增强机体免疫功能。中医讲究春季养肝，荠菜正好符合这样的养生道理，具有疏肝明目、和胃健脾化湿的功效，素有"菜中甘草"的美誉。

春荠菜炖牡蛎肉

牡蛎 500 克、鲜荠菜 200 克、蛤蜊 250 克、豆腐 150 克、葱姜各 3 克、花生油 100 克、盐 3 克。

制作过程：

（1）新鲜荠菜择捡干净，开水焯约 1 分钟，捞出后冷却，切段备用。牡蛎洗净后放入开水锅中烫开口取出，待冷却后将牡蛎肉从壳中取出备用；蛤蜊洗净后放到热水锅中，待蛤蜊开口后 1 分钟取出，将蛤蜊汤倒至碗中备用；将豆腐掰成乒乓球大小，葱姜切成片备用。

（2）将锅加热后，倒入花生油，葱姜爆锅，将荠菜放入锅中翻炒 3 次，加入豆腐块和蛤蜊汤，中火炖 3 分钟，再加入牡蛎肉炖 2 分钟，加入食盐出锅即可。

这道菜使用鲜味较浓的蛤蜊汤，提升菜品的海鲜味，用质地更为柔软的牡蛎肉替换蛤蜊肉，增加了菜品中细腻部分的层次。豆腐用手掰块，则更易吸附汤汁。

鲜虾荠菜荞麦卷

荠菜 500 克、虾仁 100 克、荞麦粉 200 克、面粉 50 克、鸡蛋 120 克、蒜 10 克、盐 5 克、鸡精 5 克、橄榄油 50 克、水 750 克。

制作过程：

（1）荠菜择洗干净，入开水余熟，过冷水后挤干水分，切小段备用。虾仁去虾线开四片，大蒜切小丁。锅中加入橄榄油烧热，入虾肉炒至半熟，再入蒜蓉炒香，然后倒入切好的荠菜中，加盐和鸡精调味拌匀备用。

（2）将荞麦粉，面粉混合，加入鸡蛋拌匀，再分三次加入水搅拌均匀制成面浆。不粘锅上火烧热，加入荞麦面浆烙成薄饼。将调好的鲜虾荠菜馅卷入荞麦饼中，放入不粘锅中，小火干锅烙至两面上色，装盘即可。

这道美食将野菜和粗粮进行搭配,使用橄榄油替代花生油,用健康的荞麦面、鸡蛋、橄榄油做成薄饼卷起煎制,倡导低油低盐的健康美食。技法上,荠菜焯水后过凉水,防止荠菜变色。先炒虾肉,再放蒜蓉爆锅,防止蒜蓉炒焦。

另外,荠菜上锅蒸蒸配蒜泥也挺好。蒸野菜也是个技术活,有人蒸出来湿哒哒的,口感发黏,有人蒸出来就干松美味。最好用玉米面、小米面来拌野菜。即使要用面粉,也要少用。

先把荠菜择好,洗干净,把水控干净,晾干。把玉米面、小米面混合拌在菜上,要拌匀,让每一片菜叶上都粘满了面粉。在蒸笼上先垫上一层干净的湿纱布,否则,一来小个头的荠菜会漏掉,二来水汽会把荠菜蒸得太湿,不好吃。

总结起来,蒸荠菜有几点要注意:

(1)洗完菜一定要将水分控干净,否则会结成块儿,品相不好;

(2)玉米面、小米面和面粉放的多少以菜量为准,最少要裹一层。有时候看起来面挺多的,蒸出来发现并不多。

(3)笼布要用水泡湿,然后拧干放入锅。不放笼布,蒸出来容易有疙瘩。

✽ 健康提醒

能入药的野菜

苦菜:苦味食物多有清心火的作用,有口臭、便秘、心烦等心火表现的人,吃一点还是有好处的。另外,苦菜还有一定的杀菌作用,对于湿热腹泻有帮助。不过这毕竟是苦寒的东西,伤脾胃,一定少吃,不要作为主菜吃,三五天吃一次就行了。

茵陈:可以清理肝胆湿热,疏肝郁,对于黄疸型肝炎特别好,但这不代表它有保肝作用。

紫花地丁:对付疖肿很有用,捣烂了敷在伤处就行,也可以内服。

蒲公英:对付疖子可以用,捣烂后敷在红肿处即可。

◎ 夏季养生首养心

每年5月5日或5月6日是农历的立夏。"斗指东南，维为立夏，万物至此皆长大，故名立夏也。""立夏"的"夏"是"大"的意思，是指春天播种的植物已经直立长大了。古代，人们非常重视立夏的礼俗。立夏这一天，古代帝王要率文武百官到京城南郊去迎夏，举行迎夏仪式。宫廷里，"立夏日启冰，赐文武大臣"。冰是上年冬天贮藏的，由皇帝赐给百官。

《黄帝内经》曰："夏三月，此谓蕃秀；天地气交，万物华实。"夏三月是指从立夏到立秋前，包括立夏、小满、芒种、夏至、小暑、大暑六个节气。

立夏之后，天气渐热，人体气血运行旺盛，出汗开始增多，血液黏稠度易增高，所以更要注意调养心脏，不能过累过劳。

按照中医理论，季节和五行、五脏是有所对应的：夏季属火，对应的脏腑为"心"，在与节气相交之时故应顺而养之。同时，中医认为，汗为心之液，夏天炎热，汗多伤心，所以养心成为夏季保健的一大关键点。

中医认为，心是君主之官，属火。夏季炎热，人们很容易"心火旺"，会产生心烦意乱、无精打采、思维紊乱、急躁焦虑、失眠、食欲不振、口腔溃疡等表现，这就是"情绪中暑"的表现。

现代医学生理学也认为，人的神经细胞对夏日的气温、气压、湿度和气流等气象要素的变化高度敏感，高温气候会影响人体下丘脑的情绪调节中枢，继而影响大脑的神经活动和内分泌激素的分泌，使人体产生一系列类似"中暑"的症状。

《医学源流论》曰："心为一身之主，脏腑百骸皆听命于心，故为君主。心藏神，故为神明之用。"

在中医理论中，对心解释为血肉之心和神明之心。血肉之心即指实质性的心脏；神明之心，是指接受和反映外界事物，进行意识、思维、情志等活动的功能。《医学入门》曰："血肉之心形如未开莲花，居肺下肝上是也。神明之心……主宰万事万物，虚灵不昧是也。"

中医认为，心为五脏六腑之大主，一切生命活动都是五脏功能的集中表现，而这一切又以心为主宰，有"心动则五脏六腑皆摇"之说，心神受损必涉及其他脏腑。在情志方面，喜为心之志，这"喜"是在不过的情况下，舒缓紧张的情绪，使心情舒畅，气血和缓。

对于中老年人来说，由发火生气引起心肌缺血、心律失常、血压升高的情况易增加，甚至因此而发生猝死。所以，夏季养心重点突出"心静"。平心静气，确保心脏机能的旺盛。

俗话说，"心静自然凉"，天气越热越要"心静"，以避免不良刺激。俗话说："静则神藏，躁则亡。"

唐朝诗人白居易去拜访恒寂禅师，天气酷热，却见恒寂禅师在房间内很安静地坐在那里。白居易就问："禅师！这里好热哦！怎不换个清凉的地方？"恒寂禅师说："我觉得这里很凉快啊！"白居易对这事有所感悟，于是作诗一首："人人避暑走如狂，独有禅师不出房；非是禅房无热到，为人心静身即凉。"

那么如何保持"心静"？

《黄帝内经》曰："使志无怒，使华英成秀，使气得泄，若所爱在外，此夏气之应，养长之道也。"就是说，夏季要神清气和，快乐欢畅，心胸宽阔，精神饱满，如万物生长需要阳光那样，对外界事物要有浓厚的兴趣，培养乐观的性格，以利于气机的通泄。所以要做到"戒躁戒怒"，切忌大喜大悲，要保持精神安静，心志安闲，心情舒畅，笑口常开，要多做安静的事情，如绘画、书法、听音乐、下棋、种花、钓鱼等。

夏天最凉爽的时间段要数清晨，可以清晨起来在住所附近的林荫花间处散散步，能颐养心神，有助于心阳的升发，增强新陈代谢功能。

午睡对防病养生起着关键作用。中医认为心主神明，也称"心藏神"。"闭目养神"，其实也是在养心。午睡时如果能在一开始练练转眼球，不但会提高午睡质量，还能有效缓解视疲劳。具体的方法是双目从左向右转 9 次，再从右向左转 9 次,然后紧闭片刻,再迅速睁开眼睛。

晚上梳头对安定心神也很重要。建议梳头采用"指梳",且不是普通的梳子。即用五指分别点按人头部中间的督脉,两旁的膀胱经、胆经,左右相加,共5 条经脉,所以称为"拿五经"。晚上梳 3~5 次,每次不少于 3~5 分钟,睡前最好再做 3 次。中医认为,头为"诸阳之首",梳头"拿五经"可以刺激头部穴位,起到疏通经络,调节神经功能,增强分泌活动,改善血液循环的作用。经常梳头,可使人的面容红润,还能防治失眠、眩晕、中风等。

心火过旺的人,可以用莲子心、生甘草泡水喝,方法为:莲子心 2 克,生甘草 3 克,以开水冲泡,代茶饮,每日数次,主治心火内积所致的烦躁不眠。《本草纲目》记载莲子心"清心去热",配生甘草则增强莲子心的泻火除烦之功。

中医认为心与小肠相表里。心火重,小肠积热,就会出现小便黄短,大便秘结,口舌生疮,舌红苔黄。介绍一个小方:可用竹叶 3 克、麦冬 5 克、金银花 3 克,泡水代茶饮。

平时心功能不好,气虚乏力者可以用西洋参 3 克,麦冬 5 克,代茶饮,或加入适量的桂圆、莲子、小枣、小米,加点冰糖熬粥,都是简单易行的保健方法。

说到饮食,夏天要合理饮食,以养心气。

（1）饮食宜清淡　炎夏的饮食应以清淡、质软、易于消化为主,少吃高脂厚味及辛辣上火之物。清淡饮食能清热、防暑、敛汗、补液,还能增进食欲。冬瓜、黄瓜、豌豆、黑木耳、黄花菜、胡萝卜、西红柿、西瓜、山药、鲫鱼、草鱼、章鱼、鸭肉等都是可选食材。另外,吃些醋,既能生津开胃,又能抑制、杀灭病菌,预防胃肠道疾病。

（2）饮食多吃"苦"　我国自古就有"吃苦度夏"之说。中医认为,凡是苦味的蔬菜,大多具有清热的作用,而且苦味入心经,有降泄心火的作用,心火去而神自安,因此夏季要经常吃些苦瓜、丝瓜、苦菜、油麦菜、竹笋、莴笋、芹菜等苦味菜,或者绿豆粥、莲子粥、荷叶粥、柠檬茶等。现代科学研究也证明,苦味食品多含有生物碱、氨基酸、苦味素、维生素及矿物质等人体十分需要的物质,且具有抗菌消炎、解热去暑、提神除烦、解除疲劳等功用。特别是进入夏季，当发生味觉减退、消化不良、食欲不振等消化功能障碍时，由于人舌面的味蕾对苦味非常敏感，吃点苦味食物可以刺激脾胃的消化能力，增进食欲。不过，苦味食物均属寒凉，虽然能清热泻火，但属于清泻类食物，体质较虚弱者不宜食用。

（3）饮食要补钾　钾是人体不可缺少的微量元素。正常成年人体内约含钾150克，分布在细胞外和细胞内，以维持神经和肌肉的正常功能。在炎热的夏季，随汗排出的除水分和盐外，还有微量元素钾。如果体内缺钾，往往会使人感到倦怠无力，同时会出现代谢紊乱、心律失常和肌肉无力等。

最好的补钾方法是，在日常膳食中多吃些含钾丰富的食物，如大豆、红豆、毛豆、油菜、芹菜、菠菜、海带、山药、莴苣、紫菜、西瓜、香蕉等。此外，牛奶、鲤鱼、鳝鱼等食物中也含有一定数量的钾，应经常食用。另外，炎热的夏季应多喝茶。茶叶中含钾丰富，多喝茶既可消暑，又可补钾。

❋ 健康提醒

夏季食补佳品：荷叶鸭脯

做法：鸭肉、蘑菇均切成薄片，火腿切10片，葱切短节，姜切薄片，荷叶洗净，用开水稍烫一下，去掉蒂梗，切成10块三角形备用。

蘑菇用开水焯透捞出，用凉水冲凉，把鸭肉、蘑菇一起放入盘内，加盐、味精、白糖、胡椒粉、绍酒、香油、玉米粉、葱节、姜片搅拌均匀，然后分放在10片三角形的荷叶上，再各加一片火腿，包成长方形，码放在盘内，上笼蒸约2小时，若放在高压锅内只需15分钟即可。出笼后可将原盘翻于另一干净盘内，拆包即可食用。

功效：清芬养心，升运脾气，尤为适宜夏季食补。

◎ 夏日炎炎，面面俱到

夏至是一个阳气由盛转衰的转折点，古语有云"阴阳争，死生分""夏至一阴生"，对于看重阴阳的古人而言，夏至当然是与众不同的。

"冬至饺子夏至面"，作为中国的传统节气，夏至饭桌上必不可少的是一碗极具特色的面。夏至以后，太阳直射点的位置逐渐南移，北半球的白昼渐渐缩短。因此民间有"吃过夏至面，一天短一线"的说法。

夏至为什么要吃面呢？中国古时是一个典型的农业国家，农业文明对中国传统文化、民俗有着极深的影响。在古代的时候，一般到夏至人们都会举行祭祀仪式，祈求苍天保佑灾消年丰。《周礼·春官》载："以夏日至，致地方物魅。"周代夏至祭神，祈求风调雨顺，清除疫疠灾荒。至宋代，百官还能因为夏至的到来得到三天假期。到了明清时期，夏至日，皇帝还都要率领群臣一起参加祭祀。《礼记·王制》提到："庶人春荐韭，夏荐麦，秋荐黍，冬荐稻。"这里的"荐"可不是推荐的意思，而表示进献、祭献，荐麦即将新收的麦子进献给宗庙先人和神灵。夏至正值农历五月，是麦收的时节，人们吃面品尝新麦，并以面食敬神，庆贺麦收。这一习俗流传至今。《帝京岁时纪胜》中记载，"夏至，大祀方泽，乃国之大典。是日家家俱食冷淘面。"其中的"冷淘面"就是用冷水淘过的面，即过水面。

另外，夏至标志着炎热的夏天到来。人们从夏至开始改变饮食，以热量低、便于制作、清凉的食品为主要饮食，面条通常为一般家庭的首选，所以，夏至面也叫"入伏面"。一碗凉面中添加脆爽黄瓜、豆芽、笋丝，再淋上些许芝麻酱和香醋等调味拌匀，就做成了一道夏日麻香爽滑、酸香开胃的特色凉面。从营养学的角度来看，夏至前后是麦子丰收、新面粉上市的时候，新鲜面粉里的营养成分较高。由此可见，人们在这个时候多吃面，一方面是庆祝丰收，另一方面也可以从新面粉做成的口感很好的面条中汲取丰富的营养。

那么，面怎样做才好吃呢？

俗话说,盐是骨,碱是筋,加了这两样,面条更筋道,口感更有面的韧劲儿。

但是,每种面条盐碱的配方都不一样。比如,山东面条普遍加盐的多一些,还有的再加上蛋清和面,要的是面条的筋道和滑爽。像济南打卤面、青岛爆锅面、潍坊鸡鸭和乐面都是盐的比重大于碱的比重。但是烟台海阳的摔面因为是摔拉出来的,碱的比重大一点。

南方面条用碱的量要多一些,颜色微黄。由于南方高温高湿,面条不容易存放,多加碱做出的面条容易存放,煮出来的面条不易粘连。像杭州片儿川面、昆山奥灶面、镇江锅盖面、广东竹升面等都是标准的碱面。

西北的面条特别是兰州面条用硼灰水代替碱水来和面,要的也是能增加面的韧性,容易拉成型。

俗话说"听戏听腔,吃面吃汤",要想吃到一碗好面,除了面条的品质以外,最重要的就是汤了。

北方的汤面,一般是用猪骨、鸡架、牛骨为主,熬出来的是清汤。像兰州拉面用的是牛骨的清汤,烟台摔面、山西刀削面用的是猪骨、鸡架的清汤。而南方汤面的汤头,除了猪肉、鸡架、猪骨等食材外,还会加上鳝鱼骨和各种香料,文火熬煮出来的高汤,另外加入糖和酱油,又分白汤和红汤,调出南方人喜爱的甜咸味。

北方的打卤面和爆锅面虽然是汤面,但是属于汤面中的另类。打卤面重点在制卤上,爆锅面重点在爆锅的食材上。

炎炎夏日,一碗香喷喷的凉面开胃生津,而且依各地不同的口味习惯和食材,凉面可随心所欲地演绎出各式花样。济南的麻汁面、北京的炸酱面、延吉的冷面……

济南麻汁面

用料:手擀面、胡萝卜咸菜、腌香椿芽、黄瓜、芝麻酱、醋、大蒜。

制作方法:将胡萝卜咸菜、腌香椿芽洗净切末,黄瓜擦丝,芝麻酱加凉开水拌匀,大蒜捣成蒜泥备用。将面条煮熟后捞出放入冷水中浸凉,最后一次用凉白开水冲过后盛入大碗中。在面条上撒上胡萝卜咸菜末、香椿芽末、黄瓜丝、芝麻酱汁、醋、蒜泥即可。

北京炸酱面

用料：鲜面条、五花肉、六必居黄酱、利民甜面酱、葱、姜、大料、料酒、盐、黄瓜、水萝卜、黄豆、白糖。

制作方法：将五花肉切小丁，葱姜切末，黄瓜和萝卜切丝，黄豆提前一晚泡好，煮熟捞出备用。将黄酱加水搅拌至无颗粒，按照黄酱和甜面酱四比一的比例调入甜面酱。炒锅烧热多放油，油热后放入一粒大料炸香，倒入肉末翻炒，当肉末变色后倒入葱姜末炒匀，再加入调好的酱料、料酒、盐、白糖，不停搅拌翻炒防止糊锅，直到酱里面的水分完全释放出，酱和油明显分开，油浮在酱表面，炸酱就做好了。面条最好是手擀面，煮熟捞出，再浸入冷开水后捞起盛入碗内。老北京炸酱面的正宗配菜是黄瓜丝、心里美萝卜丝、黄豆芽、绿豆芽等。

延吉冷面

用料：干冷面、熟牛肉、黄瓜、梨、苹果、鸡蛋、白芝麻、生抽、白糖、白米醋、雪碧、盐。

制作方法：将干冷面用水浸泡20分钟，用手将其搓散。煮鸡蛋，凉透剥皮对切。西红柿切片，黄瓜切丝，牛肉切片，辣白菜切丝，梨切丝，苹果切丝。在碗中加入生抽两勺、白糖两勺、白米醋三勺、雪碧、食盐，加入煮牛肉的汤制成冷面汁，放入冰箱冷藏。水烧开，下冷面，边煮边用筷子把面条搅散，煮到冷面透明捞出过凉开水，然后沥干水分，装入碗中，再放上切好的配料和冰镇的冷面汁，撒上熟芝麻即可。

四川凉拌面

用料：碱水面、绿豆芽、熟油、蒜泥水、酱油、醋、糖、花椒粉、辣椒油、熟芝麻、熟花生碎、香葱。

制作方法：将绿豆芽焯水后备用，锅中水烧开后下面条，煮熟捞出，沥干水分放入盆中，淋上熟油拌匀，一边用筷子挑着一边用电扇迅速降温。将放凉的绿豆芽放入碗中垫底,放上凉面,依次加入各种调料,最后淋上辣椒油,放上蒜泥,撒上葱花即成。

◎ 夏季除湿补脾正当时

进入夏季,不少市民常常会觉得胃口不好,昏昏沉沉没力气,好像穿了一件湿衣服,浑身不清爽,早晨睡不醒,晚上又难入睡……

研究表明,湿度过大时,人体中一种叫松果腺体分泌出的松果激素量也较大,使得体内甲状腺素及肾上腺素的浓度就相对降低,细胞就会"偷懒",人就会无精打采,萎靡不振。

而中医则认为有可能是体内的湿气在作怪。那么何为湿气?从何而来?又该如何祛除湿气呢?

湿气其实就是体内的津液没有正常代谢,而是堆积在身体里的某个地方。进入夏季后,雨水增多,空气中的湿度也明显增大,导致湿气侵入人体,加重体内的湿气。

"空气湿度"是指空气中所含水汽的大小,湿度越大表示空气越潮湿,水汽距离饱和程度越近。通常我们用相对湿度来表示空气湿度的大小。在一定温度条件下,空气相对湿度越小,人体汗液蒸发越快,人的感觉越凉快。到了盛夏季节,空气湿度达到80%以上时,汗液蒸发缓慢,比如气温在28摄氏度、相对湿度达90%时,人们就会有气温达到34摄氏度的感觉,感到酷暑难耐。

另外,夏天酷热高温,贪食冷饮也容易致身体被湿邪侵袭。现在很多人长期缺乏运动,夏天又长时间待在空调房,在该出汗的时候无法正常排汗,加重体内的湿气。

中医认为,脾喜欢燥,不喜欢湿。湿为阴邪,易阻遏气机,伤及脾阳。脾胃被称为人体的"后天之本",中医讲,脾不离胃,胃不离脾。当过多的湿气侵入人体后,就会使一大部分的湿气积攒在体内发散不出去,导致脾胃功能紊乱。

中医还认为，脾主运化，主四肢肌肉，水湿困脾，运化失度，积水为患，泛于肌肤，人就会出现四肢沉重或水肿等表现。

总之，脾一旦被湿所困，人往往会出现头疼头晕、精神困倦、口黏或甜、舌苔厚腻、上腹闷胀、食欲不振、水肿性肥胖、四肢沉重、大便溏稀、尿短少而黄赤、下腹隐痛、女性白带增多等症状。不仅人会变得困顿、乏力，而且记忆力下降，工作效率降低，影响健康。

所以，从立夏到立秋的这段时期也是除湿补脾的关键时期。

平时如何简单地判断自己是否有湿气呢，可从多个"疑点"判断出来。首先，健康的舌淡红而润泽，舌面有一层舌苔，薄白，干湿适中。如果舌头达不到这些指标，反而舌苔加厚泛黄或白腻，这是体内有湿气留滞的表现。其次，刷牙的时候恶心欲呕，嗓子总是有痰，有种咳不干净的感觉，也是有湿气的表现。另外，如果感到小腿肚发酸、发沉，或浮肿，尤其是孕妇或中老年女性，也是体内湿气在作怪。

那么具体我们应该如何做呢？

首先，在生活中要注意远离阴冷潮湿的环境，阴雨天或大雾天尽量减少室外活动，少开窗户，避免使室内湿度过大；而当雨过天晴，气温升高后，则要注意通风采光，使居室湿度保持在适宜范围。

合理使用空调、风扇。使用空调时，要注意隔段时间开窗通风换气，使室内保持一定量的新鲜空气。若长期待在空调房内，应该到户外适当活动，多喝温开水。空调温度不宜开得太低，夏季居室里比较舒适的条件是：室温控制在25℃，相对湿度则应控制在40%至50%为宜。

当大汗淋漓准备进入室内时，不要立刻对着空调或风扇降温，以免皮肤毛孔关闭将汗液闭塞在体内，晚上睡觉时也不要让风扇或空调对着身体吹。

空气湿度过大有利于一些细菌和病毒的繁殖和传播。科学测定，当空气湿度高于65%时，病菌繁殖滋生较快，当相对湿度在45%~55%时，病菌死亡较快。因此，要利用晴朗天勤晒被褥，保持好湿度适宜的生活、工作环境。

其次，闷热潮湿的天气里，饮食调理应以利湿化浊、助脾运化为基本原则，可吃薏仁、扁豆、红豆、玉米、山药、莲子、冬瓜、洋葱、水芹、蛤蜊、鲫鱼、鲍鱼等食物。要特别注意，西瓜、海带、绿豆均为较寒之物，不适合脾虚之人食用，反而会损伤人体阳气，引发胃寒腹痛症状。不宜过食生冷、甜腻的食物，以免助湿伤脾。从冰箱内取出的水果或饮品一定要等到常温后再饮用。

俗话说，"汤汤水水祛湿气"。下面介绍四个简单易行的祛湿食疗方给大家：

橘皮茶 原料：橘皮 10 克（鲜皮加倍），冰糖适量，用开水浸泡后代茶饮。功效与主治：具有理气开胃、燥湿化痰的功效，适用于暑湿所致的脘腹胀满、饮食无味者食用。

香荷饮 原料：香薷 10 克，荷叶 10 克（或鲜荷叶 30 克），陈皮 10 克，薄荷 5 克，先将香薷、荷叶、陈皮三味药煎煮 30 分钟，再加入薄荷煮 5 分钟即可，服用时可加适量白糖调味，代茶饮，具有消暑理气、祛湿解表的功效。

蛤蜊冬瓜汤 原料：主料：冬瓜 250 克，蛤蜊 400 克，盐 1/2 茶勺，胡椒粉 1/2 茶勺，葱蒜适量。制法：冬瓜去皮洗净切成片，葱蒜切片，蛤蜊洗净。起油锅爆香葱蒜片，放入冬瓜略炒，加足量水大火烧开，放入蛤蜊，加盐，煮至蛤蜊开口立即关火，加胡椒粉调匀即可。具有消暑、祛湿、利尿、消除水肿的效果，也是慢性肾炎水肿、营养不良性水肿、孕妇水肿的消肿佳品。

薏米红豆粥 原料：薏米 20 克，红豆 30 克，大米 100 克，水适量。制法：将薏米、赤小豆用冷水浸泡 2 小时，大米洗净，加入适量的水，同煮成粥。具有健脾渗湿、清热消暑的功效，适用于夏季体倦困重、食欲不振者食用，也可以加入山药同煮。

薏米红豆粥想必大家非常熟悉了。但是如何合理地食用，大家可能未必了解。比如，烦热、失眠，或者脸上起红疹、痘痘的人，我们可以在薏米红豆粥中加入百合、莲子同煮。百合能润肺养颜，清心安神，莲子能养心神，清心火，同时又能健脾补肾。用莲子的时候，要去掉里面的心。当然，如果嫌这个粥没有什么味道，还可以加点冰糖。冰糖是凉性的，能清心火。莲子稍有滞涩作用，体重胖的人不宜用。

夏天暑湿感冒，或是体内有寒，胃中冷痛，食欲不佳，可在薏米红豆粥中加几片生姜。生姜性温，能温中驱寒，健脾和胃。注意，生姜不可多放，多放就使粥变得辛辣了。女士喝这个粥还可在其中再加点大枣，大枣能温中、健脾、养血。

肾虚的人，可以在薏米红豆粥中加一些黑豆。按照中医的说法，因为黑色入肾，而黑豆的形状也跟肾十分相似，以形补形，是补肾的佳品。神色晦暗、精神不足，甚至心悸、嗜睡、感觉心中空落落的，可以薏米红豆粥加桂圆。

薏米偏凉性，因此寒湿体质的人不适合长期吃薏米，可以喝点茯苓粥。茯苓性平，味甘、淡，有利水渗湿、健脾和中、宁心安神之功效。在湿度较大的地区，茯苓可作为重要的食疗药材。健脾渗湿以白茯苓为最佳。在家可自制茯苓粥服用，效果非常理想。方法：取茯苓粉（可在中药店加工）30 克，粳米 30克，红枣 7 个。先把粳米加适量水煮沸几次，后放入红枣，粥成时再加入茯苓粉搅匀，稍煮即可。作早餐食用，或不拘时服食，有健脾利水之功效。

所以，了解各种食物的性、味，根据自己的情况进行加减，组成适合自己体质的饮食处方，这样，食物才能真正成为养生的佳品。

✱ 健康提醒

"打通"人体，暑湿天不遭罪

湿为阴邪，易阻遏气机，引起不适。这些不适都与人体局部不通畅有关。因此暑湿交加的天气还要以"通"为养。

通毛孔 保证毛孔的通畅，适度出汗才好。

对策：头顶贴姜。生姜性温，具有发汗出湿的功效，贴在百会穴可疏通毛孔，使人微微出汗，有效预防空调病。切 0.5 厘米厚的生姜 1 片，贴在头顶正中

（百会穴），30 分钟后去掉，每日 1 次，连续 3 日。

通胆道　暑湿化热，湿热郁胆，再加上吃饭不规律、户外活动少，会导致胆汁郁积，出现口苦、心烦等症状，还会诱发胆道疾病，因此伏天应及时通胆道。

对策：玉核粥。将干玉米须 3 克，核桃仁 10 克（打碎），与粳米 50 克一同熬粥，空腹服食，每日 1 次，连续 5 日。

通尿道　暑湿侵袭人体，下移小肠，会导致小便不利，严重者甚至出现水肿、尿频、尿急、尿痛、尿血等症状。可用以下食疗方来利尿消肿。

对策：薏米红豆粥、荷叶粥、莲子粥，常法熬粥，每日吃 1 次，连续 5 日。

通肠道　肠道请，湿热除，邪有出路保平安。

对策：搓大鱼际。大鱼际位于掌心，大拇指根部所对的肌肉隆起处，按摩此处可清肠热、化肠燥、通大便。用一侧手的拇指来回用力搓另一侧手的大鱼际处，感觉发热为宜，每次搓 5 分钟，然后换手搓另一侧，每日 2~3 次。

◎ 热在三伏，解热防暑

俗话说，"小暑不算热，大暑三伏天"。三伏天在小暑与大暑之间，是一年中气温最高的时期。《月令七十二候集解》："六月中……暑，热也，就热之中分为大小，月初为小，月中为大，今则热气犹大也。"三伏天气温最高，民间有饮伏茶、晒伏姜、烧伏香等习俗。

三伏天酷热难当。中医认为，暑属于"阳邪"，易损耗人的津液。在高温环境中工作或活动，体温调节会失去平衡，机体大量蓄热，水盐代谢紊乱，就会出现中暑现象。所以要特别注意防暑降温。

别小看中暑，历史上有千古一帝之称的秦始皇，就是没能躲过中暑的侵袭，在寻找长生不老的妙方途中中暑而亡。俗话说："顺天时者健，忤天时者病。"秦始皇之所以中暑，便是他执意在三伏天里继续前行所导致的。

轻度中暑，可以多喝含盐的清凉饮料，若有头晕、恶心、呕吐等症状，可以服用人丹或藿香正气水；重症中暑,应将其抬到阴凉通风的地方,躺下休息,给病人解开衣扣,用冷毛巾敷在病人的头上和颈部,然后送往附近的医院治疗。

为了预防中暑,三伏天应注意尽量避免在强烈阳光下进行户外工作或活动,特别是午后高温时段。老弱病幼人群,更应避免在烈日下行走或活动。保证充足的睡眠。多洗温水澡帮助体温散发。适量饮用盐开水、绿豆汤、菊花茶、酸梅汤等清凉饮料。还可以用莲子、薄荷、荷叶与粳米做粥喝,具有很好的清热解暑作用,可以有效地防暑降温,避免发生中暑。

夏季慎防"日晒病"。"日晒病"主要是对紫外线过敏,人体的暴露部位皮肤出现红肿或水疱,自觉烧灼及刺痛感。中医称"日晒病"为"日晒疮"。

紫外线过敏是因为阳光中的 UVA 和 UVB 这两种穿透性紫外线直达皮肤真皮层,使过敏体质人群受照射区皮肤出现红、灼、热、痛等反应。

紫外线过敏还会导致"健康杀手"——自由基在体内急剧增加,使局部皮肤产生皱纹、色素沉积、细胞损害,甚至可能改变免疫系统,造成更严重的光毒性或光过敏反应。

持续用牛奶冷敷,也可以缓解"日晒病",严重者可在医生的指导下对受伤的部位用药。

夏季 6~8 月份的上午 10 点到下午的 14 点,是日光中紫外线照射最为强烈的时间,此时应尽量避免外出。

必须外出时,做好防护,应穿长袖长裤,戴草帽或打遮阳伞。还可以外用一些避光剂,如反射性遮光剂等,可于曝晒前 15 分钟搽在暴露部位的皮肤上。

红色服装可防止紫外线的危害。因为紫外线位于太阳"七色光谱"中最低层,波长最短,离红外光最远,故易被波长最长的红色接纳和吸收。

防晒霜是在普通化妆品中加入防紫外线膏剂调和而成。其防晒原理一是把紫外线反射回去,二是把紫外线滤除。防晒霜的使用有效时间,可用"防晒系数"来表示,如 SPF8、SPF16 等,数值越高,防晒有效时间越长。

应加强皮肤营养,平时多食新鲜果蔬,适量吃点脂肪,以保证皮肤的足够弹性,增强皮肤的抗皱活力,维生素 C 和维生素 B$_{12}$ 能阻止和减弱对紫外光的敏感,并促进黑色素的消退,且可恢复皮肤的弹性,故夏季应多食富含多种维生素的食品。

还要预防热中风。三伏天,室内都开着空调。由于室内与室外气温相差太大,若频繁出入房间,忽冷忽热会使脑部血管反复舒缩,尤其是患有心血管病的中老年人要注意室内外温差不要太大。适当地调整空调的温度,使室内外温差不超过 7 摄氏度,多喝白开水或淡茶水等都可以预防热中风。

三伏天,在饮食上人们要特别注意以下几个方面:

不要大量饮水。应该采取少量、多次饮水的方法,每次以不超过 300 毫升为宜。切忌狂饮不止。因为,大量饮水不但会冲淡胃液,进而影响消化功能,还会引起反射性排汗亢进。结果会造成体内的水分和盐分大量流失,严重者可以促使热痉挛的发生。

不要大量食用生冷瓜果。 大量吃进生冷瓜果、寒性食物,会损伤脾胃阳气,使脾胃运动无力,寒湿内滞,严重者则会出现腹泻、腹痛等症状。

不要大量食用油腻食物。否则会加重胃肠的负担,使大量血液滞留于胃肠道,输送到大脑的血液相对减少,人体就会感到疲惫加重,容易引起消化不良。

多吃消暑清热、化湿健脾的食品。所谓"天生万物以养民"。大暑期间,市民应该多吃丝瓜、西兰花和茄子等当季蔬菜。大暑天气酷热,出汗多,脾胃活动相对较差。这时人会感觉比较累和食欲不振。而山药有补脾健胃、益气补肾作用。多吃山药一类益气养阴的食品,可以促进消化,改善腰膝酸软,使人感到精力旺盛。

三伏天,不仅带给我们身体上的不适,还容易导致越来越多的人火气上升,表现出情绪烦躁、焦虑、易激动、失眠等,这些症状在医学上称为"夏季情感障碍"。因此,"去火"也是夏日食补的必备功课。去火的食物有苦瓜、冬瓜、西红柿等性凉、清暑的蔬果，同时，牛奶性微寒，可以补水、滋阴、解热毒，也是"去火"良品。鸭肉更是是三伏天清补的佳品。

四季之中，鸭肉最适合夏季食用。夏季吃鸭子喝鸭汤，可清热滋阴。《本草纲目》记载：鸭肉"主大补虚劳，最消毒热，利小便，除水肿，消胀满，利脏腑，退疮肿，定惊痫。"

在中医看来，鸭子吃的食物多为水生物，故其肉性味甘、寒，入肺、胃、肾经，有滋补、养胃、补肾、除痨热骨蒸、消水肿、止热痢、止咳化痰等作用。凡体内有热的人适宜食鸭肉，食欲不振、大便干燥和水肿的人食之更为有益。

人们常言"鸡鸭鱼肉"四大荤，鸭肉蛋白质含量比畜肉含量高得多，脂肪含量适中且分布较均匀。营养分析，鸭肉所含维生素 B 族和维生素 E 较其他肉类多，能有效抵抗脚气病、神经炎和多种炎症，还能抗衰老。鸭肉中含有较为丰富的烟酸，它是构成人体内两种重要辅酶的成分之一，对心肌梗死等心脏疾病患者有保护作用。

而鸭肉和海带炖食，能软化血管、降低血压，可防治动脉硬化、高血压、心脏病。

推荐两道鸭肉汤的做法，有很好的清热消暑的作用。

海带鸭肉汤

主料：鸭肉 300 克，海带 10 克。

配料：适量生姜丝、料酒、盐。

做法：干海带泡发，砂锅内水烧热后加入鸭肉炖 30 分钟，再加海带炖 10 分钟即可，最后加入调料调味即可出锅享用。

冬瓜鸭肉汤

冬瓜利尿消肿，清热祛暑。鸭肉营养丰富，可用来一起煮汤。

主料：鸭腿一只，冬瓜适量。

配料：适量油、盐、葱姜、料酒、胡椒粉。

做法：鸭腿洗净斩块，冬瓜去皮切块，葱姜切末备用。起锅烧热，放入菜籽油,放入鸭肉,翻炒至表皮略微金黄,加入适量料酒去腥。放入姜末、盐翻炒均匀,再放入足够的热水大火煮5分钟。切好的冬瓜放入洗净的砂锅内,把煮过的鸭肉汤一起倒入砂锅,小火煮1个小时。揭盖放入葱花、胡椒粉调味即可。

除了适用于体内有热、上火的人食用外,发低热、体质虚弱、食欲不振、大便干燥和水肿的人,食之更佳。同时适宜营养不良、产后病后体虚、盗汗、遗精、妇女月经少、咽干口渴者食用;还适宜癌症患者及放疗化疗后、糖尿病、肝硬化腹水、肺结核、慢性肾炎浮肿者食用。但是对于身体虚寒或受凉引起的不思饮食、胃部冷痛、腹泻清稀、腰痛及寒性痛经应少食,感冒患者不宜食用。

酸梅汤也是三伏天传统的消暑饮料。尽管外面卖的酸梅汤口味还可以,但是热量太高,还含有添加剂,不如自己动手,熬制最天然的私房酸梅汤。

酸梅汤的原料是乌梅、山楂、陈皮、桂花、甘草、冰糖这几种材料。《本草纲目》说,梅实采半黄者,以烟熏之为乌梅。它能除热送凉,安心止痛,甚至可以治咳嗽、霍乱、痢疾。神话小说《白蛇传》就写了乌梅辟疫的故事。酸梅汤消食和中,行气散瘀,生津止渴,收敛肺气,除烦安神,是炎热夏季不可多得的保健饮品。

自制酸梅汤的材料很简单,但是选料要精细,给自己或做给家人喝,自然要用好的,到正规的中药店都能一次性配齐,而且价格也都不贵。

制作方法:

材料:乌梅100克,山楂100克,甘草10克,陈皮10克,桂花5克,冰糖适量。

步骤:

第一步,先将乌梅、山楂、陈皮、甘草和桂花分别清洗干净。这四味材料提前三四个小时用泉水泡好,这样煮出来的味道比较浓,也有利于有效成分更好地析出。

第二步,将泡好的材料连同泉水放进锅内,水的量大约是1.5千克,大火煮开后转为小火,大约熬制40分钟后,将汤倒在一个盆里,锅内再填500克水继续煮半个小时。最后将第一次、第二次的酸梅汤和到一起，再煮半个小时。

第四步，临出锅一刻钟时，加桂花、冰糖。品尝下味道是否合适，如果合适就可以等凉后饮用了，如果味道不合适可以再添加冰糖调整一下。将熬好的酸梅汤放凉后放入冰箱里冷藏。

煮两遍是为了酸梅汤的味道更浓郁，后加桂花是突出它特有的香气，若加得太早，香味反而就散掉了。

◎ 秋季宜进补，如何"贴秋膘"

处暑节气过后，天气开始逐渐由热转凉，人体的消耗逐渐减少，食欲开始增加。依照中医春夏养阳、秋冬养阴的原则，秋季正是人体最适宜进补的时节。另外，俗话说，"一夏无病三虚"。因夏季高温炎热，人们多食冰凉食品，因此脾胃相对虚弱，进入秋季，适度的进补也是使人体机能恢复良好状态的最好手段，也就是所谓的"贴秋膘"。

不过，漫长而炎热、潮湿的夏季里，人体一直处于高代谢状态，大部分人的身体处于一定的透支状态。不少人胃口差，萎靡不振，人们称之为"苦夏"。很多人喜欢喝冷饮，吃冻品，夏季过后多有脾胃功能减弱的现象。此时突然"贴秋膘"，会加重脾胃负担，导致胸闷、腹胀、恶心、消化不良等问题。那么，秋季应该如何进补？怎样"贴秋膘"才最健康？

"贴秋膘"的传统由来已久。过去因为经济条件限制，人们经常会有身体营养不良、健康贮备缺乏、抵抗力弱等情况，所以每到秋天就要为身上贴膘，吃肥甘厚腻的美食佳肴，当然首选吃肉。立秋时全家人一起吃炖肉，讲究一点的人家吃白切肉、红焖肉以及肉馅饺子、炖鸡、炖鸭、红烧鱼等，主要是为了在秋季增加一层脂肪，从而能够抵抗冬季寒冷和病痛的侵袭，"贴秋膘"的做法就是这样流传下来的。但现在，对于健康人群来说，很少会有营养不良的情况，更常见的是体重超标。在这样的状态下，如果还是按照以前的方式去贴膘，会让身体内的脂肪越来越多。

根据营养发展现状和人们身体发展状况,"贴秋膘"也要顺应潮流和时代变化,补充身体真正需要的东西。

夏季日常中吃的大多是瓜果、粥类、汤类等清淡和易消化食品,立秋时大量吃肉类或者补品,会骤然加重脾胃负担,使长期处于疲弱的消化器官不堪重负。所以,首先要做的是食用具有健脾补胃功效的山药、扁豆、南瓜、莲藕等食物。

《黄帝内经》说:"肺主秋……肺收敛,急食酸以收之,用酸补之,辛泄之。"意思是秋对应肺脏,肺气宜收敛,不宜发散,而酸味收敛肺气,辛味发散泻肺,秋天宜收不宜散,所以要尽量少吃葱、姜、蒜、韭菜、辣椒等辛味之品以及油炸、酒和干燥的膨化食品等,适当多食酸味果蔬以助养肺。一般有如下应季的食物可供选择:苹果、石榴、葡萄、芒果、猕猴桃、草莓、樱桃、柚子、柠檬、山楂、番茄等,并且要避免过饥过饱,注意胃部保暖。饮食应以温、软、清淡、新鲜为主,并注意定时、定量进食。

"贴秋膘"应结合节气的不同特点,建议遵循"循序渐进、各有侧重"的原则。

立秋后天气仍较热,空气潮湿,闷热蒸人,进食宜清,可选"二瓜"。冬瓜是消暑第一菜,能补充水分和电解质,又有清热祛暑的作用,可制成冬瓜海米汤或冬瓜薏米粥等食用。丝瓜有清暑凉血、解毒通便、祛风化痰之效,可清炒丝瓜、蒸丝瓜等。此外,这个季节吃点蒸菜、拌菜,热量低,营养还不流失。

为了保护脾胃,秋天早晨多吃些粥,既可健脾养胃,又可带来一日清爽。秋天可以常食的粥有:山楂粳米粥、鸭梨粳米粥、兔肉粳米粥、白萝卜粳米粥、杏仁粳米粥、橘皮粳米粥、柿饼粳米粥等。

白露后秋燥生,中医认为秋为"金"当令,而"金秋之时,燥气当令"。燥邪伤人,易伤人体津液,津液既耗,就会出现燥象,表现为口干、唇干、鼻干、咽干、舌干少津、大便干结、皮肤干甚至皲裂。

中医认为，秋季对应的是肺，燥邪易伤肺。"肺主气，司呼吸，主宣发与肃降，喜润不喜燥"。尤其是老年人的身体机能不断下降，呼吸肌、膈肌及韧带逐渐萎缩，肺及气管弹性慢慢减弱，呼吸功能随之降低，肺活量也会下降。与此同时，呼吸道黏膜萎缩，纤毛活动功能降低，气道分泌物易滞留，更容易得呼吸道感染之类的疾病，如急性上呼吸道感染、支气管炎、肺炎、哮喘。

进补时应注意润补，即养阴、生津、润肺。元代医家《饮膳正要》说："秋气燥，宜食麻以润其燥，少辛多酸，禁寒饮。"适合的食材有雪梨、银耳、莲藕、甘蔗、香蕉、柑橘、葡萄、荸荠、柿子、芝麻、核桃、糯米、燕窝、蜂蜜等，能够有效防止秋燥，还能使秋季皮肤润滑。

雪梨和银耳俗称"二白"。雪梨生津化痰、止咳润肺，银耳益胃生津、滋阴清热，银耳雪梨羹是两者的最佳组合。

生吃梨能解除因上呼吸道感染所产生的咽喉干燥痒痛、干咳、潮热等阴虚之症；将梨压榨成汁，加入胖大海、蝉蜕、冰糖少许，煮后饮下，对体质火旺者，具有补充津液、滋润喉头的功效；将冰糖或蜂蜜加入生梨中，熬成秋梨膏，可治肺热咳嗽。

再如，柿子味甜，汁多肉细可口，古人赞其"色胜金衣，甘逾玉液"。但柿子不能多吃，也不能空腹吃，以免形成"胃柿结石"。柿子含有较多的鞣酸及果胶，空腹吃柿子，会在胃酸的作用下形成大小不等的硬块。如果这些硬块不能通过幽门到达小肠，就会滞留在胃中形成胃柿石，胃柿石有可能越积越大，如果无法自然排出，就会造成消化道梗阻。

在滋阴润燥饮食的基础上，每日中、晚餐喝些健身汤，一方面可以渗湿健脾、滋阴防燥，另一方面还可以进补营养、强身健体。秋季常食的汤有：百合冬瓜汤、猪皮番茄汤、山楂排骨汤、鲤鱼山楂汤、鲢鱼头汤、鳝鱼汤、赤豆鲫鱼汤、鸭架豆腐汤、枸杞叶豆腐汤、平菇豆腐汤、平菇鸡蛋汤、冬菇紫菜汤等。

寒露后秋寒起，进食宜温，可选"二肉"：牛肉和羊肉，它们都属于高蛋白、低脂肪、富含血红素铁的红肉，是秋季补益佳品。

牛肉具有补脾胃、益气血、强筋骨、消水肿等功效,更适合身体虚弱、营养不良、贫血、腰膝酸软、腿脚无力者食用,可制成牛肉酱、酱牛肉、牛肉汤、涮牛肉等形式。

羊肉具有暖中补虚,补中益气,开胃强身,益肾气,养胆明目等功效,更适合于肾虚腰疼,阳痿精衰,形瘦怕冷,病后虚寒,产妇产后大虚或腹痛,产后出血,产后无乳或带下等情况。这个节气可以吃点脂肪含量低的鱼肉,鱼肉中的脂肪酸被证实有降糖、护心和防癌的作用。

秋进补,肉搭豆。秋季进补,吃肉时最好与豆类食物搭配,因为豆制品中含有大量卵磷脂,可以乳化血浆,使胆固醇与脂肪颗粒变小,悬浮于血浆中,不向血管壁沉积,能防止硬化斑块形成。

所以贴秋膘并非一味食用大鱼大肉来大补。秋天是收获的季节,非常多的植物类食物也可以作为贴秋膘的选择。秋季干燥,容易出现皮肤黏膜的干燥,很多人会出现眼睛干涩、上呼吸道感染等病症,类似南瓜、胡萝卜、红薯、彩椒、橙橘、芒果等含有 β-胡萝卜素的橙黄色蔬菜和水果可以提供丰富的维生素 A,保护皮肤和黏膜。

薯类食品富含 B 族维生素和钾、镁等矿物质,膳食纤维丰富,有利于提高胃肠的消化吸收能力,而且对血糖影响相对较小。

体重较轻、消化不良的人秋天应适当多吃营养丰富又助消化的食品,比如发酵食品,如各种发酵面食品、醪糟、豆豉、腐乳、豆汁儿、酸奶等。食物经过发酵后,营养成分发生改变,B 族维生素含量增多,很多不好吸收的蛋白质更容易被吸收,开胃同时有助于肠胃消化。

每天 1 勺果仁如榛子、核桃、松子等,不仅有利于心脏健康,还能提供维生素 E 和多种微量元素,建议原味生食,或五香煮、轻烤等。

并非所有人都适合贴秋膘,身体瘦弱、贫血、低血压的人,是可以适量贴秋膘的,但是对于已经超重的人来说,无论在什么季节,都要合理控制饮食,荤素搭配。其次,对于患有高血压等心脑血管疾病、胃肠疾病的人,贴秋膘要慎之又慎，应以清补为主，均衡营养。对于老人、儿童这些特殊人群来说，由于消化能力较弱，胃中常有积滞宿食，表现为食欲不振或食后腹胀，因此，在进补前应注重消食和胃，不妨适量吃点山楂等消食、健脾的食物。秋季补身体还要循序渐进，不可操之过急。

✹ 健康提醒

贴秋膘别给宝宝"补"伤了

秋天天气慢慢转凉，宝宝的食欲和消化功能也会随之改善。此时，正是给宝宝调理身体的好时节，有的家长会在这个季节给宝宝"补一补"，贴秋膘。贴秋膘对孩子要因人而异，不是多吃就是好。

对身体快速生长的宝宝而言，秋季进补是非常有必要的，尤其是身体发育缓慢、挑食、偏食、免疫力低下的宝宝。但是，对肠胃不好、正在患病，或肥胖型的宝宝来说，家长就不要再给宝宝贴秋膘了，合理搭配饮食，均衡营养就好。怎样做才能贴好秋膘呢？家长首先要正确地认识"补"。所谓"补"，应该是缺什么补什么，比如维生素，有的宝宝可能缺维生素A，有的宝宝可能缺维生素C，补的时候要有针对性，如果不缺就不需要补。宝宝的身体符合贴秋膘的条件，也要循序渐进，尤其不能太过油腻，以免伤到宝宝肠胃。

蛋白质是组成人体一切细胞、组织的重要成分，而机体的所有重要组成部分运转也都需要蛋白质的参与。所以，秋季，家长可以让宝宝多吃富含优质蛋白质的肉类、禽蛋、鱼虾和豆制品。这样，宝宝的身体才会变得更结实。想要宝宝的免疫力适宜，必要的维生素不能少。秋季给宝宝补充维生素，不用靠药物，只要给宝宝多吃一些富含维生素的时令水果、蔬菜就行了。

◎ 多事之秋,别让疾病找上孩子

秋天,天气转凉,又到了孩子容易生病的季节。幼儿园或者小学里孩子们常常咳声一片,医院里因为细菌、病毒、支原体感染等多种原因导致肺炎的患儿数量增多。很多婴幼儿也出现了发烧、腹泻和呕吐等"秋季腹泻"症状,还有很多孩子被喷嚏、鼻塞、皮疹、瘙痒以及咳嗽、哮喘等季节性过敏症困扰。

1. 肺炎凶猛,要早诊早治,预防很重要

换季造成早晚温差大,容易引发呼吸系统疾病,加上天气转凉,不少孩子整天待在室内,空气不流通,温暖的室内是细菌和病毒的"温床"。不少家长带着孩子去人员密集的公共场所,孩子易被细菌、病毒感染。每年进入10月份以后,医院儿科门诊、住院患儿中,肺炎"小病号"人数激增,由细菌、病毒、支原体感染等多种原因引起的肺炎均不在少数。

儿童肺炎的症状主要有咳嗽、发烧、呼吸增快、呼吸困难或呼吸时胸部疼痛、嘴唇和甲床青紫,出现喂养困难或烦躁不安。从诊断角度,胸部X线在实际操作中不可或缺。现在儿童DR检查辐射量大大降低,简单快捷,可以直观地向家属解释病情。但是DR检查不足以了解肺部具体情况,所以CT扫描是更加重要的胸部影像学检查手段。

肺炎是儿童发病率、住院率、死亡率最高的疾病,所以,对于肺炎的早诊断、早治疗、预防都很重要。首先,勤洗手、勤通风。有的孩子有用手揉眼睛的习惯,细菌病毒会通过眼睛进入人体,所以提醒孩子切不可用脏手接触口眼鼻;家里勤通风,有二宝的家庭更要注意好隔离,避免交叉感染。其次,减少飞沫传播。患儿咳嗽或打喷嚏时要使用纸巾,用过的纸巾不要乱扔,避免去人群聚集场所。

秋季由热转寒,空气会逐渐干燥,宝宝容易出现口干舌燥、大便干结等情况,这就给宝宝的健康埋下了隐患。中医认为,秋季对应的是肺,应注意养肺,预防肺病的发生。因此建议家长给宝宝吃一些具有滋阴润肺功效的食物,如

秋梨、萝卜、山药、冬瓜、莲藕等，将这些蔬果合理搭配后，煲一些汤给宝宝喝，会有不错的润肺效果。

鼻翼旁边的迎香穴，脖子后边的大椎穴、风池穴、风府穴和翳风穴，都是养肺大穴，可以每天按摩 2-3 次，每次每个穴位按摩 2~3 分钟。

此外，还可以给孩子做以下保健功法：

（1）捶背：端坐，腰背自然直立，双目微闭，放松，两手握成空拳，反捶脊背中央及两侧，各捶 3-5 遍。捶背时要从下向上，再从上到下，沿背捶打，如此算一遍。先捶脊背中央，再捶左右两侧，这种方法可以畅胸中之气，通脊背经脉，预防感冒，同时有健肺养肺之功效。

（2）摩喉：上身端直，坐立均可，仰头，颈部伸直，用手沿咽喉部向下按摩，直至胸部。双手交替按摩 20 次为 1 遍，可连做 2~3 遍。注意按摩时，拇指与其他四指张开，虎口对住咽喉部，自颏下向下按搓，可适当用力。这种方法可以利咽喉，有止咳化痰的功效。

川贝母加梨熬成秋梨膏止秋咳效果特别好。做法很简单：把川贝母用搅拌机打成末末；梨洗净，也放进搅拌机打成糊；把糊倒进锅里，放捣碎的冰糖，小火慢慢熬成稠膏。熬好的秋梨膏冷却以后再装入干净的瓶里，密封好，放冰箱保鲜区。咳嗽时，每天早晚各吃 1~2 勺，平时一咳嗽或者嗓子痒痒了，也可以挖一勺含口中慢慢咽下。

秋梨膏能够滋阴润肺，还能化痰止咳，能有效对付秋季的干咳、燥咳、久咳。对肺炎、支气管炎的康复也有很好的作用。

喝杏仁汤也不错。做法很简单：从市场上买回杏仁粉，直接冲服，或者取杏仁 9 克、沙参 15 克、百合 12 克，煎汤取汁喝。

2. 别急着止泻，补水是关键

每年秋季都有一个婴幼儿腹泻的发病高峰，俗称为"秋季腹泻"。很多宝宝不但会拉肚子，还可能会发烧、呕吐甚至脱水，让家长们苦不堪言，而其中最主要的"元凶"就是轮状病毒。

轮状病毒作为秋季腹泻的罪魁祸首来势汹汹,潜伏期约1到3天,多见于5岁以下的小儿。宝宝常常"先吐后泻",会伴有高热,呕吐症状,通常持续1到2天,典型的大便性状是黄色稀水蛋花汤样便。当然,家长也不用过分担心,轮状病毒肠炎多数预后良好,呈自限性,平均病程1周左右。病情较轻的仅有轻度腹泻,甚至可能无明显症状,部分患儿有咳嗽、流涕等上呼吸道症状。但重一些的则可能会出现持续高热、脱水、电解质紊乱、抽搐、心肌损害、精神萎靡等。

一旦孩子出现腹泻,家长要先学会粗略判断宝宝脱水程度,多注意宝宝精神状态、大便量、前囟与眼窝的凹陷与否、皮肤弹性、皮肤色泽、尿量、唇黏膜等情况。轮状病毒肠炎治疗重点在于防治脱水及相应并发症,而非快速止泻,家长千万别盲目给宝宝服用止泻药物。

轻中度脱水并且能进食的宝宝,可以家庭口服补液。补液的种类主要为口服补液盐或自制米汤加盐溶液(500毫升米汤+1.75克细盐),补液量主要根据宝宝的脱水程度,量出为入。一次大便量(或呕吐物量)按50到60ml或10ml/kg计算,所丢失的液体量要在6到8小时内少量多次饮入,继续丢失的按照丢多少补多少的原则随时补充。

同时要及时化验,使用干净不吸水的容器留取宝宝新鲜大便样,不要采用尿不湿上的大便,1小时内送至医院检验。如果宝宝出现精神萎靡、烦躁、高热(体温>38.5℃)、哭时泪少、少尿甚至无尿、眼窝凹陷、抽搐、轻中度脱水但频繁呕吐不能口服补液或口服补液失败、大便有血丝或果酱样、呕吐物含胆汁或咖啡色样物等情况需及时就诊。

存在呕吐症状的宝宝,要在呕吐后即刻禁食水2到4小时,过后可首先试喂少量清水,如果不吐再尝试喂米汤、米粉等,再逐步过渡到腹泻前熟悉的食物,如母乳、奶粉、钙奶饼干、软烂清汤面条、芋头、山药泥等。

康复期可以采用药粥疗法,促进胃肠功能的尽快恢复:

糯米固肠粥:取糯米30克,山药15克。先将糯米炒微黄,山药研成细末,然后把二者放入锅中加水适量共煮成粥,熟后加胡椒面少许,白糖适量调服,每天 2 次。具有健脾暖胃,温中止泻之功效。

茯苓大枣粥: 取茯苓粉 30 克,大枣 15 克,粳米 30 克。先将大枣去核切碎,放入锅中加水浸泡 20 分钟,然后把粳米、茯苓粉一起加入煮成粥,服时加适量白糖,每天 2 次。具有健脾补中,利湿止泻之功效。

如果病愈后,食欲一直不好,可以服食山楂神曲粥:取山楂 50 克,神曲 15 克,粳米 30 克。先用纱布将山楂、神曲包好放入锅中加水适量,煎煮半小时后去掉药渣,再加入粳米煮成稀粥,加适量白糖调味食用,每天 2 次。具有健脾和胃,消食导滞之功效,也适用于饮食不节或喂养不当,而致消化不良的小儿。

中药穴位贴敷是中医儿科临床上简单安全而且疗效明显的治疗方法,因此可以配合应用。下面介绍两个效验方:

五倍子 10 克,苍术 3 克,木香 1.5 克,吴茱萸 3 克,肉桂 3 克,丁香 1.5 克,或丁香、肉桂各 9 克,五倍子 12 克,白胡椒 5 克,石榴皮 20 克。将药物研成粉末,置瓷瓶或玻璃瓶中,盖紧,勿令漏气受潮。用时取药粉适量,用生姜汁或醋调成糊状,纳入脐孔,用纱布覆盖,胶布固定,再用绷带围绕脐部缚紧,以防脱落。中药贴敷需要每天换药 1 次。

虽然从中医辨证上来看该方更适用于脾胃虚寒型的小儿腹泻,不过从源头来讲,孩子容易腹泻本身说明他们脾胃虚弱,而且腹泻也必然导致胃肠功能降低,使用该方能够促使胃肠功能恢复,起到缩短疗程、加快康复的作用,因此不必拘泥。

中医认为,脐部即神阙穴,内连五脏六腑,为冲任经气汇集之处。现代医学研究表明,脐在胚胎发育过程中为腹壁最后闭合之处,其表皮层最薄,局部无皮下脂肪,屏障功能最弱,药物敷脐易于穿透,药力可直达病所。《黄帝内经》"濡泻篇"认为腹泻的主要病因病机为,"风寒外授,内舍脾胃,湿自内生,伤及胃肠,传化失司,清浊不分,暴注下迫,直中太阴,伤阴损阳"。脐疗可调整肠胃功能,促进吸收,有调和阴阳,温中散寒,健脾燥湿,涩肠止泻的功效。

如果小儿腹泻同时伴有呕吐症状,可以同法贴敷于内关穴处进行止呕。内关穴位于前臂正中,在腕横纹上 2 寸取穴,主治胃寒导致的呃逆、呕吐。中药贴敷神阙穴、内关穴配合治疗小儿秋季腹泻体现出中医的特色,简便易行的同时疗效明显。

✤ 健康提醒

轮状病毒肠炎主要途径是粪－口途径传播,平时要加强个人卫生,尤其要注意勤洗手,尽量避免宝宝吃手,在饭前、便后、接触玩具后进食时,均应先洗手。注意消毒隔离,合理处理腹泻宝宝的大便、玩具等,避免重复或交叉感染以及疾病的传播。也可以提前 2 到 3 个月去接种点接种相关疫苗进行针对性防护。

◎ 立冬养生,藏而不露

北风潜入悄无声,未品浓秋已立冬。立冬,是二十四节气中的第 19 个节气,表示四季中最寒冷的季节悄然而至。

北方有立冬吃饺子的习俗。为什么立冬吃饺子? 因为饺子是来源于"交子之时"的说法。立冬是秋冬季节之交,故"交"子之时的饺子不能不吃。

《月令七十二候集解》说:"立,建始也。"又说:"冬,终也,万物收藏也。"冬季草木凋零,秋季作物全部收晒完毕,收藏入库,蛰虫休眠,万物活动趋向休止,以冬眠状态来养精蓄锐,为来年春天的生机勃发做准备。

就人体而言,新陈代谢也处于相对缓慢的水平。中医认为:"万物皆生于春,长于夏,收于秋,藏于冬,人也亦之。"所以中医主张,立冬之后,养生应以"养藏"为原则,主张补肾藏精,养精蓄锐。宜避寒就温、养阳护阴,以使阴阳相对平衡,防御疾病,健康度冬。

正如《黄帝内经》之"四气调神大论"中所写:"冬三月,此谓闭藏。水冰地坼,勿扰乎阳,早卧晚起,必待日光,使志若伏若匿,若有私意,若已有得,去寒就温,无泄皮肤,使气亟夺。此冬气之应,养藏之道也：逆之则伤肾,春为痿厥,奉生者少。"

从立冬开始至立春的这三个月也称冬三月。"冬三月,此谓闭藏",这是祖国医学冬季养生的主旨。

冬藏,藏什么？

当然是收藏"阳气",将阳气收敛入肾。只有积累了足够的阳气,才能抵御外邪——冬季"寒燥之气"的侵扰。

为什么"藏"？

大部分植物花谢叶落,"敛阳归根",就是为了避免受寒邪之气的伤害；也是为来年春天的生发积累能量。藏阳越深,春生夏长越有力量！

"藏阳"是冬天时令养生最重要的核心点。冬季在五行属水,与人体的肾气相通应。因此,冬季的人体一方面会表现出肾的功能属性,另一方面,也最容易出现肾的功能下降。冬季肾不养藏,春无生计！也就是说：我们冬季没做好收藏之道,必伤肾。肾为先天之本,根基一动,春季百病立现,即"春为痿厥""奉生者少",春天的病从冬天来。所以冬季养生重在养藏,避免肾气受损。

中医上说的五脏六腑,指的不仅仅是有形有质的器官,还包括与之相关的人体机能。

说到肾,最重要的就是"肾主收藏"的这一机能了。

肾中藏的能量是以精的形式存在,这个过程就好比是咱们平时赚的钱不会随身携带,而是储藏在银行卡中一样。平时咱们用的时候,肾中藏的能量,就会以气血、津液等表现形式出现,身体哪里需要就往哪里去。

如果肾主收藏的功能没有实现好的话,就会表现出各种肾气不足的症状。

所以,冬季养生要掌握下面这几大原则：

1. 起居——早睡晚起切忌熬夜

"早卧晚起,必待日光",提醒人们冬季睡眠应该遵循早睡晚起的原则,随着太阳的升起和降落来调整作息。冬季白天短,白昼为阳,夜晚长,夜晚为阴,正是因为冬季要养阴,所以晚上睡眠时间要比夏季更长,晚上早点睡觉,早上睡会懒觉,等太阳初升后再起床。夏天可能睡 6 个小时就够了,冬季则应该睡 7、8 个小时了。如果违反了阳气的活动规律,身体就很容易受邪气的困扰而衰弱。

冬季熬夜比夏季熬夜更伤肾。冬季夜晚是养肾阴的时间,冬季熬夜时耗损肾阴,就是在该养阴的时候没有收藏,不好好休息,使肾气外泄,所以更易导致肾虚,尤其对男性来说,是很伤身的。而且随着气温逐渐降低,冬季晚上熬夜的话,身体越来越冷,更容易出现心脑血管急症的发生。

《黄帝内经》记载有早晨、中午、傍晚三时劳作歇息的规律,凌晨四点是一天中最危险的时刻,正所谓黎明前的黑暗,此时体温较低,血液流动变慢,血液浓度和黏稠度最高,所以最容易发生缺血性脑卒中和心肌梗死,猝死率很高。尤其是一些有心脏疾病和老年病的患者更应该引起注意

2. 情绪——学会偷着乐,千万别激动

"使志若伏若匿,若有私意,若已有得"。志就是情志,要学会调整控制情绪,遇事节怒,宠辱不惊,安静自若。对于心中的不良情绪通过适当方式宣泄出来,以保持心态平和。不要使情绪大起大落,别太苛求,也就可以少受外界干扰,以达到精神内敛。

年底工作多,压力大,稍有不顺心,很多人就会情绪激动,出现争吵,这种情况最要不得,生气动怒容易肝气郁结,对心脏有明显的负面影响,这种影响甚至比吸烟、超重以及高胆固醇对心脏产生的损伤更大。

这一年的成绩要到交卷的时候了,有人欢喜有人忧,如果你是那个欢喜的人也别太得意忘形哦,很多人有开心的事就约上一大群朋友唱歌喝酒,尽情撒欢,这样的大喜情绪也会伤阳气,神志外泄太多,不利于冬季收藏。

冬季万物凋零,很多人可能会出现情绪低落或抑郁。冬季天黑得早,光照时间短,也是容易让人产生抑郁情绪的一个原因。当黑夜来临时,人体大脑松果体的褪黑激素分泌增强,它能影响人的情绪,而光照可抑制此激素的分泌,

使人保持好心情,所以可以在上午 10 点至下午 3 点这个时间段内出门晒晒太阳,暖阳照在身上,听听音乐,看看书,散散步,可以消除烦闷和低落的情绪。

3. 运动——冬练别选剧烈运动

俗话说:"冬练三九,夏练三伏。"冬季锻炼必不可少,因为活动可增加热量产生,调节新陈代谢机能,增强大脑皮层兴奋和体温调节。但是冬季运动也有原则,就是别暴露皮肤,别剧烈运动,避免皮肤毛孔完全放开,否则容易感冒,寒邪入侵。

冬时天地气闭,血气伏藏,人不可劳作汗出。冬三月应该"无泄皮肤,使气亟夺"。泄皮肤是指皮肤的开泄。什么时候皮肤会开泄呢? 就是指激烈运动的时候。皮肤开泄了,自然汗出,汗出多了就会耗气伤阳,使气亟夺。所以,冬天的运动应避免过多地开泄皮肤,而应多做静功,比如瑜伽、散步、太极拳等这样轻缓运动,才能与冬相应,才有利于养藏。

唐代著名医学家孙思邈说:"冬月不宜清早出夜深归,冒犯寒威。"立冬后,老年人要避免晨练起得太早。许多老年人喜欢天不亮就起床出门晨练,这在冬季是不适宜的。因为冬季早晨气温低,人体交感神经兴奋,引起全身皮肤毛细血管收缩、血液循环阻碍增加,血压容易升高,心肌耗氧量也增加,老人晨练易引发心肌梗死或脑溢血等意外情况。冬季晨练时间可以适当推迟到"见太阳才运动"。户外活动应选择在 9 时半以后到 16 时之前进行,以身体微热最为适宜,不可大汗淋漓。

4. 饮食——冬季饮食首选根茎类和海产品

常言道,"三九补一冬,来年无病痛"。民间有立冬补冬的习俗,为抵御冬天的严寒补充元气。从养生学的角度来看,进入冬季后,人体新陈代谢减慢,消耗相对减少,适当进补能够使营养物质转化的能量储存于体内,从而扶正固本,增强抵抗力。

饮食调养要遵循"去寒就温""秋冬养阴""无扰乎阳""虚者补之,寒者温之"的古训,随四时气候的变化而调节饮食。

中医认为"寒为阴邪,常伤阳气"。冬季天气严寒,易感受寒邪,应少食生冷,以免损伤脾胃的阳气。"冬气寒,宜食黍以热性治其寒。"要有的放矢地食用一些滋阴补阳,热量较高的膳食为宜,但也不宜燥热。饮食要以温热为主,如食用糯米、牛肉、羊肉、乌鸡、鲫鱼,大枣、桂圆、芝麻、韭菜等,少吃冷饮等寒性食物。可多吃些坚果类食物,如核桃仁、榛子、松子、栗子等,能补肾益气。同时也要多吃新鲜蔬菜以避免维生素的缺乏。在冬季上市的大路菜中,除大白菜外,还应选择圆白菜、心里美萝卜、白萝卜、胡萝卜、黄豆芽、绿豆芽、油菜等。这些蔬菜中维生素含量均较丰富,要经常调换品种,合理搭配。

《黄帝内经》有"秋冬养阴"之说,而北方冬季气候干燥,常有大风天气,因此,滋益阴精是冬季养生的重要内容,最好能多吃白菜、银耳、木耳、枸杞、梨、猕猴桃等补益阴液的食物;辛辣厚味、烧烤油炸食物少吃为妙,平时还要注意多喝水,以免上火。

根茎类食物,如山药、红薯、马铃薯、萝卜等,这些食物都是长在陆地里的食物,属于收藏、收敛的食物,所以适合冬季养阴。

另外,冬天宜多吃海产品。冬天的寒冷气候使人体的甲状腺素、肾上腺素等分泌增加,从而促进和加速蛋白质、脂肪、碳水化合物三大类热源营养素的分解,以增加机体的御寒能力,这样就造成人体热量散失过多。因此,冬天营养应以增加热能为主,可适当多吃瘦肉、鸡蛋、鱼类。冬季是吃海产品的好时机,如海带、紫菜、海蜇、虾米、海参等,可以滋肾阴,而且海产品多为咸味,中医讲咸味入肾,并且海产品可以刺激甲状腺素、肾上腺素分泌,增强机体的御寒能力。但是需要强调一点,高尿酸血症、痛风和甲状腺疾病的患者,需要在医生指导下适当选择海产品。

冬季喝热粥也是养生的一个好选择。这里给大家介绍几款养生粥的吃法,实用又易操作,大家快收藏起来吧!

山药粥

做法:山药切成小块备用。先煮小米粥,待到小米粥6成熟的时候加入山药一起煮。然后加入适量白糖或盐即可(不可煮太稀)。

功效：山药有健脾胃、益气补虚的作用。山药小米粥可起到强健体魄的功效,对于小儿消化不良也有很好的作用。

板栗粥

做法：准备粳米、剥好壳的板栗。将板栗洗净,用水煮熟。然后再锅中倒入水,把剥好煮熟的板栗和粳米放入水中煮成粥即可。

功效：板栗粥具有养胃补肾、壮腰膝、强筋骨的作用。适宜于肾虚腰酸、腿足无力以及中老年多尿者服食。

山药南瓜粥

做法：将100克小米放入锅中,加适量水,以大火煮沸,再下入切好的南瓜片150克,所有食材煮开后放入切好的山药片150克,再次煮开后转小火煮至汤汁黏稠即可。

功效：护胃,助消化。

桃仁百合燕麦粥

做法：准备桃仁15克、百合30克、燕麦片50克。将核桃炒熟之后,磨成粉状,然后和百合、麦片一起煮成粥食用即可。

功效：可以作为日常的三餐食用,有养阴活血之功效。

羊肉粥

做法：准备羊肉150克、粳米100克、盐5克、胡椒粉3克、香葱2克、姜丝2克。将羊肉洗净后放入沸水中焯5分钟捞出,切成1厘米见方的小块,与粳米同入砂锅内加水煮制,等粥煮成黏稠状时调入盐、胡椒粉、香葱花、姜丝即可。

5. 立冬之后护好后腰和双脚

肾应冬,寒气通于肾,如果这时不注意防护,肾功能低的人就容易犯病。就是正常人寒气入肾也伤肾。

不让寒气入肾,我们要护住身体的两个部位：后腰和双脚。

护后腰

双手搓腰暖肾阳。双手搓腰有助于疏通带脉、强壮腰脊和固精益肾。腰部为"带脉"所行之所,特别是脊椎两旁的后腰是肾脏所在位置。肾喜温恶寒,常按摩能温煦肾阳、畅达气血。具体的做法是:两手对搓发热后,紧按腰眼处,稍停片刻,然后用力向下搓到尾椎骨。每次做50~100遍,每天早晚各做一次。

护双脚

"寒从脚底生"。如果脚踝内侧的肾经受寒了,寒气就会直接入肾伤肾。同样,脚踝外侧的膀胱经受寒了,寒气同样也会直接入肾伤肾,女性就会出现宫寒痛经。

常做足浴。足浴要注意3点:一是温度,水温最好40℃左右,水淹没踝关节处;二是时间,每次浸泡20~30分钟,不时添加热水保持水温;三是按摩,泡足后擦干用手按摩足趾和脚掌心2~3分钟。最后要注意的是,以上3点做完之后最好在半小时内就寝,保证足浴效果。另外,足浴不宜在饭后立即进行,糖尿病人浸泡水温不宜太高。泡脚的时候加点生姜,也是暖脚很好的方法,特别对于感受风寒引起的感冒初期有很好的疗效。对于宫寒痛经、平时手脚不温的人,可以试用以下泡脚方:艾叶15克、鸡血藤30克、肉桂15克,这是一服药的量,煮好后泡脚,有温阳、益气、活血、通络的作用。一服药可以泡一两天,每天泡一两次,每次二三十分钟。水温别太高,身体微微汗出即可。

✽ 健康提醒

防风寒喝热粥

风寒感冒是冬日最常见的毛病。症状较轻的,可选用一些辛温解表、宣肺散寒的食材。有歌云:"一把糯米煮成汤,七根葱白七片姜,熬熟兑入半杯醋,伤风感冒保安康。"温服后上床盖被,微热而出小汗。每日早、晚各1次,连服两天。

◎ 冬至大如年,迎福护萌阳

冬至是 24 节气中资历最老,最早被确立的节气。自此数九,进入隆冬时节,也就是人们常说的"数九寒天"。

这一天北半球白昼最短,夜晚最长。过了冬至,白天就会一天天变长。"天时人事日相催,冬至阳生春又来。"古人在看到"阴极之至"的同时,敏锐地感受到"阳气始生",正所谓"冬至一阳生,天时转日长"。

西汉时的《淮南子·天文训》记载:"冬日至则阳乘阴,是以万物仰而生,昼者阳之分,夜者阴之分,是以阳气盛则日修而夜短,阴气盛则日短而夜修。"古人认为天地有阴阳二气,每年到冬至日,极盛的阴气从这天转衰,阳气又开始发生,称为"一阳复始"。新生命肇始于冬至,所以有"冬至大如年"的说法。这充分说明冬至是中国人生活中一个重要的节气,冬至时的一句吉祥话,便是"迎福践长"。

过去,到了冬至这一天,家家户户还有贴"九九消寒图"的风俗。九九消寒图有梅花消寒图、葫芦消寒图等图样,也有"亭前垂柳珍重待春风"或"春前庭柏风送香盈室"等字样的。冬至后每天在图上描一笔,涂81天后整幅图涂好,最寒冷的九九也便过去了。

古人很重视"四始",即岁始、时始、日始、月始。春节是岁始,立春是时始,而冬至是日始。一天之中,日出之际是日始,一年之中,冬至日起,白昼由短而长,可谓日始。人们往往将这几个"始"作为气象上的"初始场",来占卜未来的天气气候。所以在古人眼里,冬至时节的天气是一种具有先兆意义的"风向标",作为推测未来天气走势的依据。因此,与24节气相关的气象谚语中,冬至谚语几乎是最多的。

例如,此时节的天气与年景的关联:冬至晴,百物成;冬至晴,五谷丰;冬至晴明稻年丰;冬至风吹人不怪,明年庄稼长得快;冬至风寒是丰年;冬至接近三日阴,来年谷米贵如金;冬至天冷雨不断,来年收成无一半。

还有很多谚语所反映的,是冬至时节的天气与后续某个时段的对应关系。比如与春节:晴冬烂年;冬至雨,必年晴;干冬至,湿年兜;干净冬至邋遢年。比如与元宵节:冬至雨,元宵晴;冬至晴,元宵雨。比如与立春:冬至湿,立春干;冬至干,立春湿。以及与其他时段的对应,例如:明冬至,暗腊八;冬至鸣雷百日寒;冬至暖,烤火到小满;冬至不冻,冷到芒种。

每逢一个节气,最热烈的话题往往是"这个节气吃什么",冬至更不例外。各地冬至的饮食也是丰富多彩。例如山东滕州地区是吃羊肉,这个习俗据说是从汉代开始的,汉高祖刘邦在冬至这一天吃了樊哙煮的羊肉,觉得特别鲜美,赞不绝口,从此民间形成了冬至吃羊肉的习俗。

在江南水乡,有冬至之夜全家欢聚一堂吃赤豆糯米饭的习俗。相传,共工氏有不才子,作恶多端,死于冬至这一天,死后变成疫鬼继续残害百姓,但这个疫鬼最怕赤豆,于是人们就在冬至这一天煮吃赤豆饭,用以趋避疫鬼。

冬至民俗最为大家熟知的是吃饺子。俗话说"冬至饺子带喝汤,不怕身上起冻疮"。传说冬至吃饺子,是因纪念"医圣"张仲景冬至舍药留下的。张仲景从长沙告老还乡后,正好赶上冬至这一天,走到家乡白河岸边,见很多穷苦百姓忍饥受寒,耳朵都冻烂了。张仲景叫弟子在南阳东关的一块空地上搭起医棚,架起大锅,用羊肉、辣椒和一些祛寒药材搅拌在一起,用面皮包裹成耳朵的形状,热汤煮熟后施舍给冻伤的百姓吃,取名叫"祛寒娇耳汤"。人们吃下祛寒汤后浑身发热,血液通畅,两耳变暖。张仲景舍药一直持续到大年三十。大年初一,人们庆祝新年,也庆祝烂耳康复,就仿娇耳的样子做过年的食物,并在初一早上吃。为纪念张仲景开棚舍药和治愈病人的日子,每逢冬至和大年初一,人们都会吃这种"娇耳",这就是"饺子"这种食物的由来。

所以,如果冬至以后比较怕冷,不妨吃些韭菜鸡蛋、胡萝卜羊肉、茴香肉馅的饺子,有助于温补气血,增加热量。

"夫冬至之节,阳气始萌",也就是说,冬至时,阳气开始"萌动",但阳气之萌并不如草木之萌那样直观,是偷偷地悄然萌动,所以被描述为"潜萌"。因为

"阳气"开始逐渐生长，默默地为万物复苏做着铺垫，"故曰冬至为德"，这个节气是在积"德"。从养生的角度来看，之前我们讲到，从立冬开始，我们就要开始"藏阳"了，而到了冬至这个阴阳交接的节气，就是要积"阳"，更进一步地固护阳气，宜防阳虚。

1. 何为阳虚？

阳虚是病证名，指阳气不足或功能衰退的证候。阳气有温暖肢体、脏腑的作用，如阳虚则机体功能减退，容易出现虚寒的征象。常见的有胃阳虚、脾阳虚、肾阳虚等。阳虚主症为畏寒肢冷、面色苍白、大便溏薄、小便清长、脉沉微无力等。

《黄帝内经》中的"素问·调经论篇"曰："阳虚则外寒。"通常多指气虚或命门火衰，因气与命门均属阳，故名。肺主气，气虚多属肺气虚或中气不足，因而卫表不固，故外寒；阳虚则阴盛，故命门火衰亦多见功能衰疲，浊阴积滞的病证。此外，阳虚亦可见于心阳虚或脾阳虚。症见面色白、手足不温、怕冷、易出汗、大便稀、小便清长、口唇色淡、口淡无味、食欲不振、舌质淡、苔白而润、脉虚弱等。治宜温补阳气。

2. 怎样才能发现阳虚呢？

阳虚的表现有：

（1）畏寒怕冷，四肢不温：这是阳虚最主要的症状。阳气犹如自然界的太阳，阳气不足，则内环境就会处于一种"寒冷"状态。

（2）腹泻、完谷不化：指的是大便中夹杂未消化食物。古人对此现象的产生有一个形象的比喻，食物的消化就好比要把生米煮成熟饭，胃就好比是煮饭的锅子，而阳气就好比是煮饭用的火，没有"火"，米就无法煮成"饭"。所以当阳气不足时，则进入胃中的食物也就无法很好地"腐熟"（消化），而直接从肠道排出。

（3）精神不振：阳气不足，细胞的生命活动衰退，所以表现为萎靡懒动。

（4）舌淡而胖，或有齿痕：体内水分的消耗与代谢，取决于阳气的蒸腾作用。如果阳气衰微,对水液蒸腾消耗不足,则多余水分蓄积体内,导致舌体胖大。舌体胖大,受牙齿挤压而出现齿痕。胖大舌,是阳虚的典型舌像。

（5）脉象沉细：阳气不足,不能鼓动脉管,所以脉象沉细无力。

常见的的几种阳虚有：

（1）心阳虚：兼见心悸心慌,心胸憋闷疼痛,失眠多梦,心神不宁。

（2）肝阳虚：兼见头晕目眩,两胁不舒,乳房胀痛,情绪抑郁。

（3）脾阳虚：兼见食欲不振,恶心呃逆,大便稀溏,嗳腐吞酸。

（4）肾阳虚：兼见腰膝酸软,小便频数或癃闭不通,阳痿早泄,性功能衰退。

（5）肺阳虚：咳嗽气短,呼吸无力,声低懒言,痰如白沫。

3. 阳虚体质该如何保健呢?

阳气虚弱宜适当多吃一些温肾壮阳的食物。在饮食习惯上不要过食寒凉之品。可在医生的指导下选用适合自己的药膳调养。

温阳的食物有羊肉、狗肉、鹿肉、鸡肉等；果品有荔枝、龙眼、红枣、榴莲、樱桃、板栗、核桃、腰果、松子等；蔬果和调味品有韭菜、南瓜、姜、辣椒、胡椒、八角、桂皮、花椒、茴香等；五谷有小米、糯米、黑米等；水产品有黄鳝、虾、鲍鱼、海参等。这些食品有温阳助阳的功效,可以适量常吃。

补阳的中药很多,用于保健的常用中药,可选用鹿茸、海狗肾、冬虫夏草、肉苁蓉、补骨脂、杜仲、菟丝子、沙苑子、怀牛膝、芡实、覆盆子、仙茅、仙灵脾、丁香等。可在医生的指导下,选用适合自己的补阳保健药方。

在这里,推荐一道滋养保健菜——**香菇炖鸡**。鸡肉的滋养作用就不说了。不少古籍中记载香菇"益气不饥,治风破血和益胃助食"。现代研究证明,香菇中所含的香菇多糖可调节人体内有免疫功能的 T 细胞活性,可降低甲基胆蒽诱发肿瘤的能力,对癌细胞有强烈的抑制作用。香菇还含有双链核糖核酸,能诱导产生干扰素,具有抗病毒能力。香菇还含有多种维生素、矿物质,对促进人体新陈代谢,提高机体适应力有很大作用。

做法：将鸡洗净，控干水后切块。香菇用水冲洗下，放在温水中泡发。姜切片，葱切段，红椒切菱形。泡好的香菇去蒂在流动的水里揉搓清洗干净，泡香菇的水过滤后备用。

锅中倒入少许油，油热后将鸡块放入煸炒。炒至变色后将姜、葱、干辣椒、八角一起倒入炒。加生抽、老抽，炒上色后加少许料酒、白糖和盐调味（盐要少加点，出锅前可以再调整）。将过滤好的香菇水倒入，将鸡块全部淹住并高出两厘米左右。大火烧开后用中小火炖，至肉约8分熟时将香菇加入搅匀再一起炖。炖至汤汁收浓时，将红椒和小葱加入，拌匀就可以出锅了。

购买香菇时要注意，通常劣质的香菇呈黑色或火黄色，菇身薄，发潮，松软，有白色霉花，香味差；而一等品香菇呈黄褐色或黑褐色，伞面有微霜，个儿大均匀，菇身圆整，菇柄短粗，菇褶紧密细白，肉厚，干燥，香味浓郁，无焦味，少碎屑。香菇要提前用温水泡，大约一个小时可以泡好，泡之前香菇先用清水冲一下，去掉表面灰尘。泡香菇的水过滤后，用上面清澈的部分烧菜味道更浓香。香菇比较容易吸收盐分，待鸡块炖入味后再加入即可。

此外，从冬至开始，冬天也进入了一年当中最寒冷的时候。寒冷的气候，容易因受风寒引发感冒。儿童、年老体弱者及慢性疾病患者，当冬季气候寒冷的时候，更容易受外邪侵袭。所以，人们注重冬至养生的同时，也要时刻预防感冒。

中医云"冬至玉屏风，夏至生脉散"，指的就是冬至前后服用玉屏风散，可补益肺气，增强卫外功能，使表固而自汗愈，犹如挡风的屏障；夏至前后服用生脉散，补气阴，使脉复而生，增加对暑热的抵抗力。

作为中医"扶正祛邪"的经典名方——**玉屏风散**，源于元代危亦林所著《世医得效方》，由黄芪、白术、防风三味药组成。它能提高自身正气，给体质虚弱的人一道抵抗外邪入侵的屏障，达到预防感冒的作用。

老人、小孩、女性等气虚易感冒者，建议按疗程服用玉屏风颗粒1~2个月，可增强免疫力，减少感冒复发，预防效果更佳。（注：1~3岁小儿，一次半袋，一日两次；3~6岁小儿，一次1袋，一日两次；6岁以上小儿，一次1.5袋，一日两次。）

❋ 健康提醒

阳虚体质与阴虚体质

阳虚体质是当人体脏腑功能失调时易出现体内阳气不足、阳虚生里寒的表现，常表现为面色苍白，气息微弱，体倦嗜卧，畏寒肢冷，全身无力或有肢体浮肿，舌质胖嫩、边有齿痕，苔淡白，脉沉微无力，多因先天禀赋不足，加之寒邪外侵或过食寒凉之品、忧思过极、房事不节、久病之后而发病。阳虚体质耐夏不耐冬，易感风、寒、湿邪。应以益气温阳散寒为治则，还应针对脏腑辨证，分别温补心、脾、肾之阳气。

阴虚体质，是指由于阴液不足，不能滋润，不能制阳引起的一系列病理变化及证候。临床可见低热，手足心热，午后潮热，盗汗，口燥咽干，心烦失眠，头晕耳鸣，过早进入更年期，舌红少苔，脉细数等症，治以滋阴为主。若阴虚火旺者，宜养阴清热。阴虚可见于多个脏器系统组织的病变，常见者有肺阴虚证、心阴虚证、胃阴虚证、脾阴虚证、肝阴虚证、肾阴虚证等。

图书在版编目（CIP）数据

防老抗衰有一套 / 宋爱莉 , 闫珂 , 李群编著 . — 青岛 : 青岛出版社 , 2019.7
ISBN 978-7-5552-4970-2

Ⅰ . ①防… Ⅱ . ①宋… ②闫… ③李… Ⅲ . ①抗衰老 – 基本知识
Ⅳ . ① R339.34

中国版本图书馆 CIP 数据核字（2018）第 282774 号

书　　名	**防老抗衰有一套——**跟着中医来养生
主　　审	宋爱莉
主　　编	闫　珂　李　群
副 主 编	徐丽娟　康夫仁
编　　委	刘长森　苏延青　徐天佑　崔修英　米　超　刘安鲁
	张庆伟　刘　彬　郑　磊　张新芳　安　宁　王　镇
	林　孜　张　华　刘晓星　林　琳
出版发行	青岛出版社
社　　址	青岛市海尔路 182 号（266061）
本社网址	http://www.qdpub.com
邮购电话	13335059110　0532-68068026（兼传真）　0532-85814750
责任编辑	傅　刚
封面设计	光合时代
照　　排	青岛双星华信印刷有限公司
印　　刷	青岛双星华信印刷有限公司
出版日期	2019 年 7 月第 1 版　2019 年 7 月第 1 次印刷
开　　本	16 开（710 mm × 1000 mm）
印　　张	19.25
字　　数	250 千
书　　号	ISBN 978-7-5552-4970-2
定　　价	45.00 元

编校印装质量、盗版监督服务电话 4006532017　0532-680686388
建议陈列类别：**大众健康**